Mentale Stärke im Sport für Dummies

Schummelseite

WAS HEIẞT EIGENTLICH MENTALE STÄRKE?

Mentale Stärke ...

- ✔ bedeutet, in schwierigen Situationen klar und fokussiert zu bleiben und zielgerichtet zu handeln.
- ✔ hilft, Druck zu bewältigen, Rückschläge zu überwinden und selbst unter widrigen Umständen bestmöglich zu agieren.
- ✔ bedeutet im Kern, die Kontrolle über die eigene Denkweise und über Emotionen zu behalten, um proaktiv zu handeln, anstatt von äußeren Umständen bestimmt zu werden.
- ✔ ist trainierbar. Genauso wie regelmäßiges körperliches Training den Körper formt, stärkt gezieltes Mentaltraining die Fähigkeit, auf Herausforderungen angemessen zu reagieren.
- ✔ basiert auf individueller Resilienz. Die ist als Basis der mentalen Stärke die Fertigkeit, Rückschläge nicht nur zu überstehen, sondern aus ihnen zu lernen und gestärkt daraus hervorzugehen. Nicht Probleme und Schwächen stehen dabei im Vordergrund des Denkens, sondern Ressourcen und Lösungen.
- ✔ kommt vor allem durch drei Bausteine zum Tragen:
  - **Fokus:** Die Fähigkeit, sich auf wesentliche Aspekte einer Aufgabe zu fokussieren und Ablenkungen auszublenden.
  - **Kompetenzüberzeugung:** Das Vertrauen in die eigenen Fähigkeiten – sie ist die Grundlage, um unter Druck zu bestehen.
  - **Wille:** Die Fähigkeit, eine Entscheidung zu treffen, daraus einen Plan abzuleiten, ihn aufrechtzuerhalten und zielgerichtet in eine Handlung umzusetzen – auch gegen Widerstände.

Mentale Stärke im Sport zeigt sich, wenn Sportlerinnen und Sportler insbesondere in wichtigen Situationen trotz schwieriger Rahmenbedingungen in der Lage sind, sich auf das Wesentliche zu konzentrieren und souverän zu agieren.

Mentale Stärke im Sport für Dummies

Schummelseite

WICHTIGE KERNBEGRIFFE RUND UM MENTALE STÄRKE

- **Mentaltraining im Sport** ist der Sammelbegriff für alle Formen des psychologischen Trainings. Sie dienen der mentalen Stärke. Grundsätze dafür sind – wie beim praktischen Trainieren – Zielgerichtetheit und Wiederholung. Die stärksten Effekte werden erzielt, wenn Mentaltraining mit praktischem Training kombiniert wird.
- **Visualisierung** ist das Trainieren von Handlungsabläufen in der Vorstellung, oft auch als *mentales Training* bezeichnet (nicht zu verwechseln mit dem Sammelbegriff *Mentaltraining*, siehe oben). Visualisierung hat nachweislich positive Effekte auf die Leistungsfähigkeit und funktioniert, weil schon bei der reinen Vorstellung eines Bewegungsablaufs nahezu die gleichen neuronalen Strukturen angesprochen werden, wie wenn man die Handlung praktisch ausführt. Mithilfe der Visualisierung kann man ganze Handlungssequenzen trainieren oder auch gezielt ein Technikelement optimieren oder stabilisieren.
- **Das F.L.A.S.H.-Drehbuch** hilft Ihnen Bewegungen mental gezielt vorzubereiten. Es verbindet Visualisierung mit Fokus, Emotion und klaren Abläufen. F.L.A.S.H. steht für *Fokus, Leidenschaft, Aufmerksamkeit, Skizze* und *Haltung* und stärkt auch die Kompetenzüberzeugung sowie den Willen. Das F.L.A.S.H.-Drehbuch ist jederzeit abrufbar, wiederholbar und auf jede Sportart übertragbar.
- **Selbstgespräche** sind ein gängiges Instrument in der Praxis des (Leistungs-)Sports und gehören wie Visualisierung zu den sportpsychologischen Basistechniken. International hat sich dafür der englische Begriff *Self Talk* durchgesetzt. Self Talk ist eine der am häufigsten verwendeten psychologischen Strategien – auch im Alltag. Meist findet er unbewusst statt, kann aber auch gezielt handlungsleitend eingesetzt werden. In den meisten Fällen sind es positive Selbstinstruktionen, die sich auf einzelne Wörter oder kurze Sätze bzw. Teilsätze beschränken. Untersuchungen zeigen: Erfolgreichere Athleten sprechen häufiger und in positiverer Form mit sich selbst als weniger erfolgreiche Sportler.

Mentale Stärke im Sport für Dummies

Schummelseite

- **Zielsetzung** ist eine weitere bedeutsame Fertigkeit im Kontext der mentalen Stärke. Die *WOOP-Methode* hilft Ihnen, Ihre Ziele umzusetzen. WOOP steht für *Wish, Outcome, Obstacle* und *Plan* (Wunsch, Ergebnis, Hindernis, Plan). Zuerst formulieren Sie einen klaren Wunsch. Dann machen Sie sich bewusst, wie es sich anfühlt, wenn Sie Ihr Ziel erreicht haben (Ergebnis). Im nächsten Schritt identifizieren Sie mehrere Hindernisse, meist mindestens drei, die Sie bisher ausgebremst haben. Für jedes Hindernis entwickeln Sie einen eigenen Wenn-dann-Plan. So entstehen mehrere konkrete Handlungspläne. WOOP verbindet Motivation mit echter Umsetzungskraft.
- **Das optimale Erregungs-/Aktivationsniveau** für Trainings- und Wettkampfsituationen ist anhand der *Yerkes-Dodson-Kurve* beschreibbar. Sie hat einen umgekehrt u-förmigen Verlauf und ergibt sich aus dem Zusammenhang zwischen Aktivation und Leistungsfähigkeit. Die meisten Sportlerinnen und Sportler haben bei mittlerer Aktiviertheit die besten Leistungsvoraussetzungen. Dabei kann auch ein sogenanntes *Flow-Erleben* (siehe unten) entstehen. Um das Aktivationsniveau zu beeinflussen, bieten sich unter anderem verschiedene *Atemtechniken und Meditation* (siehe unten) sowie die *Progressive Muskelentspannung* (PME) an. Atemtechniken ermöglichen sowohl einen Zustand der Entspannung als auch der Aktivierung.
- **Atmung** wirkt direkt auf Ihr Nervensystem. So finden Sie zum Beispiel innere Beruhigung besonders effektiv durch bewusstes, längeres Ausatmen – es signalisiert dem Körper Sicherheit und Ruhe. *Eine einfache Atemtechnik:* Atmen Sie ein paar Minuten immer wieder vier Sekunden ein und sechs Sekunden aus. Eine erste Stressreduktion ist oft schon nach wenigen Atemzügen spürbar. Je ruhiger der Atem, desto klarer der Kopf. Diese Technik eignet sich ideal vor wichtigen Gesprächen, Wettkämpfen oder bei innerem Druck. Atmen Sie insgesamt langsamer, aber vor allem länger aus.
- **Meditation** umfasst verschiedene Techniken, um durch gezielte Konzentration und Achtsamkeit zu innerer Ruhe und Fokussierung zu finden. Bekannt sind zum Beispiel die *Transzendentale Meditation* (TM), die *Vagus-Meditation* und die *Achtsamkeitsmeditation*, die auch von Atemtechniken getragen sind. Meditation beeinflusst

beispielsweise die Reaktionsfähigkeit, senkt den Stresspegel und stärkt die Konzentration. Im Leistungssport, in der Rehabilitation oder in intensiven Trainingsphasen ist Meditation ein mentaler Trainingsreiz mit großer Wirkung auf die mentale Stärke.

- Als **Flow-Zustand** oder **Flow-Erleben** bezeichnet man nach der Theorie von Czikszentmihalyi das gefühlte Verschmelzen einer Person mit der Handlung. Man fühlt sich optimal beansprucht (weder über- noch unterfordert), die Handlungsschritte sind klar und benötigen kaum Energie, man vergisst die Zeit. In vielen Publikationen wird das Erleben des leistungsoptimalen Erregungsniveaus (siehe oben) auch als Flow-Zustand beschrieben.
- **Kompetenzüberzeugung** ist die Erwartung einer Person, eine Aufgabe aufgrund der eigenen Kompetenzen auch in Drucksituationen und spontan jederzeit bewältigen zu können. Sie ist als Eigenschaft *der* Schlüssel zu mentaler Stärke im Sport. Der Begriff geht auf den amerikanischen Psychologen Albert Bandura zurück und ist eine Übersetzung seines dafür gewählten Begriffs *Self Efficacy*.
- **Prognosetraining** ist eine Trainingsform, um die wettkampfspezifische Kompetenzüberzeugung – und damit die mentale Stärke – zu steigern, indem zentrale Wettkampfbedingungen möglichst realistisch in das Training integriert werden. Diese Trainingsform kann einzeln oder als Gruppe wettkampfnah durchgeführt werden. Eine weitere Variante ist das Einmaligkeitstraining, bei dem die Trainierenden keine Wiederholungsmöglichkeit haben.
- **Motivation** ist immer eng mit der Frage nach dem Warum – oder dem Warum nicht? – verbunden. Man kann Motivation als bewegende Kraft des Handelns verstehen, die eine Person (von innen) antreibt, um ein Ziel oder eine Veränderung zu erreichen. Gleiches kann von außen geschehen, durch Belohnungen oder Bestrafungen. Bei einem genaueren Blick in die Psychologie wird jedoch deutlich, dass vor allem kognitive Prozesse, wie zum Beispiel Erwartungen und Abwägungen, motivationale Prozesse bestimmen und verändern. Je nach individuellen Motiven fühlen sich Menschen in gleichen Situationen unterschiedlich angesprochen.

Mentale Stärke im Sport für Dummies

Hans-Dieter Hermann

Sharon Paschke

Mentale Stärke im Sport

für dummies®

WILEY

WILEY-VCH GmbH

Mentale Stärke im Sport für Dummies

Bibliografische Information der Deutschen Nationalbibliothek

Die Deutsche Nationalbibliothek verzeichnet diese Publikation in der Deutschen Nationalbibliografie; detaillierte bibliografische Daten sind im Internet über `http://dnb.d-nb.de` abrufbar.

Coverillustration: © ytemha34 – `stock.adobe.com`
Korrektur: Petra Heubach-Erdmann, Düsseldorf
Satz: Straive, Chennai, India
Druck und Bindung: CPI Group (UK) Ltd, Croydon, CR0 4YY

Print ISBN: 978-3-527-72344-7
ePub ISBN: 978-3-527-85289-5

C9783527723447_230326

Über die Autoren

Dr. Hans-Dieter Hermann ist Diplompsychologe und arbeitet seit vielen Jahren als Psychologe im Leistungssport. Bekanntheit erlangte er vor allem durch seine 20-jährige Tätigkeit im Betreuerstab der deutschen Fußballnationalmannschaft der Männer und als sportpsychologischer Experte des ZDF bei mehreren Olympischen Spielen. Im Rahmen seines Unternehmens »Coaching Competence Cooperation« arbeitet er als Coach und Speaker für namhafte Unternehmen und deren Führungskräfte. Als Honorarprofessor für angewandte Sportpsychologie unterrichtet er am Institut für Sportwissenschaft der Universität Tübingen.

Sharon Paschke ist Sozialpädagoge (B.A.) und Lehrtrainer. In seiner Firma, der MENTALetics GmbH, arbeitet er mit Profisportlern, Führungskräften und Teams an den Themen mentale Stärke, Resilienz und Leistungsentwicklung. Nach einer mehrjährigen Tätigkeit im Finanzsektor wechselte er in die Pädagogik und das Coaching. Heute liegt sein Schwerpunkt auf der Ausbildung von Mentalcoaches und Führungskräften sowie der Entwicklung praxisnaher Trainingsformate zur Förderung psychischer Ressourcen.

Danksagung

Wir danken von Herzen allen, die uns bei diesem Buchmanuskript unterstützt haben. Insbesondere gilt Dr. Thorsten Leber großer Dank für seine wertvolle Textarbeit und die kritische Reflexion in allen Phasen der Manuskripterstellung. Jasmin Platt sind wir überaus dankbar, dass sie mit Kreativität und Geduld die Grafiken zum Leben erweckt hat. Und Tom Carlos Kupfer hat mit klarem Blick und sprachlicher Kompetenz unseren Text geprüft und optimiert – danke für diesen so wertvollen Beitrag zum Gelingen dieses Buches!

Ein Buch zu schreiben, erfordert viel Zeit. Zeit, die oft auch der Familie zugestanden hätte. Daher ist es uns ein großes Bedürfnis, unseren Familien für die enorme Geduld und Toleranz zu danken. Und dafür, dass sie uns immer wieder zeigen, was wirklich wichtig ist.

Hans-Dieter Hermann & Sharon Paschke

März 2026

Auf einen Blick

Inhaltsverzeichnis

Einleitung

Herzlich willkommen! Haben Sie sich schon einmal gefragt, wie mentale Stärke Ihre Leistung auf die nächste Ebene heben kann? Fragen Sie sich vielleicht gerade, was die nächste Ebene sein soll? Ganz einfach: *Die nächste Ebene ist dort, wo Sie sich selbst übertreffen* – wo Sie in entscheidenden Momenten Ruhe bewahren, trotz Widerständen weitergehen und Ihre Ziele mit Klarheit verfolgen. Sie ist der Zustand, in dem Sie nicht nur physisch, sondern auch mental Ihr ganzes Potenzial abrufen. Vielleicht bedeutet das für Sie, im entscheidenden Moment den Fokus zu bewahren, in einem Team Verantwortung zu übernehmen oder nach einem Rückschlag mit neuer Energie zurückzukommen.

In den kommenden Kapiteln werden wir uns im Kern mit zwei Fragen beschäftigen und dafür Antworten geben und Lösungen anbieten:

Wie kann mentale Stärke erreicht werden? Und wie können Sie sie nutzen, um leistungsfähig zu sein, wenn es darauf ankommt?

Vorweg schon eine erste Antwort: indem Sie dem mentalen Trainieren ebenfalls einen hohen Stellenwert einräumen, genau wie dem körperlichen, taktischen und technischen Training sowie Ernährung und Schlaf!

Oft wird die Bedeutung der mentalen Stärke im Sport unterschätzt. Viele Athletinnen und Athleten erkennen ihren Wert erst, wenn sie bereits mit Schwierigkeiten kämpfen und sich der gewünschte Erfolg nicht einstellt.

Es gibt auch das Missverständnis, dass sportpsychologisches Training nur etwas für Schwache ist. Viele der weltweit besten Sportlerinnen und Sportler widersprechen hier entschieden, weil sie selbst mentale Trainingsformen nutzen und gezielt für ihre Leistungsfähigkeit einsetzen. Außerdem ist mentales Trainieren für jeden sinnvoll, der sein Potenzial ganz ausschöpfen möchte. Wenn Sie also Ihr Gehirn effektiv nutzen und Ihre mentale Stärke weiterentwickeln möchten, dann ist dieses Buch genau das Richtige für Sie. Aber lassen Sie uns gleich ganz offen sein: Mentale Stärke entsteht nicht allein dadurch, dass man ein paar Seiten liest und einige Aha-Effekte hat. Mentale Stärke zu erarbeiten, bedeutet auch, zu trainieren: wiederholt und planmäßig. Mentale Stärke kommt nicht von selbst, aber Sie haben es selbst in der Hand, sich mental zu optimieren.

Ganz gleich, wo Sie sich gerade befinden – dieses Buch begleitet Sie dabei, Ihre nächste Ebene der mentalen Stärke zu definieren und zu erreichen.

Und das Beste daran? Die Reise beginnt genau hier.

Über dieses Buch

Wir Autoren wissen sicherlich nicht alles zum Thema mentale Stärke – aber was Sie hier lesen, basiert auf Wissenschaft, langjähriger Erfahrung und bewährten Methoden. Entsprechend unserer unterschiedlichen Werdegänge und Ausbildungen finden Sie hier nicht nur klassische sportpsychologische Erkenntnisse und Vorgehensweisen, sondern auch ausgewählte Strategien aus dem Mentaltraining und dem Coaching. Außerdem blicken wir über den Spielfeldrand hinaus und widmen uns zum Beispiel auch der Ernährung und dem Schlaf sowie ihrer Bedeutung für die mentale Stärke.

Dieses Buch darf Ihr Support-System sein, wenn Sie Ihre Stärken und Ressourcen noch besser zur Entfaltung bringen wollen oder nach einer Verletzung, einer Phase auf der Ersatzbank oder aus einem Motivationsloch zurückkehren möchten. Es zeigt Ihnen, wie Sie mentale Stärke gezielt trainieren und in verschiedenen Lebensbereichen anwenden können.

Sie finden hier ein Support-System, das Ihnen hilft:

- ✔ im Training, Turnier, Spiel und Wettkampf erfolgreich zu sein
- ✔ innere Ruhe und Ausgeglichenheit zu finden
- ✔ stressresistenter zu werden, zum Beispiel bei scheinbar übermächtigen sportlichen Gegnern, bei kritischen Spielständen, unter Zeitdruck oder öffentlicher Beobachtung
- ✔ Ihr Selbstvertrauen zu stärken
- ✔ Ihre Kreativität zu fördern
- ✔ Ihren Wiedereinstieg nach Verletzungen zu erleichtern
- ✔ möglicherweise Ihre Regenerationszeit zu verkürzen
- ✔ Ihren Umgang mit »Fehlern« zu optimieren

Um Ihnen noch weitere Inhalte zur Verfügung zu stellen, die über das Buch hinausgehen, enthält dieses Buch Bonusmaterial, das Sie online unter `https://www.wiley-vch.de/de/dummies/downloads` oder den QR-Code abrufen können:

- ✔ ein Kapitel zur mentalen Stärke im Wettkampf
- ✔ ein Kapitel zur Resilienz im Alltag
- ✔ ein Kapitel zum Thema Meditation
- ✔ sowie ein persönliches Nachwort der beiden Autoren.

Konventionen in diesem Buch

Eine Besonderheit dieses Buches ist, dass es QR-Codes enthält, über die Sie auf noch mehr Inhalte und damit mehr anwendbares Wissen zugreifen können. Es ist damit eine Art hybrides Support-System für mentale Stärke. Scannen Sie sie einfach mit Ihrem Smartphone und Sie können direkt auf Literaturhinweise, Interviews, Videos oder Checklisten zugreifen. Innerhalb des Buches werden Sie verschiedene Hervorhebungen finden, die Sie auf bestimmte Formate oder Inhalte aufmerksam machen. Sie können sich dadurch einfacher orientieren. Zum Beispiel sind Übungen oder wissenschaftliche Hintergründe immer mit dem jeweils gleichen Symbol gekennzeichnet. Die konkrete Bedeutung verschiedener Symbole können Sie in einem der nachfolgenden Abschnitte noch genauer nachlesen.

Die Autoren haben bei der Auswahl der über die QR-Codes verlinkten Inhalte sowie der aufgeführten Links mit größter Sorgfalt darauf geachtet, dass diese rechtlich unbedenklich, inhaltlich passend und fachlich seriös sind. Zum Zeitpunkt der Drucklegung waren alle verlinkten Inhalte frei zugänglich und regelkonform. Für Inhalte externer Websites, insbesondere auf Plattformen wie YouTube, Podcasts oder anderen Drittanbietern, übernehmen die Autoren keine Haftung. Die Verantwortung für diese Inhalte liegt ausschließlich bei den jeweiligen Betreibern der verlinkten Seiten.

Sollte sich ein Link im Laufe der Zeit ändern oder nicht mehr erreichbar sein, wenden Sie sich gern an die Website der Autoren unter `www.mentaletics.com` für aktuelle Informationen oder Alternativen.

Die Dummies-Reihe sieht keine Literaturliste vor. Wissenschaftliche Arbeiten und Autoren werden hier zwar genannt oder Sie finden sie in den QR-Codes, aber auf die einzelnen genauen Literaturquellen wird daher auch in diesem Buch verzichtet.

Törichte Annahmen über den Leser

Die Inhalte unseres Buches können in vielen verschiedenen Lebensbereichen angewendet werden, deshalb glauben wir, dass Sie als Leserin oder Leser unterschiedliche Gründe haben, sich in unser Buch zu vertiefen. Töricht wäre zu glauben, Sie würden psychologisches Know-how ignorieren oder hätten es bislang getan und wären ohne das Wissen aus diesem Buch in entscheidenden Situationen hilflos. Nein, wir sind uns sicher, dass Sie das eine oder andere schon ausprobiert haben, aber gemerkt haben, dass Sie Ihre mentale Stärke noch verbessern können. Und gehen wir davon aus, dass eine oder mehrere der folgenden Annahmen auf Sie zutreffen:

- ✔ Sie sind Sportlerin oder Sportler mit unterschiedlichem Leistungsanspruch oder wollen aus anderen Gründen Ihre mentale Stärke verbessern.
- ✔ Sie haben einen stressigen Beruf und/oder Alltag und können dort von Strategien profitieren, um Ihre mentale Stärke zu steigern.
- ✔ Sie sind schlau. Wenn Sie Ihre mentale Stärke trainieren und optimieren möchten, sind Sie weder schwach noch problembehaftet. Denn jeder kann davon im sportlichen und im privaten Alltag Nutzen ziehen.

Wie dieses Buch aufgebaut ist

Dieses Buch ist in drei Teile gegliedert, die Ihnen die Welt der mentalen Stärke Schritt für Schritt näherbringen:

Teil I: Grundlagen mentaler Stärke im Sport

In diesem Teil lernen Sie, was mentale Stärke ausmacht, welche Rolle dabei Ihre Stressreaktion und Ihre psychische Resilienz spielen und wie sie sich von körperlicher Stärke unterscheidet. Sie erfahren aber natürlich auch, warum mentale Stärke im Leistungssport und im Alltag so wichtig ist.

Teil II: Strategien und Techniken zur Förderung der mentalen Stärke

Hier stellen wir Ihnen bewährte Methoden wie Visualisierung, Selbstgespräche und Achtsamkeit vor, mit der Sie gezielt Ihre mentale Stärke trainieren und verbessern können.

Teil III: Der Top-Ten-Teil

Hier finden Sie die besten Tipps, Übungen und inspirierenden Zitate – alles, was Sie brauchen, um motiviert zu bleiben.

Symbole, die in diesem Buch verwendet werden

Dieses Buch nutzt Symbole, um Ihnen wichtige Inhalte auf einen Blick verständlich zu machen:

Hier finden Sie wichtige Inhalte. Es lohnt sich für Sie besonders, sich diese zu merken.

Bei diesem Symbol lohnt sich besondere Aufmerksamkeit: Es steht für Warnungen oder Hinweise, die Sie auf Stolperfallen aufmerksam machen.

Hier verbergen sich hilfreiche Tipps und Tricks.

Hier finden Sie konkrete Übungen, zum Beispiel zur Überprüfung des jeweiligen Bereichs oder zur Selbsterfahrung.

Unter diesem Symbol verraten wir Ihnen, was die Wissenschaft zu einem Thema sagt.

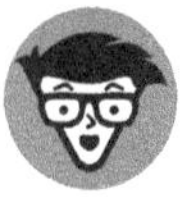

Hier finden Sie unter den QR-Codes noch weiterführende Informationen. Hinweis: Einige der über die QR-Codes verlinkten Inhalte sind nur in englischer Sprache verfügbar. Zudem können beim Aufruf über YouTube Werbeeinblendungen erscheinen, sofern kein kostenpflichtiger Zugang genutzt wird.

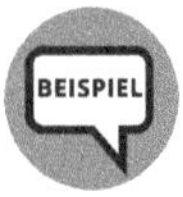

Hier finden Sie Beispiele, die Ihnen beim Verständnis von Übungen oder anderen Inhalten helfen.

Wie es weitergeht

Sie werden auf den nachfolgenden Seiten zunächst wichtiges Grundlagenwissen über mentale Stärke im Sport, aber auch für andere Lebensbereiche finden. Damit sollten Sie gut vorbereitet sein auf die verschiedenen Themen, Techniken und Bausteine der mentalen Stärke. Sie erfahren zudem mehr über die Anforderungen bestimmter Situationen und wie Sie speziell diese Anforderungen mithilfe mentaler Trainingstechniken und Strategien bewältigen können.

Teil I
Grundlagen mentaler Stärke im Sport

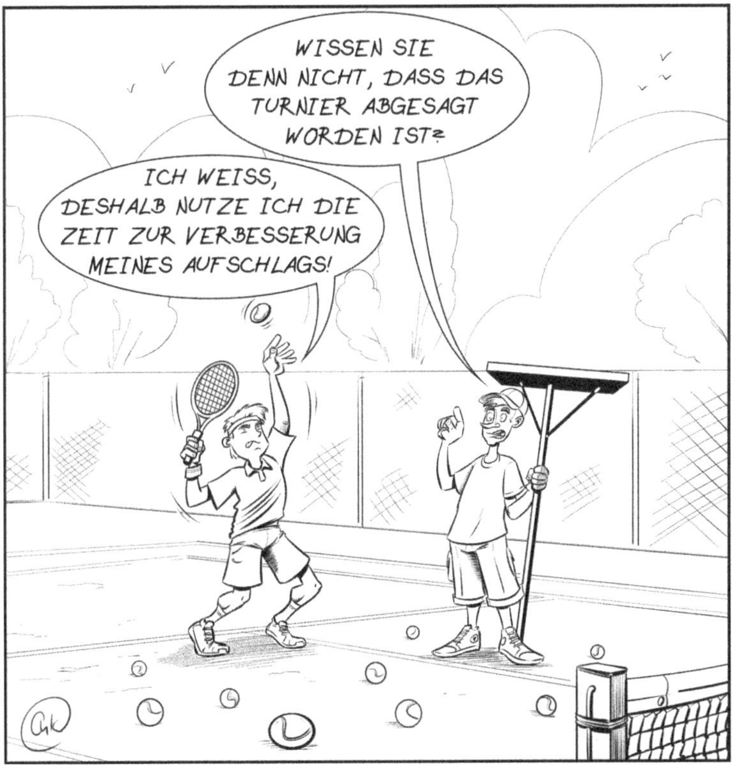

IN DIESEM TEIL …

- ✔ Steigen Sie in die Welt der mentalen Stärke ein. Sie entdecken, was mentale Stärke wirklich bedeutet, und lernen, wie sie sich von körperlicher Stärke unterscheidet und warum Resilienz ein entscheidender Faktor für sie ist. Sie erfahren, wie Mentaltraining und Sportpsychologie entstanden sind, welche psychologischen Konzepte sie prägen und wie diese Disziplinen zu Ihrem Erfolg beitragen können.
- ✔ Lernen Sie die wichtigsten Bausteine kennen, aus denen sich mentale Stärke zusammensetzt: Fokus, Wille und Kompetenzüberzeugung. Fokus ist die Kunst, sich auf das Wesentliche zu konzentrieren. Wille ist die Stärke, anzufangen und durchzuhalten, und die Kompetenzüberzeugung ist das Vertrauen in die eigenen Fähigkeiten und Fertigkeiten.
- ✔ Tauchen Sie noch etwas tiefer in die Grundlagen der mentalen Stärke ein. Denn je besser Sie mentale Stärke verstehen, umso leichter wird es Ihnen fallen, daran zu arbeiten. Aber manchmal hat man keine Zeit, tief einzutauchen, oder möchte mit leichtem Gepäck reisen. Deshalb gibt Ihnen die Zusammenfassung in Kapitel 2 noch einmal einen Überblick zu den wichtigsten Bausteinen der mentalen Stärke.

IN DIESEM KAPITEL

Was Experten eigentlich unter dem Begriff mentaler Stärke verstehen

Die wichtigsten Grundlagen mentaler Stärke

Wichtige Zusammenhänge und Einflussfaktoren mentaler Stärke

Kapitel 1
Mentale Stärke im Sport: Die Grundlagen

Was macht den Unterschied zwischen einem guten und einem sehr guten Sportler oder einer guten und einer sehr guten Athletin aus? Körperliches Talent, Trainingsfleiß und Technik spielen sicher eine Rolle, aber der wahre Schlüssel liegt oft in der mentalen Stärke. Je größer die Konkurrenz und die Leistungsdichte wird, umso mehr entscheidet die mentale Stärke darüber, ob man in entscheidenden Momenten sein Potenzial ausschöpfen kann und möglicherweise sogar über sich hinauswächst – oder unter Druck zusammenbricht. In diesem Kapitel erfahren Sie, was der Begriff mentale Stärke beinhaltet, wie Mentaltraining wirkt und worin der Unterschied zwischen dem Oberbegriff des Mentaltrainings und der speziellen Vorgehensweise des mentalen Trainings besteht.

Was »mentale Stärke« bedeutet

Das Wort *mental* stammt vom lateinischen Begriff *mens*, was »Geist«, »Verstand« oder »Denken« bedeutet. Es bezieht sich auf alles, was mit Ihren geistigen Fähigkeiten, Ihren Gedanken und Ihrem inneren Erleben zu tun hat. Das Wort »mental« impliziert somit eine bewusste Auseinandersetzung mit inneren Prozessen wie Gedanken, Gefühlen, Einstellungen, Glaubenssätzen und Überzeugungen, um diese gezielt für Wachstum und Erfolg einzusetzen. Im Kontext der mentalen Stärke geht es darum, den Geist zu nutzen, zu schulen und zu stärken, um bestimmte Ziele zu erreichen. Dazu zählen:

- ✔ Die Fähigkeit, klare Gedanken zu fassen und Emotionen aktiv zu steuern
- ✔ Einen starken Willen zu entwickeln und auch gegen Widerstände zu halten
- ✔ Ein ausgeprägtes Vertrauen in die eigenen Kompetenzen immer weiter wachsen zu lassen

Mentale Stärke bedeutet, in schwierigen Situationen klar und fokussiert zu bleiben und zielgerichtet zu handeln. Sie hilft, Druck zu bewältigen, Rückschläge zu überwinden und selbst unter widrigen Umständen die dann bestmögliche Leistung abzurufen. Im Kern bedeutet mentale Stärke, die Kontrolle über die eigene Denkweise und Emotionen zu behalten, um proaktiv zu handeln, anstatt von äußeren Umständen bestimmt zu werden. Sie umfasst Eigenschaften wie Selbstvertrauen, Fokus und die Fähigkeit, auch in herausfordernden Situationen rationale Entscheidungen zu treffen.

Mentale Stärke ist trainierbar. Genauso wie regelmäßiges körperliches Training den Körper formt, stärkt gezieltes Mentaltraining die Fähigkeit, auf Herausforderungen angemessen zu reagieren.

Gut zu wissen: Mentale Stärke kann gezielt trainiert und entwickelt werden, ähnlich wie körperliche Kompetenzen. Dies ist unabhängig von Alter oder Talent.

Warum mentale Stärke im Sport so wichtig ist

Bei Spitzenleistungen geht es um weit mehr als um körperliche Leistungsfähigkeit. Um die Relevanz mentaler Stärke für sportliche Leistungsfähigkeit nachvollziehen zu können, ist es wichtig, den Menschen ganzheitlich, nämlich als bio-psycho-soziales System zu betrachten. Wie der Begriff schon erahnen lässt, spielen bei jeder sportlichen Performance neben körperlicher Leistungsfähigkeit auch psychische und soziale Faktoren eine Rolle. Gerade im Leistungs- und Profisport beziehungsweise bei medienwirksamen sportlichen Großereignissen wie Fußball-Weltmeisterschaften oder Olympischen Spielen wird immer wieder sichtbar, wie stark psychische Prozesse (zum Beispiel Gedanken und Gefühle) und das soziale Umfeld (zum Beispiel Trainer, privates Umfeld, Teammitglieder) die Leistung beeinflussen können.

Mentale Stärke im Sport zeigt sich darin, dass Sportlerinnen und Sportler insbesondere in wichtigen Situationen wie zum Beispiel einem Matchball oder einem Elfmeterschießen in der K.-O.-Runde trotz schwieriger Rahmenbedingungen in der Lage sind, sich auf das Wesentliche zu konzentrieren und souverän zu agieren.

Viele Sportler erleben Wettkampfsituationen als etwas weitgehend Unvorhersehbares. Manche behaupten sogar, man könne sich nicht wirklich auf Wettkampfsituationen vorbereiten, also sie nicht trainieren. Aber es ist durchaus möglich, sich systematisch vorzubereiten, das heißt, die mentalen Kompetenzen und somit das Gehirn so zu trainieren, dass es die sportliche Handlung unterstützt – gerade für die Situationen, in denen es darauf ankommt.

Aber nicht nur an diesen prägnanten Punkten zeigt sich mentale Stärke, sondern auch auf dem Weg dorthin: beim Kampfgeist nach einem Gegentor, bei intensiven Trainingseinheiten, in schwierigen Phasen eines Wettkampfs oder auch in der Einstellung bei der Rehabilitation nach einer Verletzung. Hier zeigt sich die Stärke vor allen Dingen in einem ausgeprägten Willen und im Durchhaltevermögen. Auch dafür gibt es systematische Trainingsmittel.

Der Olympiasieger und der Basketballstar

Im Finale der Olympischen Spiele 2008 im Schwimmen trat **Michael Phelps** über 200 Meter Schmetterling an, um Geschichte zu schreiben. Als ihm während des Rennens Wasser in die Schwimmbrille lief, war seine Sicht stark eingeschränkt. Doch anstatt aufzugeben oder mit den Bedingungen zu hadern, nutzte er seine mentale Stärke und konzentrierte sich ausschließlich auf seinen Rhythmus und seine Technik. Er gewann die Goldmedaille.

Michael Jordan galt nicht nur als einer der besten Basketballspieler aller Zeiten, sondern auch als Symbol für mentale Stärke. Nach dem Rückschlag, nicht in das Highschool-Team aufgenommen zu werden, nutzte er die Ablehnung als Motivation, um härter zu trainieren und nie aufzugeben.

Scannen Sie diesen QR-Code und erfahren Sie mehr über die Herausforderungen und die mentale Stärke der beiden Ausnahmeathleten **Michael Phelps und Michael Jordan**.

Mentale Stärke ist für alle entscheidend, weil sie die Grundlage für Spitzenleistungen in jeder Arena des Lebens bildet – sei es im Sport, im Beruf oder im persönlichen Alltag:

- ✔ **Im Sport:** Vor allem Spitzenathletinnen und -athleten zeigen, wie sie sich selbst ständig weiterentwickeln und sich selbst übertreffen. Im Immer-wieder-Übertreffen von Vorleistungen steckt ein ganz wesentliches Element des Leistungssports: Nur wem das gelingt, kann sich im Spitzenbereich halten.
- ✔ **Im Beruf:** Führungskräfte mit mentaler Stärke bleiben selbst in Krisen entscheidungsfähig und inspirieren ihre Teams, anstehende Herausforderungen zu bewältigen. Ihr Handeln wird von den Kollegen und Mitarbeitern als Vorbild erlebt.
- ✔ **Im privaten Alltag:** Mentale Stärke hilft, mit Stress umzugehen und Herausforderungen anzunehmen, anstatt vor ihnen zurückzuschrecken oder sie zu vermeiden. Dadurch können Sie sich als Person entwickeln und bauen gleichzeitig Kräfte auf, den Folgen psychischer Beanspruchungen entgegenzuwirken.

Viele, darunter auch von uns publizierte, wissenschaftliche Studien belegen, dass mentale Stärke nicht nur die Leistung steigert, sondern auch die Verletzungsanfälligkeit senkt. Athletinnen und Athleten mit großer mentaler Stärke bewältigen Stress besser und sind dadurch weniger verletzungsgefährdet. Und wenn doch mal eine körperliche Schädigung eingetreten ist, möglicherweise mit Operation, erholen sie sich mehrheitlich schneller.

Wie die Wissenschaft mentale Stärke im Sport beschreibt

Wissenschaftlich ist die mentale Stärke im Sport der Fachdisziplin Sportpsychologie zugeordnet. Die Trainingsformen der Sportpsychologie sind bewährte und überprüfte Werkzeuge für jeden Athleten und für jede Athletin. Hierzu gehören Techniken und Methoden, die darauf abzielen, die mentale Leistungsfähigkeit zu verbessern. Die wissenschaftliche Sportpsychologie untersucht unter anderem die psychologischen Aspekte von Leistung, Motivation und Wohlbefinden im Sport.

Sportpsychologie gilt heute als etablierter Bestandteil des Leistungssports. Schon in den 1920er-Jahren begannen Wissenschaftler, die psychische Verfassung von Athleten zu untersuchen. Einer der Pioniere dieser Forschung war Coleman Griffith, der als »Vater der Sportpsychologie« gilt und eines der ersten sportpsychologischen Forschungslabore in den USA gründete. In den 1960er-Jahren etablierte sich die Sportpsychologie international als eigenständige Disziplin und hat seitdem zahlreiche wissenschaftliche Erkenntnisse hervorgebracht, die die Bedeutung der mentalen Stärke im Leistungssport unterstreichen. In Deutschland gründete sich die Arbeitsgemeinschaft für Sportpsychologie (asp) bereits im Jahr 1969.

Der Traum von der Meile unter vier Minuten

Roger Bannister, ein britischer Mediziner und Mittelstreckenläufer, schrieb am 6. Mai 1954 Geschichte, als er als erster Mensch die Vier-Minuten-Marke für die englische Meile, das entspricht ziemlich exakt 1,6 Kilometern, durchbrach. Diese Leistung wurde von vielen Experten aus Wissenschaft und Praxis in den Jahrzehnten zuvor als physisch und mental unmöglich angesehen. Die Bestmarke lag bis zum Jahr 1939 noch Welten entfernt bei 4:10,2 Minuten (Arne Andersson) und ab 1945 bei damals schon unglaublichen 4:01,4 Minuten (Gunder Hägg). Bannister jedoch war fest entschlossen, die Vier-Minuten-Marke zu knacken. Er war nicht zuletzt angetrieben von einer tiefen Überzeugung, dass der menschliche Körper zu außergewöhnlichen Leistungen fähig ist, wenn der richtige Wille und die richtige Trainingssteuerung dahinterstehen.

Vor seinem historischen Lauf investierte er Jahre intensiver Vorbereitung. Seine Wurzeln und Grundlagen hatte Bannister damals nicht in der Leichtathletik, sondern zog sie zu großen Teilen aus seinem Medizinstudium. Sein Training lebte nicht nur von seiner hohen Disziplin und seiner akribischen Arbeitsweise, sondern auch von einem analytischen Ansatz.

Am 6. Mai 1954 trat Bannister auf der Iffley Road in Oxford zu dem mittlerweile historischen Rennen an. Mit Unterstützung zweier sogenannter Pacemaker absolvierte er an diesem Tag die Meile in 3 Minuten 59,4 Sekunden und brach damit diese damals als »magisch« eingestufte Grenze. Dieser

Moment war mehr als nur eine sportliche Leistung. Er hatte damit mehrere wissenschaftliche Thesen bezüglich der Leistungsfähigkeit des Menschen erfolgreich widerlegt. Bannisters Rekord galt als körperliche und mentale Herausforderung gleichermaßen.

Wie groß diese Hürde auch auf einer mentalen Ebene war, zeigt sich in der Entwicklung nach dem 6. Mai 1954. Nur wenige Wochen später brach der Australier John Landy den von Roger Bannister aufgestellten Rekord. Bis zum Jahr 1960 hatten schon insgesamt zehn Athleten die vier Minuten unterboten.

Der heute gültige Weltrekord (Stand Oktober 2025) liegt übrigens bei 3:43,13 Minuten. Auch diese Bestzeit, die mittlerweile deutlich unter vier Minuten liegt, hat bereits seit vielen Jahren Bestand. Sie wurde am 7. Juli 1999 von dem Marokkaner Hicham El Guerrouj aufgestellt. Es sei allerdings angemerkt, dass die englische Meile in der modernen Leichtathletik nicht mehr zu den offiziellen Disziplinen bei anerkannten internationalen Meetings oder Meisterschaften zählt.

First Four Minute Mile – Roger Bannister 1954. In dieser faszinierenden Geschichte erfahren Sie, wie ein englischer Arzt in den 1950er-Jahren eine unglaubliche Leistung vollbracht hat und wie sich das auf andere Athletinnen und Athleten ausgewirkt hat.

Wie »mentale Stärke« definiert wird

Der Begriff der mentalen Stärke ist, wie bereits erwähnt, nicht ohne Weiteres definierbar. Im englischsprachigen Raum findet man häufig auch die eng verwandten Begriffe »mental toughness« (mentale Härte) oder »hardiness« (Widerstandsfähigkeit). Gerade im Sport wird viel über mentale Stärke gesprochen, aber bei genauerer Betrachtung gehen die Meinungen der Fachleute darüber, was mentale Stärke ist, weit auseinander. Jim Loehr war in den 1980er-Jahren einer der ersten Sportpsychologen, die dieses Konzept genauer unter die Lupe nahmen und daraus ein umfassendes sportpsychologisches Trainingskonzept entwickelten. Auch heute ist er international noch einer der bekanntesten Experten auf diesem Gebiet.

Mentale Stärke wird von Loehr ursprünglich beschrieben als die Kompetenz, vorhandene Energie während kritischer Ereignisse optimal zu nutzen und herausfordernde Situationen positiv zu interpretieren. Aus dieser Definition heraus gab es in den vergangenen Jahrzehnten immer wieder Forschungsversuche, um herauszufinden, was mentale Stärke im Sport genau ausmacht. Ähnlich wie bei Resilienz (siehe Kapitel 2) findet sich dabei eine Vielzahl an Kerneigenschaften, deren Einfluss durchaus plausibel erscheint. Dazu zählen unter anderem:

- ✔ Der feste Glaube, die eigenen sportliche Ziele erreichen zu können
- ✔ Die Überzeugung, besondere Qualitäten und Fähigkeiten zu besitzen und dadurch stärker zu sein als der Gegner/die Gegnerin
- ✔ Klare Erfolgsorientierung
- ✔ Die Fähigkeit, sich von Rückschlägen zu erholen
- ✔ Wettkampfdruck als Herausforderung zu sehen
- ✔ Akzeptanz und konstruktiver Umgang mit Wettkampfangst beziehungsweise Nervosität
- ✔ Robustheit gegenüber (guten und schlechten) Leistungen anderer
- ✔ Die Fähigkeit, trotz Ablenkung fokussiert zu bleiben
- ✔ Die Fähigkeit, den Fokus schnell zu wechseln
- ✔ Die Fähigkeit, nach unerwarteten und zunächst unkontrollierbaren Situationen schnell psychologische Kontrolle zu erlangen

Dennoch ist es der Wissenschaft bislang nicht gelungen, die Faktoren der mentalen Stärke auf ein einheitliches Modell herunterzubrechen. Deshalb stellen die hier aufgezählten Kerneigenschaften keine vollständige Liste, sondern lediglich eine Orientierung dar.

Das wissenschaftliche Konstrukt mentale Stärke

Wenn man die entsprechenden Forschungsergebnisse zusammenfasst, kann man mentale Stärke als Mischung zwischen einer persönlichen Eigenschaft und bestimmten Verhaltensweisen verstehen. Die wissenschaftlichen Erkenntnisse aus dem Sport untermauern den Eindruck, dass für Leistung und Gesundheit die Analyse und das Training von Handlungs- und Denkmustern, die mit mentaler Stärke in Zusammenhang stehen, eine zentrale Rolle spielt. Einigkeit besteht in der Literatur darüber, dass mentale Stärke nicht nur ein Schutzfaktor gegen psychische Belastungen ist, sondern auch mit objektiven Leistungsparametern in Verbindung steht. Insbesondere in Hochleistungssituationen wirkt mentale Stärke leistungsstabilisierend, was sie zu einem zentralen Ziel in der angewandten sportpsychologischen Betreuung macht.

Ein griffiges Modell zur Beschreibung von mentaler Stärke ist das 4C-Modell von Peter Clough und Kollegen, das kurz nach der Jahrtausendwende veröffentlicht wurde. In diesem Modell werden die entscheidenden Aspekte von mentaler Stärke in vier Kategorien zusammengefasst (siehe Abbildung 1.1):

- ✔ **Control** (Kontrolle): die Überzeugung, das Kontrollierbare kontrollieren zu können, auch die eigenen Emotionen
- ✔ **Challenge** (Herausforderung): die Sichtweise, dass Veränderungen und Schwierigkeiten Chancen der eigenen Weiterentwicklung sind
- ✔ **Commitment** (Engagement): die Fähigkeit, Ziele konsequent zu verfolgen – auch gegen Widerstände
- ✔ **Confidence** (Selbstvertrauen): der Glaube an die eigenen Fähigkeiten

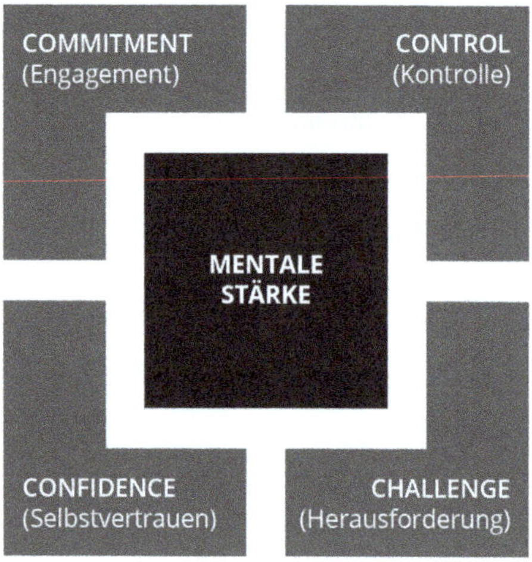

Abbildung 1.1: Mentale Stärke nach dem 4C-Modell

Sind diese Kategorien hoch ausgeprägt, sind Menschen in der Lage, mentale Stärke zu zeigen, wenn sie unter Druck stehen. Empirische Studien zeigen, dass hohe Ausprägungen in diesen Dimensionen mit einer besseren Stressbewältigung, höherem Selbstvertrauen und größerer Wettkampfresilienz einhergehen.

Bevor Sie an Ihrer mentalen Stärke arbeiten, lohnt sich ein kurzer Realitätscheck. Mentale Stärke wirkt nicht überall gleich. Sie zeigt sich besonders dort, wo bestimmte Bedingungen Ihre Leistung entweder fördern oder aus dem Gleichgewicht bringen. Genau das macht diese Übung sichtbar.

Stellen Sie sich zwei Tischtennisspieler vor, die technisch auf ähnlichem Niveau spielen:

- ✔ Spieler A wird besser, wenn viele Zuschauer da sind.
- ✔ Spieler B macht unter denselben Bedingungen mehr Fehler.

Die äußere Situation ist identisch – die Wirkung völlig unterschiedlich. Der Unterschied liegt nicht im Talent, sondern darin, wie innere und äußere Bedingungen auf die Leistung wirken. Und hier setzt diese Übung an. Sie hilft Ihnen zu erkennen,

- ✔ unter welchen Bedingungen Sie Ihre beste Leistung abrufen,
- ✔ welche Einflüsse Sie neutral lassen
- ✔ und wo mentale Stärke bei Ihnen besonders gefordert ist.

Nur wenn Sie wissen, wo Ihre Leistung kippt oder stabil bleibt, können Sie im weiteren Verlauf des Buches gezielt an den richtigen Stellschrauben arbeiten.

Nehmen Sie sich für diese Übung ein paar Minuten Zeit.

1. **Schreiben Sie alle (wichtigen) inneren und äußeren Bedingungen für Ihre sportliche Leistung in Ihrer Sportart auf.**
2. **Bewerten sie den Einfluss jeder einzelnen Bedingung auf einer entsprechenden Notenskala von 1 bis 5:**

Wenn die Bedingung zutrifft, dann:

1: Zeige ich beste Leistungen

2: Mache ich weniger Fehler als sonst

3: Lasse ich mich davon nicht beeinflussen

4: Mache ich mehr Fehler als sonst

5: Zeige ich eine schlechte Leistung

Die Notenstufen lassen erkennen, dass der Einfluss von Bedingungen sowohl negativ, als auch neutral oder positiv sein kann.

Das folgende Beispiel äußerer und innerer Bedingungen für Tischtennisspieler verdeutlicht das Vorgehen in dieser Übung.

BEISPIEL

Bleiben wir für dieses Beispiel bei der Sportart Tischtennis.

Äußere Bedingungen:

- ✔ Die Halle ist schlecht beleuchtet
- ✔ Es wird an mehreren Tischen gleichzeitig gespielt
- ✔ Ich habe einen starken Gegner
- ✔ Es sind viele Zuschauer anwesend
- ✔ Ich spiele am frühen Vormittag
- ✔ …

Innere Bedingungen:

- ✔ Ich bin aufgeregt.
- ✔ Ich will unbedingt gewinnen.
- ✔ Ich habe schlecht geschlafen.
- ✔ Ich bin ständig in Bewegung.
- ✔ Ich freue mich auf das Match.
- ✔ …

Unter Bedingungen, die besonders hohe Werte bekommen (Notenstufe 4 oder 5), hat mentale Stärke oft einen besonders großen Einfluss und kommt hier bei Ihnen noch nicht wie gewünscht zum Tragen. Bedingungen mit niedrigen Ausprägungen (Notenstufe 1 oder 2) können Ihnen helfen, Stabilität zu zeigen und Ihre mentale Stärke zu nutzen.

Mentaltraining oder mentales Training?

In vielen Publikationen werden die Begriffe *Mentaltraining* und *mentales Training* synonym verwendet, doch es gibt im deutschsprachigen Gebrauch und in der Wissenschaft einen wesentlichen Unterschied:

- **Mentaltraining** ist der übergeordnete Begriff für strukturierte Trainingsmethoden, bei denen verschiedene mentale Techniken gezielt eingesetzt werden, um die sportliche oder persönliche Leistung zu steigern. Dazu gehören unter anderem Zielsetzung, Achtsamkeit und positive Selbstgespräche. Es kann sowohl für Alltagssituationen als auch für Wettkämpfe eingesetzt werden und ist vergleichbar mit technischem oder physischem Training – nur eben für den Kopf. Sportlerinnen und Sportler trainieren gezielt ihre psychischen Fertigkeiten, um ihre Leistung zu optimieren.
- **Mentales Training** hingegen bezeichnet eine spezielle Technik innerhalb des Mentaltrainings beziehungsweise des sportpsychologischen Trainings: das Üben mit Vorstellungen, auch Visualisierung genannt. Dabei werden Bewegungsabläufe und Handlungssituationen ausschließlich im Kopf durchgespielt – ohne sie körperlich auszuführen. Sportler stellen sich beispielsweise einen perfekten Schuss, Sprung oder Lauf vor und aktivieren durch die Vorstellung ähnliche Gehirnregionen wie im körperlichen Training.

Der erste Sportpsychologe in Europa, der das Mentaltraining in seiner ganzen Breite von der Universität nachhaltig in den angewandten Leistungssport gebracht hat, war der Heidelberger Professor Hans Eberspächer. Viele der von ihm ab Mitte der 1980er-Jahre betreuten Athletinnen und Athleten wurden Sieger beziehungsweise Medaillengewinner bei Olympischen Spielen und Weltmeisterschaften. Die Sportpsychologie speziell, aber auch ganz allgemein das Mentaltraining, erfuhr dadurch einen großen Schub, denn etliche seiner Sportlerinnen und Sportler äußerten sich öffentlich positiv über ihn und die angewandten Verfahren. Sie schrieben dabei der Tatsache, dass sie neben dem Körper jetzt auch den Kopf trainiert hatten, einen großen Teil des Erfolgs zu. Eberspächers Wirken war der Ausgangspunkt der heute nahezu in allen sportlichen Disziplinen etablierten angewandten Sportpsychologie.

Wenn Sie tiefer in dieses Thema eintauchen möchten, lohnt sich ein Blick in das Standardwerk **Mentales Training von Hans Eberspächer.** Scannen Sie diesen QR-Code und finden Sie weitere Informationen zu diesem Buch.

Zusammengefasst:

- ✔ **Mentaltraining** ist die Gesamtheit sportpsychologischer Trainingstechniken und -methoden. Es kann einzelne oder mehrere Techniken beziehungsweise Methoden beinhalten, dient der mentalen Stärke und unterstützt die Steigerung der Leistungsfähigkeit. Mehr über ausgewählte Techniken können Sie in Teil II nachlesen.
- ✔ **Mentales Training** ist das Üben sportlicher Abläufe durch Visualisierung vor dem geistigen Auge ohne gleichzeitige praktische Durchführung der Bewegung.

Damit Sie zwischen Mentaltraining und mentalem Training nicht durcheinandergeraten, bezeichnen wir im Folgenden das mentale Training als Visualisierung (Vgl. insbesondere Kapitel 6).

Drei Grundsätze des Mentaltrainings

Mentaltraining im Sport, also alle Formen des psychologischen Trainings, basiert auf bewährten wissenschaftlichen sportpsychologischen Methoden, um mentale Stärke gezielt aufzubauen:

1. **Zielgerichtetheit – Ohne klares Ziel weniger Fortschritt**

   Mentaltraining ist am wirkungsvollsten, wenn es klare, messbare und realistische Ziele verfolgt.

2. **Wiederholung – Mentaltraining braucht Übung**

   Neue Denk- und Verhaltensmuster müssen regelmäßig geübt werden, um langfristig zu wirken.

3. **Kombination mit physischem Training – Die perfekte Ergänzung**

   Mentaltraining ersetzt kein praktisches Training, sondern verstärkt dessen Wirkung.

In diesem Buch geht es darum, mentale Trainingsformen kennenzulernen und gezielt zu trainieren. Sie werden erfahren, wie Sie die Techniken des Mentaltrainings nutzen können, um sie abhängig von Ihren persönlichen Zielen, Herausforderungen und Stärken einzusetzen. Denn mentale Stärke ist so einzigartig wie Sie selbst und durch für Sie passende Ansätze können Sie Ihr ganzes Potenzial entfalten.

Effekte des Mentaltrainings: Eine beispielhafte Untersuchung

Eine Untersuchung von Antonis Hatzigeorgiadis und Kollegen von der Universität Thessaloniki in Griechenland aus dem Jahr 2011 zeigte die Auswirkungen von Mentaltraining auf die Leistung von Schwimmern. Die Studie verglich zwei Gruppen von Athleten: eine Gruppe, die regelmäßig Visualisierung und Selbstgespräche durchführte, und eine Kontrollgruppe, die dies nicht tat.

Die Schwimmer setzten Visualisierungstechniken ein, um ihre Wettkämpfe und Trainingssituationen mental durchzuspielen. Dies beinhaltete das detaillierte Vorstellen der Bewegungsabläufe, das Gefühl des Wassers und das Erleben von Erfolgsmomenten. Ziel war es, das Gehirn auf positive Ergebnisse vorzubereiten und das Selbstvertrauen zu stärken. Positive Selbstgespräche waren ein weiterer wichtiger Bestandteil des sportpsychologischen Trainings. Die Schwimmer entwickelten positive innere Dialoge, um sich zu motivieren und negative Gedanken zu ersetzen. Beispielsweise wiederholten sie Aussagen wie »Ich kann das schaffen« oder »Ich bin gut vorbereitet« vor und während des Wettkampfs.

Die Ergebnisse waren eindeutig. Die Schwimmer, die mentales Training und gezielte Selbstgespräche anwendeten, zeigten eine signifikante Verbesserung ihrer Leistung und eine höhere Konstanz in ihren Wettkampfzeiten. Sie berichteten auch von einem stärkeren Selbstvertrauen und einer besseren Stressbewältigung. Im Gegensatz dazu zeigten die Schwimmer in der Kontrollgruppe keine signifikanten Leistungsverbesserungen und hatten häufiger mit Nervosität und Selbstzweifeln zu kämpfen.

IN DIESEM KAPITEL

Was mentale Stärke mit Resilienz zu tun hat

Die wesentlichen Bausteine mentaler Stärke

Wichtige Ansatzpunkte zur Stärkung von Fokus, Kompetenzüberzeugung, Wille

Kapitel 2
Resilienz – Die Basis für mentale Stärke

In diesem Kapitel erfahren Sie, dass der abstrakte Begriff »mentale Stärke« kein Zufallsprodukt ist. Er ist das Ergebnis gezielter Arbeit an inneren Haltungen und Kompetenzen. Zudem wird deutlich, wie wichtig der umfassende Faktor Resilienz ist, um Rückschläge nicht nur zu überstehen, sondern gestärkt daraus hervorzugehen, und wie Sie diesen Faktor systematisch stärken und entwickeln können. Dabei kommen die Bausteine für mentale Stärke ins Spiel:

- ✔ Fokus, um Ihre Aufmerksamkeit präzise auf den Punkt zu bringen
- ✔ Kompetenzüberzeugung für das wichtige Vertrauen in die eigenen Fähigkeiten
- ✔ Der Wille, Entscheidungen konsequent umzusetzen – gerade dann, wenn es schwer wird

Sie werden verstehen, wie wichtig diese Faktoren für Ihre mentale Stärke sind. Dieses Verständnis wird ihnen helfen, die Übungen und Empfehlungen, die Sie im Laufe dieses Buches noch kennenlernen, wirkungsvoll umzusetzen.

Wenn Sie mentale Stärke im Sport entwickeln und nutzen wollen, erreichen Sie das durch den richtigen Umgang mit erlebter Beanspruchung, mit effektiver Konzentration, Vertrauen in sich und Ihre Möglichkeiten sowie durch den Willen, ein gesetztes Ziel auch konsequent zu verfolgen. Mentale Stärke ergibt sich nicht nur durch Einsicht, sondern verlangt eine aktive Auseinandersetzung mit den Themen, die Ihrer mentalen Stärke bislang im Weg stehen, und es erfordert Ihre Offenheit, anders als bislang mit belastenden Situationen umzugehen.

Ihre innere Kraftquelle

Der Weg zum Erfolg ist selten eine gerade Strecke. Rückschläge, Druck, Niederlagen – sie gehören zum Leben im Sport, genau wie im Beruf und im Privatleben, dazu. Doch was unterscheidet diejenigen, die sich davon entmutigen lassen, von denen, die gestärkt daraus hervorgehen? Die Antwort liegt in einer zentralen, trainierbaren psychologischen Kraftquelle: Resilienz.

Resilienz ist die Fertigkeit, Rückschläge nicht nur zu überstehen, sondern aus ihnen zu lernen und gestärkt daraus hervorzugehen. Sie steht in Zusammenhang mit einer positiven Einstellung und anpassungsfähigen Denkweisen. Nicht Probleme und Schwächen stehen dabei im Vordergrund des Denkens, sondern Lösungen und Ressourcen. Der Blick geht nach vorn und in Richtung dessen, was möglich ist. Das gibt Athletinnen und Athleten die Kraft, sich nach Niederlagen wieder aufzurichten und weiterzumachen.

Resilienz wirkt als Gegengewicht zum Stresserleben. Daher ist es wichtig, zunächst das Phänomen Stress genauer zu beleuchten, denn der Stress ist nicht nur unangenehm und eine Gefahr für die Gesundheit, sondern hat auch noch eine positive Seite.

Stress verstehen und bewusst steuern

Was bedeutet »Stress« eigentlich? Stress ist die mentale, emotionale oder körperliche, individuelle Reaktion auf Belastungen. Wir erleben diese Reaktion als Beanspruchung.

Das heute fast inflationär verwendete Wort *Stress* stammt ursprünglich aus der Physik – vom lateinischen *stringere,* was so viel heißt wie »anspannen«, »zusammenziehen«. Im 17. Jahrhundert wurde es im Englischen als »stress« übernommen und bezeichnete zunächst äußeren Druck, Spannung oder Belastung – zum Beispiel auf Materialien oder Bauwerke. Erst in den 1940er-Jahren übertrug der ungarisch-kanadische Mediziner Hans Selye den Begriff auf das Einwirken potenziell schädlicher Einflüsse (sogenannte Stressoren) auf den menschlichen Organismus. Diesem Einwirken folgt nach Selye eine unspezifische Reaktion des Körpers, die man fachlich korrekt als Stressreaktion bezeichnet. Selye erforschte aber nicht nur die menschliche Stressreaktion, sondern untersuchte auch Tiere und Pflanzen und fand auch bei ihnen ähnliche Muster.

Wie bereits erwähnt, ist Stress nicht per se problematisch oder negativ. Physis und Psyche werden durch Stress aktiviert – hier spielt insbesondere das in der Nebennierenrinde gebildete Hormon Cortisol eine wichtige Rolle. Durch Cortisol wird Energie bereitgestellt, um mit Beanspruchung umzugehen, das bedeutet, sich anzupassen, sich zu schützen oder Leistung zu bringen. Entscheidend ist nur: Wie viel davon ist für mich gut? Und: Wie nutze ich die Energie richtig, die mir durch die Stressreaktion bereitgestellt wird?

Viele setzen die menschliche Stressreaktion mit Angst gleich. Doch das greift zu kurz. Angst ist eine mögliche emotionale Reaktion auf Stress – aber nicht die einzige. Stress kann sich auch in Nervosität, Überforderung, Reizbarkeit oder körperlicher Unruhe äußern. Manchmal jedoch auch in positiver Aufregung oder Vorfreude – wie zum Beispiel vor einem wichtigen Spiel oder einer spannenden Herausforderung.

Stress ist nicht prinzipiell ein Gegner des Menschen, er kann sogar hilfreich für Leistungen sein. Je besser Sie ihn verstehen, desto gezielter können Sie ihn steuern.

Stressoren im Sport

Erlebter Stress gehört zum Sport wie Training und Wettkampf. Typische Stressoren, also Auslöser für Stresserleben, mit denen Sportlerinnen und Sportler immer wieder konfrontiert werden, sind:

- **Erwartungsdruck:** »Du musst heute liefern!« – Aussagen wie diese kommen von Trainerinnen und Trainern, Fans oder auch aus dem eigenen Inneren. Viele Sportlerinnen und Sportler kennen das, insbesondere wenn es in der vorausgegangenen Zeit weniger gut lief.
- **Wettkampfsituation:** Der entscheidende Moment im voll besetzten Stadion rückt näher – Finalrunde, letzter Versuch, Elfmeter. Es ist nicht leicht, unter diesen Umständen ganz bei sich zu bleiben. Die erlebte Situation ist – obwohl die objektive, rein sportliche Aufgabe dieselbe sein kann – eine ganz andere als im Training.
- **Fehlerangst:** Wer sich vor dem Fehler fürchtet, verliert oft den Mut, Handlungen aktiv zu gestalten. Stattdessen agiert man defensiv, verlässt sich auf Routinen oder verhält sich passiv.
- **Körperliche Erschöpfung:** Wenn der Körper müde ist, sinkt auch die mentale Belastbarkeit.

Es ist eine schon lange wissenschaftlich gesicherte Erkenntnis, dass ein gewisses Maß an Stress die Leistung steigern kann oder sogar die Voraussetzung für hohe Leistungsfähigkeit ist – wenn er durch eigene Regulation im passenden Maß gehalten wird. Es geht also nicht darum, Stress zu vermeiden, sondern ihn zu nutzen und bewusst zu steuern. Dies lässt sich mithilfe der Yerkes-Dodson-Kurve (vgl. S. 202f) erklären. Sie zeigt eindrücklich, dass die Beziehung zwischen dem Aktivierungsniveau (sehr hohes Aktivierungsniveau = Stress) und Leistungsfähigkeit nicht linear verläuft – sondern einen umgekehrt u-förmigen Verlauf hat. Für die meisten Sportarten gilt daher, dass bei einem mittleren Aktivierungsniveau die besten Voraussetzungen für eine hohe Leistungsfähigkeit gegeben sind. Die Kurve und das zugehörige, mittlerweile über 100 Jahre alte Modell werden Sie in Kapitel 8 noch genauer kennenlernen.

Die zwei Gesichter des Stress

Nicht jede Form von Stress schadet Ihrer Leistung – im Gegenteil: Ein gewisses Maß an Aktivierung ist sogar notwendig, um wach, konzentriert und handlungsfähig zu sein und um es zu bleiben. Entscheidend ist jedoch, *wie* Sie den inneren Spannungszustand erleben – als antreibend oder als blockierend. Mit dem Begründer des wissenschaftlichen Stressbegriffs, Hans Selye, werden zwei Erlebenszustände durch Stress unterschieden: *Eustress* und *Distress*. Diese Begriffe sind phänomenologisch gut nachvollziehbar und als Alltagswissen nützlich. In der Wissenschaft werden sie jedoch kaum noch verwendet, da das Stressgeschehen mittlerweile physiologisch wie psychologisch differenzierter einzuschätzen ist, als es Hans Selye damals postulierte. Dennoch wollen wir zur Anschaulichkeit in diesem Kapitel daran festhalten, denn Selyes Unterscheidung hilft für das Verständnis der unterschiedlichen Wirkungen von Stress.

Er unterschied:

✔ **Eustress** (positiver Stress):

- Wirkt aktivierend und leistungsfördernd
- Unterstützt Konzentration, Motivation und Energie
- Wird als Herausforderung erlebt, die man bewältigen kann

BEISPIEL

Eine Mittelstreckenläuferin steht kurz vor dem Start. Sie ist angespannt, aber konzentriert. Ihre Aufregung fühlt sich nicht bedrohlich an – sie ist bereit, alles zu geben. Sogar eine gewisse Freude trotz der Anspannung ist möglich. Der Stress (hier der Eustress) sorgt für zusätzliche Energie.

✔ **Distress** (negativer Stress):

- Wirkt blockierend und überfordernd
- Führt zu Anspannung, Gedankenchaos und körperlicher Dysbalance
- Wird subjektiv als bedrohlich oder belastend erlebt

BEISPIEL

Ein Fußballspieler im entscheidenden Elfmeterschießen in einem Turnier spürt auf dem Weg vom Mittelkreis zum Elfmeterpunkt, wie ihm die Kontrolle entgleitet, während alle Augen auf ihn gerichtet sind. Seine Anspannung ist hoch, die Atmung flach, die Gedanken kreisen. Statt fokussiert zu sein, ist er blockiert und die Gefahr steigt, dass er verschießt.

Stress genauer betrachtet

Stress ist ein äußerst komplexes Geschehen. Er breitet sich über mehrere Systeme (sogenannte Achsen) im Organismus aus. Neben dem freigesetzten Cortisol spielen auch Adrenalin und Noradrenalin sowohl im Gehirn als auch im restlichen Körper eine wichtige Rolle. Die Forschung ist sich mittlerweile weitgehend einig, dass es physiologisch – trotz der kurz- bis mittelfristig positiven Energiebereitstellung – längerfristig keinen »guten Stress« für den Menschen gibt, da Stress auf Dauer eine schädigende Wirkung entfaltet.

Hans Selye erforschte in seinem Modell ohnehin nur die biologische Seite der Entstehung von Stress, argumentierte aber auch psychologisch. Der amerikanische Psychologe Richard Lazarus ging einen Schritt weiter und erklärt mit seinem Modell, das als grundlegend in der Psychologie gilt, warum Stress durch Resilienz vermindert werden kann: Ihm zufolge entsteht Stress, wenn wir abschätzen, dass wir nicht genügend Ressourcen haben, um eine anstehende Herausforderung zu bewältigen. Deshalb hat sich auch die weitere Stressforschung vor allem mit persönlichen Ressourcen beschäftigt, die die Stresswahrnehmung und die damit verbundenen negativen Folgen vermindern können. Sie tragen maßgeblich zur Resilienz bei.

Wird Stress erlebt, geht es nicht darum, ihn abzuschalten, sondern ihn durch Atmung, Fokus, Routinen und mentale Klarheit möglichst gezielt zu steuern, sodass die vorhandene Energie genutzt werden kann. In diesem Kapitel lesen Sie, wie Resilienz genau wirkt und wie man sie trainieren kann.

Resilienz – Der Schutzschirm in stressreichen Zeiten

Wer denkt, dass Resilienz bedeutet, ganz ohne Krisen durch das Leben gehen zu können, irrt. Auch resiliente Menschen haben Krisen. Nur: Sie bleiben nicht dauerhaft in Ohnmacht gefangen, sondern finden den Weg zurück zu Orientierung, Handlungsfähigkeit und innerer Balance.

Resilienz kommt vom lateinischen *resilire,* was »zurückspringen« oder »abprallen« bedeutet. Der Begriff stammt ursprünglich aus der Materialkunde und wurde in die Psychologie übertragen, um die Fähigkeit zu beschreiben, nach Belastung wieder in ein stabiles psychisches Gleichgewicht zurückzufinden.

Resilienz ist individuell und trainierbar

Wie unterschiedlich diese Fähigkeit ausgeprägt ist, zeigt eine berühmte Langzeitstudie der Psychologin Emmy Werner. Sie untersuchte ab Mitte der 1950er- bis in die 1990er-Jahre 700 Kinder auf Hawaii, von denen ein Drittel in prekären Verhältnissen aufwuchs. Viele entwickelten problematische Verhaltensweisen – doch andere trotzten den Umständen und entwickelten sich positiv. Emmy Werner nannte sie »verletzlich, aber unbesiegbar«. Auffallend waren an diesen Kindern mehrere Gemeinsamkeiten: Sie hatten ein stabiles Selbstbild, jeder hatte mindestens eine stabile Bezugsperson und eine Person, die an sie und ihre Möglichkeiten glaubte.

Auch spätere Forschung zeigt: Resilienz ist kein angeborenes Persönlichkeitsmerkmal, sondern ein dynamisches Zusammenspiel aus inneren Haltungen und äußeren Schutzfaktoren. Und: Resilienz lässt sich stärken – gezielt und lebenslang.

Resilienz ist keine angeborene Eigenschaft, sondern eine Fähigkeit, die durch gezieltes Training gestärkt werden kann. Übungen wie Achtsamkeitstraining, positive Selbstgespräche und die bewusste Reflexion über bewältigte Herausforderungen helfen dabei, Schritt für Schritt die eigene psychische Widerstandskraft zu entwickeln und langfristig zu festigen.

Der Begriff *Resilienz* ist in aktuellen Ratgebern zu psychischer Gesundheit sehr präsent. Mit Resilienz wird häufig erklärt, warum Menschen belastende Ereignisse oder Lebensphasen unterschiedlich gut bewältigen. Das kann private, berufliche oder sportliche Themen betreffen. Meist handelt es sich um Themen, die einen großen Einfluss auf die Lebensqualität haben beziehungsweise die

Menschen wirklich wichtig sind. Menschen, die mit schwierigen Situationen gut umgehen können und die sie gut verarbeiten können, bezeichnet man als resilient. Sie verfügen offensichtlich über die mentale Stärke, die man in herausfordernden Situationen braucht.

Hoch hinaus: Erik Weihenmayer, der blinde Bergsteiger

Erik Weihenmayer berichtet in seinem Buch »Touch the Top of the World: A Blind Man's Journey to Climb Further than the Eye Can See« von seiner einzigartigen Besteigung des Mount Everest. Sein Weg auf den Everest, man könnte auch sagen: sein Lebensweg, ist ein beeindruckendes Beispiel für Resilienz.

Erik Weihenmayer wurde 1968 in den USA geboren und erblindete als Jugendlicher aufgrund einer seltenen Augenkrankheit. Mit seiner positiven Lebenseinstellung und seinem starken Willen versuchte er, sich dadurch möglichst wenig einschränken zu lassen und ein aktives Leben zu führen.

Trotz seiner Blindheit war er begeisterter Sportler und entwickelte eine Leidenschaft fürs Klettern. Er arbeitete daran, seine anderen Sinne so zu nutzen, dass sie seine fehlende Sehkraft kompensieren konnten. Er lernte, das Gehör und den Tastsinn einzusetzen, um Felsen und Hindernisse zu lesen. Daraus entwickelte er einen einzigartigen Kletterstil.

Mit zunehmenden Fähigkeiten entstand der Traum, den höchsten Gipfel der Welt zu erklimmen: den Mount Everest. Das ist selbst für erfahrene Bergsteiger ohne körperliche Einschränkungen eine extreme Herausforderung.

2001 machte Weihenmayer seinen Traum wahr und stand tatsächlich auf dem Gipfel des Mount Everest – der Höhepunkt seiner Kletterkarriere. Auf der technischen Ebene profitierte er dabei von seiner außergewöhnlichen Methodik, mithilfe von Gehör und Tastsinn zu klettern. Auf der sozialen Ebene spielte sein Team eine sehr wichtige Rolle, ohne die diese Leistung ebenfalls nicht möglich gewesen wäre. Auf der persönlichen Ebene beschreiben wiederum die Teammitglieder seine positive Einstellung und seinen unerschütterlichen Willen als zentrale Erfolgsfaktoren.

Erik Weihenmayer gab sich mit diesem Erfolg nicht zufrieden und bestieg weitere Gipfel. Zu seinen Erfolgen zählen unter anderem die höchsten Gipfel der sieben Kontinente, die sogenannten »Seven Summits«. Sein Leben zeigt, dass ein optimistischer Blick und die Bereitschaft zu kämpfen eine enorme Ressource sein können, wenn es darum geht, mit Rückschlägen und schwierigen Lebenssituationen klarzukommen und möglicherweise sogar gestärkt daraus hervorzugehen.

Erik Weihenmeyer – The Blind Mountaineer who conquered Everest ist ein herausragendes Beispiel für Resilienz. Unter diesem QR-Code finden Sie Hintergründe zu seiner Person und zu seiner Biografie.

Meine Herausforderungen: Resilienz kann trainiert und gestärkt werden. Man braucht dafür echte Herausforderungen, um an ihnen mental zu wachsen. Die Grundlage ist, dass wir durch das erfolgreiche Bewältigen der Herausforderungen stärker und robuster werden.

An welche Herausforderungen in Ihrem Leben können Sie sich erinnern?

Welche davon konnten Sie erfolgreich bewältigen und welche Auswirkungen hatte das zum Beispiel auf Ihr Selbstvertrauen, auf Ihr Verhalten im Alltag, auf Ihre Lebenseinstellung?

Manche Menschen zeigen positive Anpassungsreaktionen nach traumatischen Erlebnissen bis hin zu posttraumatischem Wachstum, andere nicht. Durch diese Anpassungsfähigkeiten gelingt es ihnen, Herausforderungen zu bewältigen. Es gelingt ihnen im Vergleich mit anderen aber auch, langfristig psychisch und körperlich gesund zu blieben. Im Sport spielt Resilienz vor allen Dingen in sportlichen Krisen eine Rolle, zum Beispiel im Abstiegskampf oder im Zusammenhang mit langwierigen Verletzungen. Resilienz ist aber auch in schwierigen Wettkampf- und Trainingssituationen hilfreich, um mit dem inneren und äußeren Druck umzugehen, den man im Leistungs- und Profisport häufig erlebt. Hoch ausgeprägte Resilienz wirkt sich nicht nur auf ein besseres Wohlbefinden aus, sondern kann auch körperliche Symptome positiv beeinflussen.

Profisportler, die Resilienz bewiesen haben

Herausragende Beispiele für mentale Stärke und Resilienz sind der frühere Tennisprofi Rafael Nadal und die amerikanische Skirennläuferin Lindsey Vonn. Beide sind bekannt für ihre unermüdliche Haltung und ihren Kampfgeist, beide haben zahlreiche Verletzungen und Rückschläge überwunden, um immer wieder an die Spitze ihres Sports zurückzukehren.

Rafael Nadal:

- ✔ **Rückkehr nach Verletzungen:** Im Jahr 2009 zog sich Nadal eine schwere Knieverletzung zu, durch die er mehrere wichtige Turniere verpasste, einschließlich Wimbledon. Trotz dieser Rückschläge kehrte er mit mentaler Stärke und Entschlossenheit zurück und gewann im Jahr 2010 die US Open, was ihn gleichzeitig zum jüngsten Spieler machte, der alle vier Grand-Slam-Titel gewonnen hatte.

- ✔ **Umgang mit Druck:** Nadal war bekannt für seine Fähigkeit, in kritischen Momenten im Spiel ruhig zu bleiben und sich zu konzentrieren. Sein Sieg im Wimbledon-Finale 2008 gegen Roger Federer, das als eines der größten Tennisspiele aller Zeiten gilt, demonstriert seine mentale Stärke. Trotz eines Rückstands im fünften Satz konnte er sich fokussieren und das Spiel gewinnen.
- ✔ **Durchhaltevermögen:** Während der gesamten Karriere hat Nadal immer wieder Verletzungen erlitten, darunter am Handgelenk und am Rücken. Dennoch hat er sich immer wieder zurückgekämpft und weitere Grand-Slam-Titel gewonnen, darunter die French Open in Paris, bei denen er sich 14-mal in die Siegerliste eintrug.

Lindsey Vonn:

- ✔ **Rückkehr nach Verletzungen:** Lindsay Vonn erlitt im Jahr 2013 eine schwere Knieverletzung, als sie bei den Weltmeisterschaften stürzte und sich das Kreuzband riss. Dies hinderte sie nicht daran, mit intensiver Rehabilitation und mentaler Entschlossenheit zurückzukehren und ihre bis dahin einzigartig erfolgreiche Karriere fortzusetzen.
- ✔ **Wettkampfgeist:** Nach einer weiteren Verletzung im Jahr 2016, bei der sie sich den Oberarm brach, kehrte Vonn innerhalb weniger Monate zurück und gewann das Abfahrtsrennen in Lake Louise. Ihr unerschütterlicher Wettkampfgeist und ihre mentale Stärke haben es ihr ermöglicht, auch nach schweren Rückschlägen wieder auf höchstem sportlichem Niveau zurückzukommen.
- ✔ **Umgang mit Druck:** Während ihrer Karriere hat Vonn gelernt, mit dem enormen Druck umzugehen, der mit dem Spitzensport einhergeht. Sie sprach öffentlich über ihre Kämpfe mit Angst und Depression und betonte dabei, wie wichtig mentale Stärke und Resilienz sind, um solche Herausforderungen zu bewältigen und erfolgreich zu bleiben.

Diese Beispiele von Rafael Nadal und Lindsey Vonn verdeutlichen, wie entscheidend mentale Stärke und Resilienz im Spitzensport sind. Jedoch: Am Beispiel von Lindsey Vonn wird auch deutlich, dass mentale Stärke nicht dazu verleiten darf, sich körperlich zu viel zuzumuten. Kurz vor den Olympischen Spielen 2026 riss sich die mittlerweile 41-Jährige das vordere Kreuzband und entschied sich trotzdem, wenige Tage später am olympischen Abfahrtslauf der Spiele in Cortina teilzunehmen. Dort stürzte sie wenige Sekunden nach dem

Start und zog sich eine schwere und komplexe Fraktur des linken Beins zu. Lindsey Vonn ist somit auch ein Beispiel dafür, dass trotz enormer mentaler Stärke, immer auch körperliche Risiken sorgfältig abgewogen werden müssen.

Rafael Nadal – Story of unmatched Greatness. Hier finden Sie ein kurzes Video über den Erfolg und die Biografie des Tennisspielers Rafael Nadal.

Hier finden Sie Videoausschnitte aus der NDR-Dokumentation Sportclub über die erfolgreiche Ski-Alpin-Fahrerin Lindsey Vonn.

Suchen Sie sich Herausforderungen! Resilienz kann nicht in erster Linie dadurch gestärkt werden, dass man ein ruhiges, wenig anstrengendes Leben führt. Damit die oben beschriebenen Anpassungsprozesse stattfinden können, ist es wichtig, sich immer wieder einmal bewusst schwierigen Umständen auszusetzen und sich den Aufgaben zu stellen. Natürlich sollte diese Konfrontation mit Schwierigkeiten immer in der richtigen Dosierung und unter kontrollierbaren Rahmenbedingungen erfolgen. Sie wollen einen Halbmarathon laufen? Dann fangen Sie mit kurzen Strecken an und steigern Sie Tempo und Umfang Stück für Stück.

Die sieben Säulen der Resilienz

Resilienz entsteht durch verschiedene Faktoren, die zusammenwirken. Unter Expertinnen und Experten gibt es ganz unterschiedliche Systematiken, um Resilienzfaktoren zu beschreiben. In anderen Fachbüchern begegnen Ihnen deshalb mitunter abweichende Begriffe oder Modelle – doch das Grundprinzip bleibt gleich: Es geht darum, jene inneren und äußeren Faktoren zu stärken, die helfen, auch in stürmischen Zeiten psychisch stabil und handlungsfähig zu bleiben.

Ein sehr praktikables Modell stellen die sieben Säulen der Resilienz nach Ursula Nuber da. Diese Säulen sind:

1. Optimismus
2. Akzeptanz

3. Lösungsorientierung
4. Eigenverantwortung
5. Soziale Bindungen
6. Zukunftsplanung
7. Selbstreflexion

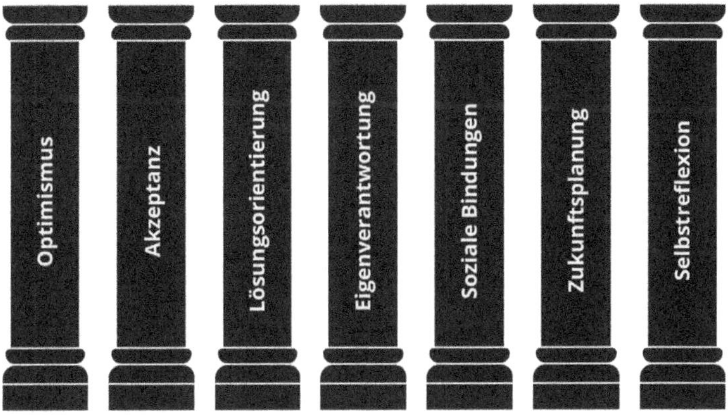

Abbildung 2.1: Die Säulen der Resilienz nach Ursula Nuber

Das Modell zeigt, auf welchen Grundpfeilern innere Stärke im Alltag und im Sport beruht. **Wichtig:** Diese Säulen wirken nicht isoliert, sondern ganzheitlich. Jede einzelne ist veränderbar und jede einzelne ist trainierbar. In Abbildung 2.1 sehen Sie die Säulen noch einmal grafisch dargestellt.

1. Optimismus – Den inneren Blickwinkel lenken

Optimistische Menschen sind davon überzeugt, dass Schwierigkeiten und negative Herausforderungen temporär sind und eine positive Entwicklung möglich ist. Sie blenden die Schwierigkeiten nicht aus – aber sie verweilen auch nicht darin. Ihr Fokus liegt auf Chancen und Lösungen. Diese Haltung ist kein naives Schönreden, sondern ein bewährter Schutzmechanismus: Wer das Glas halb voll sieht, bleibt handlungsfähig.

Optimismus stärkt die Überzeugung, situative Kontrolle zu besitzen sowie Emotionen im Griff zu haben. Und er fördert die Fähigkeit, auch in belastenden Situationen klare Gedanken zu fassen. In der Sprache des Mentaltrainings heißt das: Der Fokus liegt auf dem, was möglich ist, und nicht auf dem, was fehlt, oder auf möglichen negativen Konsequenzen.

2. Akzeptanz – Die Dinge annehmen, die Sie nicht ändern können

Akzeptanz ist eine befreiende Haltung. Sie bedeutet, die Realität nicht schönzureden – aber auch nicht zu bekämpfen, wenn Veränderung nicht möglich ist. Resiliente Menschen erkennen, wo ihr Einfluss beginnt und wo er endet. Sie verschwenden keine Energie mit Widerstand gegen das Unvermeidliche. Stattdessen nutzen sie diese Kraft für konstruktive Schritte.

Ein Stolperstein ist oft der Perfektionismus: Wer sich ständig selbst verurteilt, weil er nicht alles im Griff hat, blockiert die eigene Anpassungsfähigkeit. Akzeptanz heißt auch: sich selbst mit Nachsicht zu begegnen. Der innere Kritiker darf Pausen machen.

3. Lösungsorientierung – Vom Problemdenker zum Möglichkeitsdenker werden

Resiliente Menschen verweilen nicht im Problem. Sie stellen sich die entscheidende Frage: »Was ist jetzt der nächste sinnvolle Schritt?« Statt sich von der Schwere einer Situation lähmen zu lassen, richten sie ihren Blick nach vorn. Diese Denkweise schützt vor Dauergrübeln und stärkt das Gefühl von Kontrolle.

Lösungsorientierung bedeutet nicht, dass man alle Antworten hat, aber dass man sich traut, Fragen zu stellen. Der erste kleine Schritt zählt oft mehr als der große Plan. Diese Haltung stützt die Handlungsfähigkeit – gerade auch unter Druck.

4. Eigenverantwortung – Aktive Gestaltung des eigenen Lebens

Wer resilient ist, übernimmt Verantwortung – für Gedanken, Gefühle und Entscheidungen. Resiliente Menschen wissen: Auch wenn sie nicht alles kontrollieren können, so haben sie doch immer die Möglichkeit, zu reagieren. Sie verweilen nicht in der Haltung »mir ist das passiert«, sondern denken in »ich wähle meinen Umgang damit«.

Diese Haltung braucht Selbstreflexion und Mut – vor allem in besonders schwierigen Situationen. Doch genau hier entsteht mentale Stärke. Sie zeigt sich nicht im Widerstand gegen das Leben, sondern im aktiven Gestalten des eigenen Weges. Selbstverantwortung ist der Schlüssel, um aus Krisen Selbstwirksamkeit zu gewinnen.

5. Soziale Bindungen – Verbindung schafft Halt

Ein stabiles soziales Netz gehört zu den stärksten Schutzfaktoren für Menschen in schwierigen Zeiten. Menschen, die wissen, dass sie sich auf andere verlassen können, erleben weniger Stress und finden schneller in ihre Stärke zurück.

Wichtig ist dabei nicht nur, Unterstützung zu bekommen, sondern auch, sie annehmen zu können. Resiliente Menschen haben gelernt, sich zu öffnen, Nähe zuzulassen und im Miteinander Kraft zu schöpfen. Sie pflegen Beziehungen aktiv – nicht nur in der Krise, sondern im Alltag. Das ist eine wichtige Voraussetzung, damit eine gegenseitige Verbindung entsteht. Nur gegenseitige Verbindungen sind auch in Krisenzeiten stabil.

6. Zukunftsplanung – Visionen statt Zufall

Eine weitere tragende Säule der Resilienz ist die Fähigkeit, an eine positive Zukunft zu glauben und aktiv darauf hinzuarbeiten. Resiliente Menschen sind keine Träumer – sie sind Gestalter. Sie setzen sich klare Ziele, treffen bewusste Entscheidungen und reflektieren regelmäßig, ob sie noch auf dem richtigen Weg sind.

Zukunftsplanung erfordert Selbstkenntnis, Prioritäten und vor allem: Flexibilität. Denn wer zu starr plant, scheitert oft an der Realität. Doch wer bereit ist, unterwegs Kurskorrekturen vorzunehmen, bleibt nicht nur mental beweglich, sondern entwickelt sich kontinuierlich weiter.

7. Selbstreflexion – Der ehrliche Blick nach innen

Resilienz beginnt mit Selbsterkenntnis. Wer seine Gedanken, Gefühle und Muster kennt, kann gezielt Einfluss nehmen. Selbstreflexion ist die Fähigkeit, sich selbst gegenüber ehrlich zu sein – nicht verurteilend, sondern neugierig. Was motiviert mich? Was bremst mich? Was brauche ich, um in meiner Kraft zu sein?

Diese Fragen führen zu einem tieferen Verständnis für das eigene Handeln und ermöglichen bewusstere Entscheidungen. Selbstreflexion macht sichtbar, wo Entwicklungspotenziale liegen, und stärkt das Vertrauen in die eigene Fähigkeit, sich selbst zu regulieren.

Die sieben Säulen der Resilienz sind keine Checkliste zum Abhaken. Sie sind ein lebendiges System, das sich mit Ihren Erfahrungen weiterentwickelt. Mal trägt die eine Säule mehr, mal braucht die andere Aufmerksamkeit. Entscheidend ist, dass Sie regelmäßig hinschauen, nachjustieren und dranbleiben. Denn genau darin zeigt sich Resilienz: im bewussten, mutigen Umgang mit dem, was das Leben bereithält.

Strategien zur Stärkung der Resilienz

Resilienz wächst nicht über Nacht, aber sie wächst mit Übung. Manche Methoden entfalten ihre Kraft langfristig, andere wirken bereits zeitnah stabilisierend. In diesem Abschnitt lernen Sie drei Wege kennen, wie Sie Ihre innere Widerstandskraft stärken können:

1. Den bewussten Umgang mit Ressourcen einüben
2. Ein Dankbarkeitstagebuch führen
3. Mentale Mini-Routinen etablieren

Andere – besonders effektive – Methoden werden im weiteren Verlauf des Buches ausführlich behandelt.

Das Energiefass füllen – Bewusster Umgang mit Ressourcen

Resiliente Menschen wissen eher, was sie stärken und was sie schwächen könnte. Deshalb ist eine der wichtigsten Übungen, regelmäßig auf das eigene Energiefass zu schauen.

Stellen Sie sich Ihre tägliche Energie wie ein großes Fass vor (Abbildung 2.2). Dieses Fass füllt sich durch gesunden Schlaf, ausgewogene Ernährung, regelmäßige Bewegung, mentale Pausen und positive Gedanken wieder auf. Gleichzeitig verliert es Energie – etwa durch Stress, innere Konflikte, Dauerbelastung, Multitasking oder Selbstzweifel. Manche »Löcher« sind klein, andere reißen ganze Spalten – je nachdem, wie Sie mit Herausforderungen umgehen.

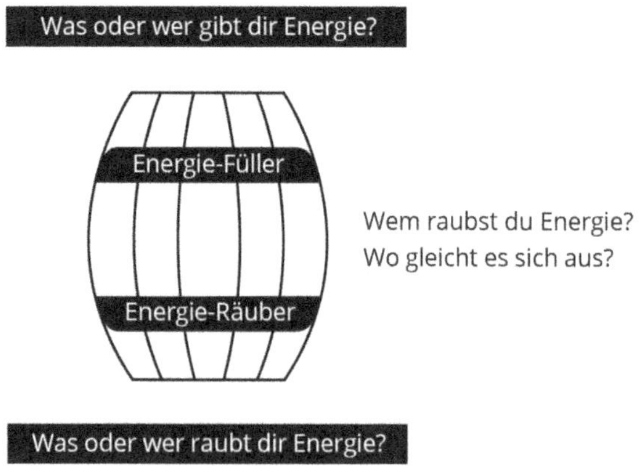

Abbildung 2.2: Das Energiefass

Je besser es Ihnen gelingt, Ihr Fass regelmäßig aufzufüllen und Energieverluste zu begrenzen, desto mehr Energie steht Ihnen im Alltag zur Verfügung – im Training, im Wettkampf, im Beruf und im Privatleben. Wer dauerhaft mehr Energie verliert, als er regeneriert, läuft Gefahr, auszubrennen.

Sie können lernen, Ihr Energiefass aktiv zu steuern – mit einfachen Routinen, bewussten Entscheidungen und gezielter Reflexion.

Fragen zur Selbstreflexion:

- ✔ Was oder wer gibt Ihnen Energie (Energie-Füller)?
- ✔ Was oder wer raubt Ihnen Energie (Energie-Räuber)?
- ✔ Wo gleicht es sich aus und wo nicht?
- ✔ Wem rauben Sie vielleicht selbst Energie?
- ✔ Wem oder was schenken Sie sofort Energie?

Diese Übung schärft Ihr Gespür für innere Balance und zeigt, wo es Veränderungen braucht – im Alltag, im Training oder im sozialen Umfeld.

Der Energiefass-Check. Scannen Sie diesen QR-Code, um Ihre persönliche Energiebilanz zu reflektieren.

Dankbarkeitstagebuch – Perspektivenwechsel mit Wirkung

Wer Resilienz aufbauen möchte, darf regelmäßig seine Wahrnehmung schulen. Eine einfache Methode: Schreiben Sie täglich drei Punkte auf, für die Sie dankbar sind. Das können beispielsweise Gedanken, Gefühle oder Erlebnisse sein, auch im Kontakt mit anderen, zum Beispiel ein gelungenes Training oder auch nur einzelne Übungen innerhalb eines Trainings, ein unterstützendes Gespräch oder ein Moment der Ruhe. Wer Dankbarkeit praktiziert, denkt lösungsorientierter, fühlt sich sozial verbundener und ist psychisch belastbarer.

Mentale Mini-Routinen – Kleine Schritte, große Wirkung

Die Kompetenz, Krisen zu meistern, wächst nicht erst im Sturm – sie wird in den ruhigen, alltäglichen Augenblicken trainiert, in denen Sie lernen, Ihre Gedanken und Reaktionen zu lenken.

Es sind oft die unscheinbaren Routinen, die langfristig den größten Unterschied machen. Wer es schafft, im Alltag wiederholt innezuhalten, sich selbst bewusst wahrzunehmen und gezielt gegenzusteuern, verankert eine innere Stärke, die auch in Krisen trägt.

Hilfreiche Routinen müssen weder aufwendig noch zeitintensiv sein – im Gegenteil: Ihre Kraft liegt in der Wiederholung und Einfachheit. Achten Sie daher darauf, Ihre Routinen regelmäßig und zu möglichst klar definierten Zeitpunkten durchzuführen.

Ein kurzer Abend-Check (»Was hat mir heute Energie gegeben?«), ein paar Minuten Besinnung auf die eigenen Stärken nach dem Aufstehen, eine achtsame Atemminute vor dem Wettkampf oder ein innerer Leitsatz können zu stabilisierenden Ankern werden.

Mini-Routinen funktionieren wie mentale Mikronährstoffe: einzeln kaum spürbar – in der Summe jedoch entscheidend für Stabilität, Regeneration und Ihr psychisches Wohlbefinden.

Natürlich gibt es noch weitere Strategien, die zur Stärkung Ihrer individuellen Resilienz besonders wirksam sein können. Über diese Themen erfahren Sie im weiteren Verlauf des Buches noch mehr – freuen Sie sich auf konkrete Anleitungen, Übungen und Fallbeispiele. Zum Beispiel zu:

- ✔ Achtsamkeit – Wie Sie im Hier und Jetzt präsent bleiben und Ihre Selbstregulation stärken (siehe Kapitel 3)
- ✔ WOOP-Zielarbeit – Wie aus Wünschen konkrete Handlungspläne werden (siehe Kapitel 4)
- ✔ Visualisierung – Wie mentale Bilder Ihre Leistungsfähigkeit verbessern (siehe Kapitel 6)
- ✔ Anker setzen – Wie Sie positive Zustände gezielt abrufen (siehe Kapitel 6)
- ✔ Self Talk – Wie Sie sich mental stabilisieren und fokussieren (siehe Kapitel 7)
- ✔ Atemtechniken – Wie Sie Ihr Nervensystem in Balance bringen (siehe Kapitel 8)

Ressourcen, die Resilienz fördern

Der Grund, warum manche Menschen resilient sind und andere nicht, liegt in sogenannten Schutzfaktoren, auch sie wirken als Ressourcen. Dazu zählen persönliche Eigenschaften und Fähigkeiten, aber auch Umweltbedingungen.

Wie Abbildung 2.3 zeigt, hat die Wissenschaft im Lauf der Jahre eine große Zahl an Faktoren identifiziert, die zur Resilienz beitragen können. Ohne Anspruch auf Vollständigkeit zeigt die Abbildung die meistdiskutierten Einflüsse auf menschliche Resilienz.

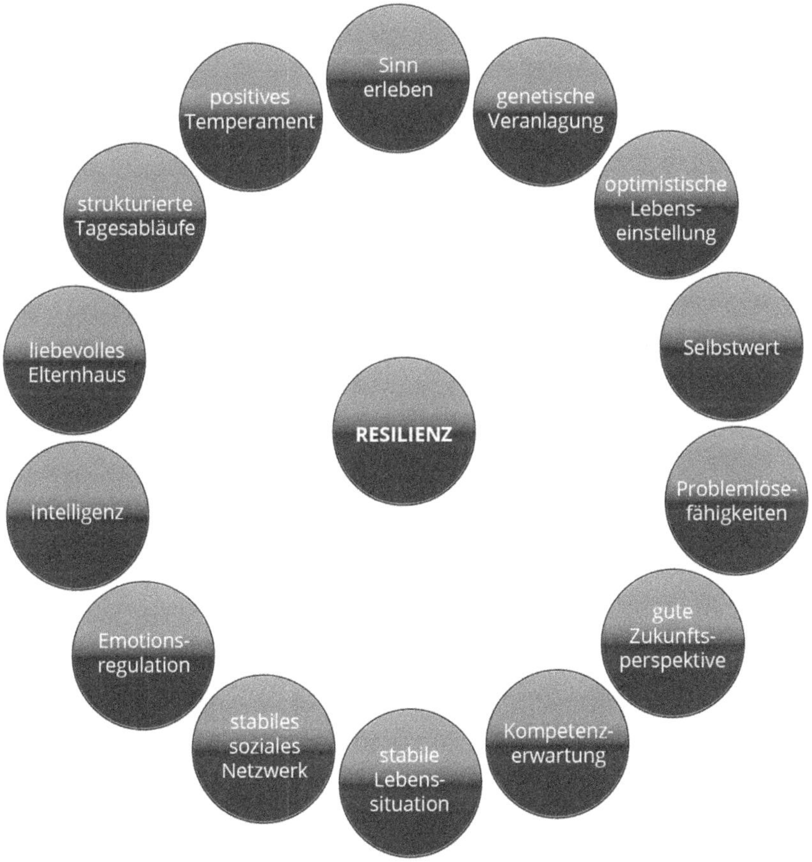

Abbildung 2.3: Resilienzfaktoren

Manche dieser Faktoren sind Ihnen sozusagen »in die Wiege gelegt«, bei anderen haben Sie einfach Glück, wenn sie Teil Ihres Wesens sind, und manche können Sie kaum beeinflussen. Wichtig ist es, die Dinge anzugehen, die Sie fördern können.

Um die Vielzahl der Resilienzfaktoren besser verstehen und einordnen zu können, hat die renommierte Resilienzforscherin Edith H. Grotberg dazu folgende Kategorien gebildet (siehe Abbildung 2.4):

- ✔ **HABEN** beschreibt die Wahrnehmung der Menschen im persönlichen Umfeld als wertvolle Ressource, beispielsweise im Sinne von Hilfe, Orientierung, Unterstützung oder Vorbild.
- ✔ **SEIN** steht für die Wahrnehmung der eigenen Person als empathischen, verantwortungsvollen, rücksichtsvollen und zuversichtlichen Menschen.
- ✔ **KÖNNEN** meint die Wahrnehmung der eigenen Person als kompetent und wirksam in Bezug auf Herausforderungen; beispielsweise die Kompetenz, adäquat zu kommunizieren, Lösungen zu finden, Situationen einzuschätzen, Bedürfnisse und Sorgen auszudrücken.

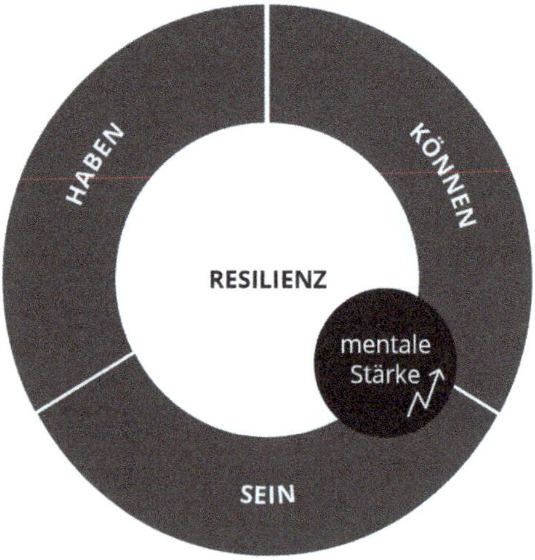

Abbildung 2.4: Resilienzbereiche nach Edith H. Grotberg

Alle drei Aspekte sind wichtig, um im Sport und im Alltag erfolgreich zu sein und gesund zu bleiben. Das »HABEN« – also das persönliche Umfeld – spielt eine sehr große Rolle für den sportlichen Erfolg, aber auch für ein Gefühl von Sicherheit, Kontrolle und Geborgenheit. Aber wenn man sich den Faktor »mentale

Stärke« und dessen Training anschaut, geht es vor allen Dingen um die Aspekte der Resilienz, die mehr in Ihnen selbst als in Ihrem Umfeld liegen.

Um herauszufinden, wie mentale Stärke entsteht und wie Sie sie fördern können, lohnt sich ein genauerer Blick auf die Kategorien »KÖNNEN« und »SEIN«.

- ✔ **SEIN:** Wie erleben Sie sich? Welche Meinung haben Sie über sich?
- ✔ **KÖNNEN:** Welche Fähigkeiten beziehungsweise Kompetenzen brauchen Sie, um mentale Stärk zu entwickeln?

Bausteine mentaler Stärke

Neben wissenschaftlichen Erkenntnissen zeigt die Erfahrung unserer Arbeit im Leistungs- und Profisport, dass dabei vor allen Dingen drei Bausteine eine wichtige Rolle für die mentale Stärke spielen (siehe Abbildung 2.5).

- ✔ **Fokus:** Die Fähigkeit, sich auf wesentliche Aspekte einer Aufgabe zu fokussieren und Ablenkungen auszublenden.
- ✔ **Kompetenzüberzeugung:** Vertrauen in die eigenen Fähigkeiten – sie ist die Grundlage, um unter Druck zu bestehen.
- ✔ **Wille:** Die Fähigkeit, eine Entscheidung zu treffen, daraus einen Plan abzuleiten, aufrechtzuerhalten und zielgerichtet in Handlung umzusetzen, vor allem auch gegen Widerstände.

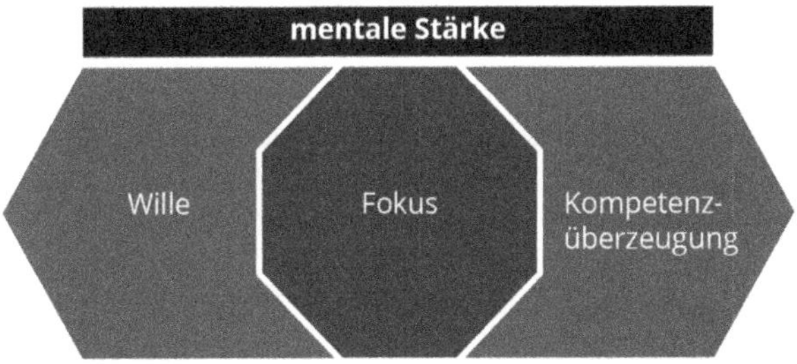

Abbildung 2.5: Fokus, Kompetenzüberzeugung und Wille – die Bausteine mentaler Stärke

Baustein 1: Fokus – Die Kunst, sich auf das Wesentliche zu konzentrieren

In vielen Kampfkünsten, aber auch in fernöstlichen Traditionen, ist schon seit Jahrhunderten bekannt, dass die Lenkung der Aufmerksamkeit eine wichtige Rolle bei der Steuerung der eigenen Energie spielt. Der US-amerikanische Autor James Redfield hat das mit der Aussage »energy flows where attention goes« auf den Punkt gebracht. Das gilt sowohl im strategischen Sinne (Was ist Ihnen wichtig im Leben? Worüber denken Sie tagtäglich nach?) als auch im operativen Sinne (Worüber denken Sie wenige Minuten vor einem wichtigen Wettkampf nach? Wohin lenken Sie Ihren Blick im Stadion?). In vielen Situationen Ihres Lebens ist es wichtig, sorgfältig Prioritäten zu setzen und zu lernen, den Fokus entsprechend Ihrer Prioritäten zu lenken. Welche Faktoren dabei eine Rolle spielen und wie Sie diese gezielt beeinflussen können, lesen Sie im nachfolgenden Abschnitt.

Hier gelangen Sie zu den Büchern von James Redfield.

»Konzentrier Dich!« Was bedeutet das?

Konzentration, Aufmerksamkeit und Fokus sind Begriffe, die häufig ähnlich beziehungsweise synonym verwendet werden. Wir haben uns in diesem Buch entschieden, mit dem Begriff *Fokus* zu arbeiten. Fokus beschreibt eine Richtung, Aufgabe oder ein Thema, auf das Sie Ihre Aufmerksamkeit lenken. Bei einem starken Fokus werden auch gezielt Wahrnehmungen und Gedanken ausgeblendet, die nichts mit diesem Thema zu tun haben.

Der Fokus ist wie ein Scheinwerfer, der in eine bestimmte Richtung gelenkt wird, um dort möglichst gut sehen zu können. Dabei bezieht sich Fokus im Gegensatz zu einem echten Scheinwerferlicht nicht nur auf das, was Sie von außen wahrnehmen, sondern auf alle Sinneskanäle, Gedanken und Gefühle. Alles, was innerhalb des Scheinwerferlichts ist, sehen Sie sehr gut. Alles, was außerhalb ist, nehmen Sie eher schemenhaft wahr. Die Art, wie Sie diesen Scheinwerfer nutzen, ist veränderbar.

In der frühen Forschung zu Fokus und Aufmerksamkeit im Sport, die vor allem mit dem Namen Robert Nideffer in den 1970er- und 1980er-Jahren verbunden ist, sprach man von unterschiedlichen Aufmerksamkeitsstilen. Man unterscheidet zwischen externem und internem Fokus beziehungsweise engem und weitem

Fokus. Abbildung 2.6 stellt das Modell allgemeingültig dar und beschreibt die vier Felder »weit – external«, »weit – internal«, »eng – external« und »eng – internal« sowie ihre Funktionsweise. Man kann mit dem Scheinwerfer-Beispiel auch sagen: Extern bedeutet, Ihr Scheinwerferlicht ist nach außen gerichtet, intern bedeutet, Sie achten vor allen Dingen auf das, was in Ihnen vorgeht. Wenn Ihr Fokus eng ist, haben Sie einen kleinen, aber dafür sehr starken Lichtkegel. Wenn er weit ist, ist der Lichtkegel größer, aber der abgedeckte Bereich wird weniger gut beleuchtet. Tabelle 2.1 macht das anhand sportlicher Beispiele deutlich.

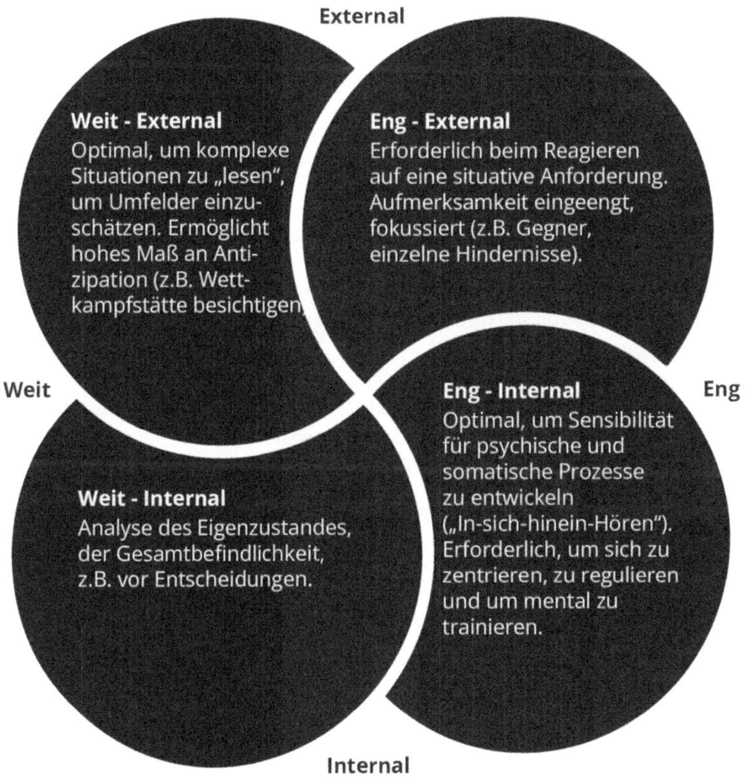

Abbildung 2.6: Vier Felder der Aufmerksamkeit nach Robert Nideffer

Um Ihre mentale Stärke zu steigern, ist es wichtig, Ihren Fokus aktiv steuern zu können. Die Herausforderung ist, Ihr Scheinwerferlicht so einzustellen, dass Sie vor allem die wichtigen Teile einer Aufgabe gut sehen können.

Unterschiedliche Aufmerksamkeitsstile	nach innen gerichtet	nach außen gerichtet
Enger Ausschnitt	Ich mache Tempoläufe im Wald. Ich höre und spüre die Stärke und den Rhythmus meines Herzschlags. Ich zähle die Pulsschläge mit.	Mein Gegenspieler beim Tennis hat Aufschlag. Ich beachte sehr genau seine Bewegung, um die Flugrichtung des Balls zu antizipieren.
Weiter Ausschnitt	Ich trainiere Sprints über Hürden. Nach einem Sturz spüre ich bewusst in meinen Körper hinein. Ich nehme ihn als Ganzes wahr und achte auf unangenehme Empfindungen, um herauszufinden, ob ich mich verletzt habe.	Als ballführender Spieler beim Spielaufbau im Handball versuche ich, das ganze Feld im Blick zu haben, um zu erkennen, wo gute Anspielstationen sind.

Tabelle 2.1: Aufmerksamkeitsstile nach Nideffer

Fragen Sie sich jetzt, ob Sie das Scheinwerferlicht nicht einfach immer so groß wie möglich machen sollten, um möglichst viel zu sehen? Nein. Der Grund dafür liegt in der begrenzten Verarbeitungskapazität unseres Gehirns.

Sie können nur eine sehr begrenzte Menge an Informationen zur gleichen Zeit verarbeiten. Das bedeutet, wenn Sie das Scheinwerferlicht zu groß einstellen, fluten Sie Ihr Gehirn mit unnötigen Informationen und riskieren dabei, wesentliche Details zu übersehen.

Wettkampf-Fokus

Je komplexer und schwieriger eine Aufgabe beziehungsweise eine Situation ist, umso wichtiger wird nicht nur die Fähigkeit, den eigenen Fokus richtig einzustellen, sondern auch die Fähigkeit, diesen schnell und flexibel an Veränderungen anzupassen. Gerade diese Anpassungsfähigkeit ist einer der wichtigsten Leistungsfaktoren im Sport.

Tom Brady MVP 2017. Dieser QR-Code führt Sie zu einem kurzen Video über Tom Brady. Im Mittelpunkt steht, warum er 2017 zum Most Valuable Player gewählt wurde.

Tom Brady beim Super Bowl (2017): Konzentration unter extremem Druck

Tom Brady gilt als einer der erfolgreichsten Quarterbacks in der NFL, der mit Abstand besten American-Football-Liga der Welt. In einem denkwürdigen Finalspiel um den begehrten Super Bowl stand er als Leader mit seinen New England Patriots wahrscheinlich vor einer der größten Herausforderungen seiner Karriere. Und das vor den Augen der Weltöffentlichkeit. Denn obwohl es beim Super Bowl um einen US-amerikanischen Titel geht, findet man weltweit NFL-Fans. Das Spiel hatte über 100 Millionen Zuschauer, die einer außergewöhnlichen Dramaturgie beiwohnen durften.

Die New England Patriots waren nach einem verpatzten Start zunächst in einer äußerst schlechten Ausgangslage. Das gegnerische Team der Atlanta Falcons führte zur Halbzeit bereits mit 21 Punkten und steigerte den Abstand sogar noch auf 25 Punkte. Um das Spiel zu drehen, blieb also weniger als eine Halbzeit gegen eine bis zu diesem Zeitpunkt stark spielende Mannschaft. Brady ließ sich von dem großen Rückstand und der Tragweite dieses Spiels jedoch nicht beeindrucken. Es gelang ihm, sich so zu fokussieren, dass seine Mannschaft den Rückstand Schritt für Schritt aufholen konnte. Dafür war zunächst wichtig, dass er selbst seinen Fokus finden, seine Routinen abrufen und eine stabile Leistung zeigen konnte. Diese Stabilität und das damit wieder wachsende Selbstvertrauen konnte er in seiner Rolle als Führungsspieler danach wieder zunehmend an seine Teamkameraden weitergeben. So holte das Team die ersten wichtigen Punkte. Dennoch blieb das Spiel eine Herausforderung. Die Analyse-Tools des Senders ESPN gaben neun Minuten vor Spielende beim Stand von 28:12 noch eine Quote von 99,6 Prozent für eine Niederlage der New England Patriots aus.

In einer unglaublichen Aufholjagd gelang es Tom Brady, mit den Patriots während der verbleibenden regulären Spielzeit noch den Ausgleich zu erzwingen. Unter Zeitdruck trafen sie die Entscheidung für mutige und somit auch riskante Spielzüge. Das notwendige Glück spielte in dieser Phase sicherlich auch eine Rolle, aber letztlich waren sie erfolgreich. Somit endete die reguläre Spielzeit mit 28:28 unentschieden und Brady gelang durch seinen starken Fokus und die klugen Entscheidungen gemeinsam mit seinem Team in der Nachspielzeit, was nach der ersten Halbzeit niemand für möglich gehalten hätte: Die New England Patriots wurden Super-Bowl-Sieger 2017.

Fokus-Spezialdisziplin: Handlungs- versus Lageorientierung

Das Modell der Handlungs- und Lageorientierung des deutschen Psychologen Julius Kuhl beschreibt, wie Menschen auf Herausforderungen reagieren. Kuhl entwickelte das Modell ab den 1980er-Jahren im Rahmen seiner Forschungen zur Handlungskontrolle.

- ✔ **Handlungsorientierte Menschen** konzentrieren sich auf den nächsten Schritt. Sie erkennen Fehler schnell, passen ihre Strategie an und wagen unmittelbar einen neuen Versuch.
  - **Vorteil:** Sie kommen leicht ins Tun und verlieren sich nicht in Gedanken.
  - **Nachteil:** Sie können dazu neigen, überstürzt zu handeln und wichtige Details zu übersehen.
- ✔ **Lageorientierte Menschen** verharren oft in der Analyse einer Situation, sie betrachten mehr die Rahmenbedingungen und sich selbst als die eigentliche Aufgabe.
  - **Vorteil:** Sie betrachten die Situation umfassend und reflektieren tief.
  - **Nachteil:** Sie laufen Gefahr, in einer Endlosschleife aus Grübeln und Zweifeln stecken zu bleiben.

Beide Orientierungstypen – Lage- und Handlungsorientierung – haben ihre Stärken. Doch nur, wenn der Fokus gut an die aktuelle Anforderung angepasst ist, können sie optimal genutzt werden. Ein starres Festhalten an einem der beiden Typen kann das Fehlerrisiko erhöhen und die Wirksamkeit von Aktionen verringern. Hier sind zwei Beispiele:

- ✔ **Überbetonte Handlungsorientierung:** Ein Marathonläufer hat sich fest vorgenommen, eine bestimmte Zielzeit zu erreichen. Dazu hat er sich vorab einen individuellen Fahrplan erarbeitet, auf den er sich sehr strikt fokussiert (zum Beispiel Tempo, Ernährung, Zwischenzeiten). Er blendet dadurch äußere Umstände aus, etwa dass es ungewöhnlich heiß und schwül ist. Dadurch übersieht er lange Zeit die Warnsignale seines Körpers und passt sein Tempo nicht an die veränderten Bedingungen an.
- ✔ **Überbetonte Lageorientierung:** Ein Athlet hat beim Weitsprung nur noch einen Durchgang, um sich für das Meisterschaftsfinale zu qualifizieren. Aufgrund der großen Bedeutung dieses Wettbewerbs beginnt er, intensiv nachzudenken: »Was passiert, wenn ich scheitere?«, »Wie wird das Publikum reagieren?«, »Bin ich überhaupt bereit dafür?«, »Wird es windstill

bleiben oder muss ich meinen Anlauf anpassen?« Diese Gedanken lassen ihn zweifeln, verhindern eine konsequente und selbstbewusste Umsetzung seiner gewohnten technischen Abläufe bei Anlauf und Absprung.

Die immer wiederkehrende Herausforderung besteht darin, den inneren Schalter bewusst passend zur Situation umzulegen – mal ist Nachdenken gefragt, mal entschlossenes Handeln. Genau diese Flexibilität ist ein wesentlicher Bestandteil mentaler Stärke – neben Fokus, Willenskraft und der Überzeugung, Herausforderungen aktiv bewältigen zu können.

Im Folgenden finden Sie praktische Ansätze, wie Sie zwischen Lage- und Handlungsorientierung gezielt wechseln können:

Methoden für mehr Lageorientierung:

- ✔ **Atementspannung:** Nutzen Sie Atemtechniken wie die 4-7-8-Methode (vier Sekunden lang einatmen, sieben Sekunden lang die Luft anhalten, acht Sekunden lang ausatmen), um sich zu zentrieren und in die aktuelle Situation einzufühlen. Siehe hierzu auch die Kapitel 3 und 8.
- ✔ **Selbstgespräch:** Fragen Sie sich bewusst: »Was brauche ich jetzt?« oder »Wie fühlt sich mein Körper gerade an?« Siehe hierzu auch Kapitel 7.
- ✔ **Zentrieren:** Visualisieren Sie, wie Sie Ihre Energie bündeln – als würden Sie sich innerlich auf einen Punkt fokussieren, bevor Sie loslaufen.

Methoden für mehr Handlungsorientierung:

- ✔ **Gedankenstopp:** Stoppen Sie negative oder überflüssige Gedanken mit einem klaren inneren »Stopp!« oder einem spezifischen Trigger, zum Beispiel das Klatschen in die Hände.
- ✔ **Embodiment:** Nehmen Sie eine entschlossene Haltung ein, zum Beispiel eine aufrechte Körperhaltung oder das bewusste Schließen der Hände zu einer Faust.
- ✔ **Motivation durch Fokus:** Richten Sie Ihre Aufmerksamkeit auf ein klares Ziel. Wiederholen Sie innerlich einen positiven Satz wie: »Ich bin bereit« oder »Jetzt zeige ich, was ich kann.«

Der Orientierungs-Check

1. **Analyse:** Notieren Sie eine Situation, in der Sie entweder zu lage- oder zu handlungsorientiert reagiert haben.
2. **Erkennen:** Reflektieren Sie, welche Orientierung in dieser Situation angemessener gewesen wäre.
3. **Anpassung üben:** Wenden Sie eine der oben genannten Techniken an, um Ihre Orientierung bewusst zu verändern.

Vergessen Sie nie: Flexibilität ist der Schlüssel. Generell tun sich handlungsorientierte Menschen leichter, sich bei Hindernissen wieder auf die Aufgabe zu konzentrieren und aktiv resilient zu sein. Jedoch liegt die Stärke im Wechsel der Orientierungen. Die Fähigkeit, flexibel zwischen Lage- und Handlungsorientierung zu wechseln, ist ein zentraler Baustein mentaler Stärke – im Sport wie im Alltag. Wer lernt, seine innere Ausrichtung bewusst der Situation anzupassen, macht nicht nur weniger Fehler, sondern trifft auch sinnvollere und zielführendere Entscheidungen – passend zur eigenen Person, zum eigenen Ziel und zum jeweiligen Moment.

Strategischer Fokus: Attributionsstile

Der Begriff *Attribution* steht in der Psychologie für das Herstellen von Zusammenhängen zwischen Ursache und Wirkung. Im Leistungssport spielt unter anderem die Verbindung von Erfolgen oder Leistungen mit den richtigen, in diesem Fall hilfreichen Erfolgsfaktoren eine wichtige Rolle. Dabei kommt es vor allem auf das Leistungsmotiv an – also worauf Sie in einer entscheidenden Situation Ihren Fokus richten. Motive und Motivation sind in Ihrem Leben, bezogen auf Ihr Verhalten und Ihre Entscheidungen, die Antwort auf die Frage nach dem Sinn:

- »Warum sollte ich das tun?«
- »Was bringt es mir, wenn …?«

Menschen, die ein mehr oder weniger hoch ausgeprägtes Leistungsmotiv haben, haben ein Interesse daran, sich mit eigenen und fremden Leistungsstandards auseinanderzusetzen und, wenn möglich, den eigenen Standard über die Zeit immer weiter zu verbessern. Die Antwort auf die oben gestellten Fragen könnte für Menschen mit hohem Leistungsmotiv also wie folgt lauten.

- »Damit ich meine Fertigkeiten verbessere.«
- »Damit ich bessere Leistungen bringe.«
- »Damit ich gewinne.«

Im Umgang mit dem Leistungsmotiv lassen sich zwei grundlegend verschiedene Stile unterscheiden, nämlich

- Hoffnung auf Erfolg und
- Furcht vor Misserfolg.

Die Konzeption zu Hoffnung auf Erfolg und Furcht vor Misserfolg lieferte in den 1950er-Jahren der amerikanische Psychologe John William Atkinson. Seine Arbeit wurde durch seinen deutschen Kollegen Heinz Heckhausen weiterentwickelt. Hoffnung auf Erfolg gilt als förderndes Persönlichkeitsmerkmal, während eine Tendenz zu hoher Furcht vor Misserfolg in vielen Fällen als dysfunktional betrachtet wird.

Wie Furcht vor Misserfolg begrifflich schon erahnen lässt, lenken Menschen mit hoher Ausprägung ihren Fokus vor allen Dingen darauf, dass sie verlieren oder versagen könnten. Das wirkt sich in verschiedenen Haltungen und Verhaltensweisen aus, die einer langfristig positiven Entwicklung häufig im Weg stehen. Sie vermeiden beispielsweise Aufgaben, die ihrem Leistungsniveau entsprechen. Sie bevorzugen zu einfache Aufgaben, damit das Risiko des Scheiterns möglichst gering ist, oder sie entscheiden sich für extrem schwierige Aufgaben, um sich selbst nicht unter Leistungsdruck zu setzen, es schaffen zu müssen. Der ausgeprägte Wunsch, Misserfolg zu vermeiden, kann zu einem Perfektionismus führen, der einerseits Stress auslösen und andererseits dazu führen kann, dass man Aufgaben immer wieder vor sich herschiebt, weil man sich noch nicht sicher genug ist.

Der beste Weg, um Misserfolge zu vermeiden? Gar nichts tun. Denn wenn Sie nichts tun, können Sie auch nicht scheitern.

Sie spüren sicher, dass das nicht der richtige Weg zur persönlichen Weiterentwicklung sein kann. Seien Sie bereit, das Risiko von Misserfolgen und auch eingetretene Misserfolge in Kauf zu nehmen. Sie sind ein ganz normaler Teil einer persönlichen Entwicklung. Misserfolg ist immer möglich. Lenken Sie Ihren Fokus deshalb weg von der Möglichkeit des Scheiterns und hin zu der Chance auf Erfolg!

Menschen mit einer starken Hoffnung auf Erfolg lenken ihren Fokus mehr auf die Chancen einer Aufgabe als auf die damit verbundenen Verlustrisiken. Daraus leiten sich verschiedene Verhaltensweisen und Haltungen ab, die durch den Wunsch nach einem positiven Ergebnis motiviert sind. Sie suchen sich Aufgaben, die ihrem Leistungsniveau entsprechen beziehungsweise die ihnen hilfreiche Informationen über ihren Leistungsstand liefern, das heißt, sie suchen sich aktiv Herausforderungen, die ihre Fähigkeiten auf die Probe stellen. Sie wählen ambitionierte, aber erreichbare Ziele.

Menschen mit einer ausgeprägten Hoffnung auf Erfolg sind überzeugt, dass sie mit ihren Fähigkeiten in Verbindung mit Anstrengung ihr Ziel erreichen können. Die optimistische Haltung hilft ihnen, auch in schwierigen Situationen oder nach Rückschlägen weiterzumachen. Diese Haltung führt außerdem häufig dazu, dass sie bereit sind, mutige und kreative Lösungen auszuprobieren.

Hoffnung auf Erfolg fördert außerdem die intrinsische Motivation, also den inneren Antrieb bezogen auf die jeweilige Aufgabe, was sich positiv auf die Ausdauer und die Leistungsbereitschaft auswirkt. Sie ist somit förderlich für den Willen, über den Sie im Abschnitt »Baustein 3: Wille – Die Stärke anzufangen und durchzuhalten« weiter unten noch Genaueres erfahren werden.

Ihre Hoffnung auf Erfolg kann Ihnen auf dem Weg zu Höchstleistungen die nötige Zuversicht und den nötigen Rückenwind geben. Gleichzeitig ist es genauso wichtig, erzielte Erfolge oder Leistungen entsprechend einzuordnen und mit den richtigen, im Sinne von hilfreichen, Erfolgsfaktoren in Verbindung zu bringen. Sie wissen bereits: Dieses In-Verbindung-Bringen bezeichnet man in der Fachsprache als *Attribution*. Attribution steht in der Psychologie für das Herstellen von Zusammenhängen zwischen Ursache und Wirkung.

Was steckt dahinter und, vor allen Dingen, was hat das mit Fokus beziehungsweise mentaler Stärke zu tun? Wer regelmäßig Sportevents verfolgt, wird sich sicher an die ein oder andere eindrucksvolle Szene unmittelbar nach dem Ende eines Spiels oder eines Wettkampfs erinnern. Die Sprinter überqueren Kopf an Kopf die Ziellinie. Der Schiedsrichter pfeift ein knappes Match ab. Die Eiskunstläuferin beendet ihre Kür mit den letzten Tönen der Musik. In den Momenten danach kann man sehr schnell an den Gesichtern der Akteure ablesen, wie es gelaufen ist. In Mimik und Körpersprache sind Emotionen wie Stolz, Freude, Ärger oder Enttäuschung ablesbar. Diese Emotionen und die Ursachen, die ihnen zugeschrieben, also attribuiert werden, können wichtige Energie-oder Richtungsgeber für zukünftiges sportliches Handeln sein.

Modelle, die sich damit beschäftigen, beschreiben, auf welche Informationen wir beim Herstellen der Ursache-Wirkungs-Beziehung zur Erklärung von Erfolg und Misserfolg unseren Fokus richten. Man kann die möglichen Attributionen im Sinn des berühmten Attributionstheoretikers Julian Rotter in zwei Dimensionen unterschieden: den *Ort der Ursache* und die *zeitliche Stabilität*. Beim Ort werden Ursachen unterschieden in

- ✔ internal (innerhalb der handelnden Person liegend) und
- ✔ external (außerhalb der handelnden Person liegend).

Bei der zeitlichen Stabilität wird unterschieden zwischen

- ✔ variabel und
- ✔ stabil.

Welche typischen Attributionen sich aus der Kombination dieser Faktoren ergeben, sehen Sie in Abbildung 2.7.

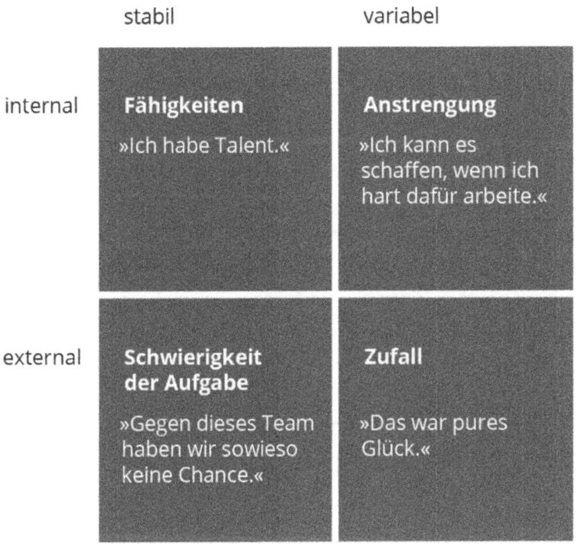

Abbildung 2.7: Die Attributions-Dimensionen nach Julian Rotter

Je nachdem, wohin Sie Ihren Fokus lenken, haben Sie einen Grund, sich anzustrengen, oder eben nicht. Solange Sie überzeugt sind, dass die Erfolgsfaktoren variabel, also veränderbar sind und dass die Veränderung in Ihrer Macht steht, also internal ist, lohnt es, sich anzustrengen. Bei allen anderen Kombinationen steigt die Wahrscheinlichkeit, dass man sich im Misserfolgsfall hilflos fühlt, weil man die Ursachen nicht beeinflussen kann und im Erfolgsfall nicht mehr viel tun muss, weil man davon ausgeht, dass daraus ein Dauerzustand wird.

Je nach Attribution verändern sich auch die Gefühle nach dem Schlusspfiff oder nach der Ziellinie. Vermuten Sie die Ursache für einen Erfolg oder Misserfolg außerhalb Ihres Einflussbereichs, sind die emotionalen Reaktionen vergleichsweise gering, da Sie sich mit dem Ergebnis relativ wenig identifizieren. Wenn Sie erleben, dass Sie es aus eigener Kraft, durch Ihre Anstrengung geschafft haben, entstehen Gefühle wie Selbstsicherheit und Stolz.

Im Misserfolgsfall können bestimmte Attributionen Ihnen jedoch weiterhelfen. Wenn Sie beispielsweise vermuten, dass Sie durch einen unnötigen Fehler verloren haben, wird das sehr wahrscheinlich Ärger über sich oder Schuldgefühle nach sich ziehen. Das ist zunächst unangenehm. Es ist aber gleichzeitig auch ein Hinweis darauf, dass Sie zukünftig die Möglichkeit haben, es besser zu machen. Somit kann man diese Attribution als gute Ausgangssituation für weitere Anstrengung und Vorbereitung auf die nächste Chance sehen.

Wohin Sie Ihren Fokus bei der Herstellung von Ursache-Wirkungs-Beziehungen bei Erfolgen oder Misserfolgen lenken, hat also einen großen Einfluss auf die Art, wie Sie sich danach fühlen und wie Sie sich auf weitere Leistungssituationen vorbereiten. Wenn Sie den Fokus auf Attributionen setzen, die Ihnen helfen, Verantwortung und Kontrolle zu übernehmen, legen Sie dadurch eine wichtige Grundlage für zukünftige Erfolgserlebnisse.

Baustein 2: Kompetenzüberzeugung – Vertrauen in die eigenen Fähigkeiten

Vielleicht kennen Sie aus öffentlichen oder privaten Diskussionen über Misserfolge im Sport den Begriff »Trainingsweltmeister«. Das Phänomen beschreibt Personen, die zwar im Training oder bei unbedeutenden Wettkämpfen sehr gute Leistungen erbringen, aber bei wichtigen Wettkämpfen oft hinter ihren Möglichkeiten zurückbleiben. Im privaten oder beruflichen Alltag außerhalb des Sports nennt man das »Vorführeffekt«: Trotz sorgfältiger Vorbereitung und vieler erfolgreicher Probedurchgänge passieren Fehler ausgerechnet dann, wenn es drauf ankommt – zum Beispiel weil gerade viele Menschen zusehen. Manchmal fehlt in solchen Situationen die nötige Sicherheit und das Selbstvertrauen beziehungsweise das Vertrauen in die eigenen Fähigkeiten oder kurz: die *Kompetenzüberzeugung*.

Warum ist es oft so schwierig, zum richtigen und wichtigen Zeitpunkt eine gute Performance abzuliefern? Häufig hängt das mit der veränderten Aufmerksamkeit zusammen.

»Wenn's drauf ankommt …«

Beim Training zur Vorbereitung auf einen Wettkampf konzentrieren sich die meisten Athletinnen und Athleten auf Technik, Taktik und routinierte Abläufe. Sie sind dabei sehr auf ihre Aufgaben fokussiert. Das ist gut so, denn damit ist die Aufmerksamkeit auf die wirklich relevanten Aspekte ihrer sportlichen Leistung gerichtet.

In der Wettkampfsituation ziehen jedoch häufig gerade Rahmenbedingungen die Aufmerksamkeit auf sich. Man befindet sich in einem anderen Stadion mit möglicherweise großer Kulisse, der Zeitpunkt wird in der Regel von außen vorgegeben. In vielen Sportarten gibt es am Tag X genau einen Versuch; es ist keine unmittelbare Wiederholung möglich. Und nicht zu vergessen: Die gezeigte Leistung wird in irgendeiner Art und Weise bewertet, zum Beispiel über Medaillen, Prämien, Qualifikationen oder Presseberichte, die weitreichende Folgen nach sich ziehen können. Diese Unterschiede in der Wahrnehmung werden in Abbildung 2.8 veranschaulicht.

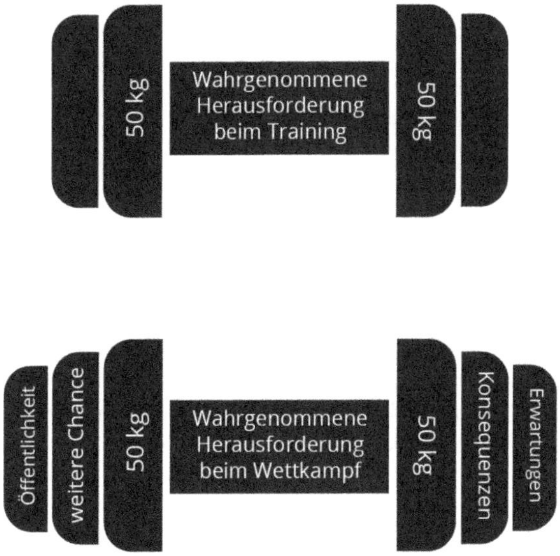

Abbildung 2.8: Wahrgenommene Unterschiede zwischen Training und Wettkampf

All diese Aspekte können belastend oder irritierend sein und dementsprechend Aufmerksamkeit auf sich ziehen. Sie können erdrückend wirken und plötzlich fühlt sich alles schwieriger an. Der Fokus auf das Wesentliche geht verloren. Durch diesen Fokusverlust kann die Performance beeinträchtigt werden. Außerdem entsteht durch die beschriebenen Rahmenbedingungen oft erhöhte Nervosität. Der Organismus stellt dann auf einen Stressmodus um, der eigentlich dazu dienen soll, Menschen in Gefahrensituationen Extra-Energie zu liefern. Eine entsprechende Veränderung des Stoffwechsels führt dazu, dass zusätzliche Energie bereitgestellt wird. Dieser Energiebonus sollte als Überlebensvorteil eigentlich zunächst dankbar angenommen werden.

Sofern eine Person aber nicht gelernt hat, gut damit umzugehen, können unerwünschte Nebenwirkungen mit Symptomen wie beispielsweise Herzrasen, Zittern, Übelkeit, Impulsivität oder Hektik auftreten. Gelingt es jedoch, den Fokus auf den leistungsrelevanten und kontrollierbaren Faktoren zu behalten, kann man Nervosität und Stress meistens deutlich besser beherrschen und die zusätzliche Energie positiv nutzen.

Allein das Bewusstsein über diese Zusammenhänge kann hilfreich sein, um in Leistungssituationen souveräner zu agieren.

Woher kommt der Begriff *Kompetenzüberzeugung*?

Das zugrunde liegende psychologische Konstrukt wurde erstmals Ende der 1970er-Jahre in der sozial-kognitiven Lerntheorie von Albert Bandura beschrieben. Er bezeichnete es zunächst als *Self-Efficacy* beziehungsweise ins Deutsche übersetzt *Selbstwirksamkeitserwartung*, was heute synonym mit dem Begriff Kompetenzüberzeugung verwendet wird. Er beschreibt die Überzeugung einer Person, eine Aufgabe aufgrund ihrer eigenen Kompetenzen bewältigen zu können.

Kompetenzüberzeugung steht in engem Zusammenhang mit der Frage, ob man das Gefühl hat, eine Situation kontrollieren zu können (innere Kontrollüberzeugung) oder ob der weitere Verlauf stark von äußeren Umständen abhängig ist. Außerdem ist die Kompetenzüberzeugung ein wichtiger Faktor für Motivation. Der Grund dafür ist einfach: Wenn Sie das Gefühl haben, eine Aufgabe schaffen beziehungsweise ein Ziel erreichen zu können, wenn Sie sich anstrengen, sind Sie auch eher bereit, das zu tun. Bei dem Gefühl, dass die Anstrengung sowieso nichts bringt, wird die Motivation gering sein.

Wenn man es nach der Theorie von Bandura ganz genau nimmt, benötigt man für die Motivation allerdings noch eine weitere Komponente – die sogenannte *Konsequenzerwartung* (siehe Abbildung 2.9).

- ✔ **Eine hohe Kompetenzüberzeugung** bedeutet, dass Sie überzeugt sind, eine Aufgabe erwartungsgemäß umsetzen zu können.
- ✔ **Die Konsequenzerwartung** besagt, dass Sie auch wissen, wie Sie diese Aufgabe technisch und inhaltlich erfolgreich umsetzen.

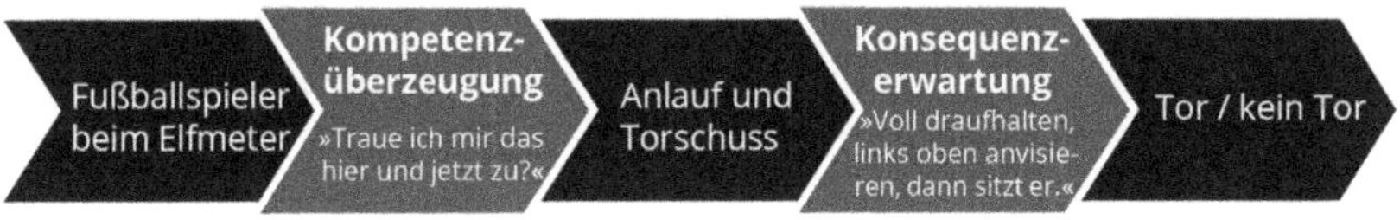

Abbildung 2.9: Kompetenzüberzeugung und Konsequenzerwartung am Beispiel eines Fußballers beim Elfmeter

Über diesen QR-Code erhalten Sie weiterführende Informationen zur Kompetenzüberzeugung, auch bekannt als Selbstwirksamkeitserwartung.

BEISPIEL

Wenn ein guter Elfmeterschütze beispielsweise davon überzeugt ist, zuverlässig Strafstöße verwandeln zu können, verfügt er über Kompetenzüberzeugung. Die Konsequenzerwartung (also die erfolgreiche Ausführung des Strafstoßes) kann durch Wiederholung praktisch trainiert werden. Dieses Wissen und Können, wie ein Elfmeter verwandelt werden kann, kommt aber nicht zum Tragen, wenn die vorgeschaltete Kompetenzüberzeugung nicht gegeben ist.

Usain Bolt (2009) – Voller Überzeugung zum Weltrekord

Das **Finale im 100-Meter-Sprint bei den Weltmeisterschaften 2009 in Berlin und die dort gezeigte Leistung des Jahrhundert-Sprinters Usain Bolt** ist unzweifelhaft einer der beeindruckendsten Momente der Leichtathletikgeschichte. Bolt lief die 100 Meter in **9,58 Sekunden**. Damit unterbot er den zuvor schnellsten Sprinter um über 0,25 Sekunden und seinen eigenen vorherigen Weltrekord immer noch um 0,09 Sekunden. In der Welt der Sprinter sind das enorme Dimensionen.

Bolt beeindruckte bei seinen Starts nicht nur durch Top-Leistungen, sondern auch durch ein lockeres Auftreten vor dem Start, das großes Selbstvertrauen ausstrahlte. Diese Ausstrahlung und dieses ausgeprägte Vertrauen in die eigenen Fähigkeiten machten ihn über viele Jahre zum unangefochtenen Sprinterkönig. Beim Weltrekord im Jahr 2009 zeigte er diese Lockerheit nicht nur vor dem Start, sondern auch während des Sprints. In den Großaufnahmen auf dem letzten Drittel der Strecke meint man, seiner Mimik entnehmen zu können, dass er zu 100 Prozent an den Sieg glaubt, während seine Konkurrenten darum kämpfen, den Rückstand aufzuholen.

Eine ähnliche Kompetenzüberzeugung demonstrierte er, als er im Vorfeld der Olympischen Spiele 2016 in Rio gleich drei Goldmedaillen ankündigte und sie tatsächlich auch gewann.

Der unglaubliche Weltrekord des Usain Bolt 2009. Über diesen QR-Code gelangen Sie zu einer Zusammenfassung der Leichtathletik-WM 2009. Achten Sie besonders auf den 100-Meter-Finallauf von Usain Bolt. Beobachten Sie seine Körpersprache, Lockerheit und Ausstrahlung vor und während des Laufs.

Kompetenzüberzeugung ist nichts, das man hat oder nicht hat. Sie ist systematisch entwickelbar, mithilfe bestimmter Quellen und Trainingstechniken, die Sie hier in diesem Buch noch kennenlernen werden. Hat man eine hohe Kompetenzüberzeugung, zum Beispiel beim Elfmeterschießen, dann bezieht sie sich nicht automatisch auf das ganze Leben, nicht einmal unbedingt auf den Sport oder auch nur Fußball allgemein. Sie gilt zunächst spezifisch für eine ganz konkrete Aufgabenstellung unter ganz bestimmten Rahmenbedingungen. Beispielsweise kann auf dem heimischen Trainingsgelände die Kompetenzüberzeugung noch hoch, beim Auswärtsspiel vor vollen Rängen im gegnerischen Stadion dagegen schon deutlich niedriger ausgeprägt sein.

Deshalb beschreibt Albert Bandura Kompetenzüberzeugung vor allem anhand von drei Dimensionen: Niveau, Allgemeinheit und Stärke. Tabelle 2.2 gibt beispielhaft einen Eindruck davon, um was es sich genau bei den drei Dimensionen handelt.

Mit Blick auf den Sport ist also das Vertrauen in die eigenen Fähigkeiten vor allen unter Wettkampfbedingungen interessant und relevant.

Man kann Kompetenzüberzeugung nicht nur für einzelne Personen, sondern auch für ganze Teams beschreiben. Dabei geht es um die Frage: Wie stark ist die Überzeugung als Team, die Aufgabe gemeinsam lösen zu können? Man spricht dann von kollektiver Kompetenzüberzeugung.

	Niveau	Allgemeinheit	Stärke
Fragestellung	Wie hoch ist meine Überzeugung, die Aufgabe zu lösen, obwohl sie schwierig ist?	Wie hoch ist meine Überzeugung, dass meine Fähigkeiten nicht nur bei dieser konkreten Aufgabe, sondern auch bei anderen Aufgaben funktionieren?	Wie fest glaube ich an meine Fähigkeiten, selbst wenn es mal nicht funktioniert?
Beispielsituation: Ein Basketballspieler darf zehn Freiwürfe werfen und soll möglichst viele treffen.			
Schwache Ausprägung	»Ich treffe 1 von 10 Würfen.«	»Ich kann gut Freiwürfe werfen.«	»Wenn ich den ersten Wurf nicht treffe, habe ich immer noch eine Chance.«
Mittlere Ausprägung	»Ich treffe 5 von 10 Würfen.«	»Ich bin ein guter Basketballspieler.«	»Wenn ich die ersten beiden Würfe nicht treffe, habe ich immer noch eine Chance.«
Starke Ausprägung	»Ich treffe 7 von 10 Würfen.«	»Ich bin ein guter Sportler.«	»Wenn ich die ersten drei Würfe nicht treffe, habe ich immer noch eine Chance.«

Tabelle 2.2: Die Dimensionen der Kompetenzüberzeugung

Die Kompetenzüberzeugung wirkt sich nicht nur auf die eigene Leistung aus. Auch die Wahrnehmung durch andere Personen wird davon beeinflusst. Dieser Effekt ist insbesondere bei Sportarten mit unmittelbarem Gegnerkontakt gegeben. Je sicherer sich ein Athlet bewegt, je weniger Zweifel er erkennen lässt, umso höher ist die Chance, dass sich sein Gegner oder ein ganzes gegnerisches Team dadurch verunsichern lässt.

Aber auch in der Interaktion zwischen Trainern und Athleten spielt Kompetenzüberzeugung eine wichtige Rolle. Personen mit einer hohen Kompetenzüberzeugung werden oft als souverän wahrgenommen. Souveränität wird meist in Verbindung gebracht mit Begriffen wie Selbstsicherheit, Überzeugungskraft oder Glaubwürdigkeit. Auch eine hohe Robustheit gegen Widerstände oder Hindernisse wird souveränen Menschen oft zugeschrieben. Sie gelten als reflektiert und einen kühlen Kopf bewahrend und bereit, Verantwortung zu übernehmen. Da diese Aspekte auch die Wahrnehmung der Trainerinnen und Trainer durch ihre Athletinnen und Athleten betreffen, wirkt sich ihre Kompetenzüberzeugung nachgewiesenermaßen positiv auf die der Sportler beziehungsweise der Mannschaften aus.

Das Trainerverhalten hat auf Basis hoher Kompetenzüberzeugung positive Effekte auf die Leistung, aber auch auf die Zufriedenheit der Sportlerinnen und Sportler. Nicht zuletzt wirkt sie sich positiv auf deren Kompetenzüberzeugung aus. Trainer und andere Führungskräfte brauchen ihre mentale Stärke also nicht nur für sich selbst, sondern auch für ihre Wirkung auf andere.

Quellen der Kompetenzüberzeugung

Wie entsteht nun diese Kompetenzüberzeugung? Albert Bandura unterscheidet vier Quellen, die – vergleichbar mit Flüssen, die einen See speisen – hier bezüglich ihrer Wirksamkeit in absteigender Reihenfolge genannt werden:

1. Persönliche Erfahrung
2. Stellvertretende Erfahrung
3. Sprachliche Überzeugung
4. Emotionaler Erregungszustand

Den größten Einfluss hat die *persönliche Erfahrung*, wie diese oder ähnliche Aufgaben bisher bewältigt wurden: In der Vergangenheit erlebte Erfolge stärken das Vertrauen in die eigenen Fähigkeiten. Aber selbst gescheiterte Durchgänge können hilfreich sein, wenn man die Erfolgs- und Misserfolgsfaktoren sorgfältig analysiert, um für die Zukunft daraus zu lernen. So versetzt man sich in die Lage, mit neuen, besseren Strategien einen neuen Versuch zu starten. Damit man von solchen Erfolgserlebnissen profitieren kann, ist es wichtig, ein realistisches Anspruchsniveau zu haben, sich also herausfordernde, aber gleichzeitig auch erreichbare Ziele zu setzen.

Es ist jedoch nicht zwingend notwendig, solche Erfahrungen selbst zu machen, um Kompetenzüberzeugung zu entwickeln. Es kann auch helfen, ein Modell, also einen Stellvertreter, bei der Aufgabenbewältigung zu beobachten. Bei diesem sozialen Vergleichsprozess ist der Effekt umso größer, je ähnlicher relevante Merkmale des Modells Ihnen selbst sind und je mehr Sie das Modell als relevanten Vergleich akzeptieren.

Eine weitere Quelle für Kompetenzüberzeugung ist die sogenannte *sprachliche Überzeugung* oder sprachliche Beeinflussung. Darunter versteht man das

Feedback anderer Personen in Bezug auf die gezeigte Leistung (»Das hast du richtig gut gemacht«, »Dein Schlusssspurt beim Sprint war sehr beeindruckend.«). Hier ist es wichtig, dass die Meinung der rückmeldenden Person für relevant gehalten wird. Dies hängt stark von Akzeptanz, Autorität und Glaubwürdigkeit der Person ab. Die Rückmeldung von Experten einer Sportart hat deshalb oft einen großen Einfluss. Daher kommt Trainerinnen und Trainern bei dieser Quelle im Sport eine sehr bedeutsame Rolle zu. Sie sind in den allermeisten Fällen die wichtigsten Feedback-Geber.

Es ist allerdings auch äußerst relevant, wie Sie selbst mit sich sprechen beziehungsweise welche handlungsleitenden Gedanken Sie haben. Gehen Sie fair mit sich um? Sind Sie in der Lage, eigene Erfolge anzuerkennen und realistisch einzuordnen? Oder sind Sie permanent unzufrieden? Beispiele dafür finden Sie in Kapitel 7 »Self Talk«.

Die letzte Quelle der Kompetenzüberzeugung ist der *emotionale Erregungszustand*. Auch wenn er am wenigsten zur Kompetenzüberzeugung beiträgt, kann er mithilfe entsprechender Methoden einfach und systematisch beeinflusst werden und somit auch die Kompetenzüberzeugung stärken. Dies geschieht vor allen Dingen durch die Interpretation wahrgenommener emotionaler Erregungen im Vorfeld oder bei der Durchführung einer Aufgabe. Negative Grundstimmungen können zum Beispiel als Unsicherheit interpretiert werden und somit die Einschätzung der eigenen Fähigkeiten negativ beeinflussen. Daher ist es wichtig, sich auch damit im Sinne einer Wettkampfvorbereitung auseinanderzusetzen und zum Beispiel wahrgenommene Erregung umzuinterpretieren – als Zeichen einer inneren Bereitstellung von Energie, die positiv genutzt werden kann.

Wie viel bewirkt Kompetenzüberzeugung im Sport?

Der Zusammenhang zwischen Kompetenzüberzeugung und sportlicher Leistung war Gegenstand zahlreicher Untersuchungen. Je nach Zielgruppe und sportlicher Situation kann die Höhe des Einflusses sehr unterschiedlich sein, aber in den meisten Fällen scheint die Kompetenzüberzeugung der zentrale Leistungsfaktor zu sein. Wenn man unterschiedliche psychologische Faktoren (wie beispielsweise Durchhaltevermögen, Motivation, Konzentrationsfähigkeit) miteinander vergleicht, hat Kompetenzüberzeugung den stärksten Einfluss auf die Leistung. Dieser Einfluss wirkt auf direktem Weg: Wer an sich glaubt, zeigt oft bessere Leistungen. Aber auch der indirekte Weg spielt eine Rolle: So sind Menschen, die an ihre Fähigkeiten glauben, viel motivierter und mehr und länger bereit, sich anzustrengen. Beides wirkt sich wiederum positiv auf das Ergebnis aus.

Voller Überzeugung in den Flow

Bestimmt kennen Sie Aussagen wie beispielsweise:

- ✔ »Es ging alles wie von selbst.«
- ✔ »Die Zeit verging wie im Flug.«
- ✔ »Ich war komplett in meinem Flow.«

Meist deuten solche Äußerungen darauf hin, dass jemand in Verbindung mit einer Aufgabe oder Herausforderung von einem gleichermaßen erfolgreichen und angenehmen Ablauf berichtet. Solche positiven Wahrnehmungen stehen in enger Verbindung mit dem sogenannten *Flow-Erleben.*

Der psychologische Flow-Begriff wurde erstmals in den 1970er-Jahren von Mihaly Csikszentmihalyi verwendet und von ihm sowohl in der Fachterminologie als auch umgangssprachlich platziert. Er beobachtete erfolgreiche, aktive, motivierte Menschen bei der Durchführung anspruchsvoller Tätigkeiten und befragte sie dazu, wie sie ihre Tätigkeiten erleben. Sie beschrieben Tätigkeiten, bei denen der Erfolg mit einer gewissen Leichtigkeit oder gar einem Glücksgefühl verbunden war. Gefühle von Sicherheit oder Entspanntheit konnten dabei ebenfalls eine Rolle spielen. Und zwar wohlgemerkt trotz schwieriger Aufgabenstellungen. Der Nobelpreisträger Daniel Kahneman spricht in diesem Zusammenhang von kognitiver Leichtigkeit; das Gehirn agiert schnell und zuverlässig, oft sogar automatisch, auf der Basis von bewährten Routinen. Wenn diese Leichtigkeit nicht zustande kommt, ist das ein Hinweis darauf, dass ein Problem existiert, das eine vermehrte Aufmerksamkeit und somit eine Aktivierung des langsamen Denkens erfordert. Was langsames Denken bedeutet und was es für Auswirkungen hat, können Sie im nächsten Abschnitt »Baustein 3: Wille – Die Stärke anzufangen und durchzuhalten« nachlesen.

Das Flow-Erleben selbst ist individuell, aber es gibt einige Faktoren, die dabei meist beschrieben werden:

- ✔ **Sicherheit und Kontrolle:** Man weiß genau, was zu tun ist, und kann ohne Zögern richtige Entscheidungen treffen.
- ✔ **Einheit von Person und Handlung:** Die Selbstwahrnehmung tritt in den Hintergrund und die Person verschmilzt gedanklich mit der Aufgabe.

- ✔ **Selbstweck:** Ziele oder Belohnungen treten in den Hintergrund. Nur die Handlung selbst ist wichtig.
- ✔ **Passendes Anforderungsniveau:** Die Schwierigkeit einer Aufgabe bewegt sich auf einem Niveau, das mit den vorhandenen Fähigkeiten bewältigt werden kann.

Interessanterweise gibt es Menschen, die solche Erfahrungen nicht nur erleben, sondern sie auch gezielt ansteuern können. Mihaly Csikszentmihalyi machte sich infolgedessen auf die Suche nach Mechanismen, die dieses Flow-Erleben ermöglichen können. Es zeigte sich dabei, dass die richtige Passung von Herausforderungslevel und Fähigkeiten einer der Faktoren ist, die man sehr gut von außen steuern kann und die eine maßgebliche Grundlage für Flow darstellen. Das Zusammenspiel dieser beiden Faktoren und dessen Auswirkung sind in Abbildung 2.10 dargestellt.

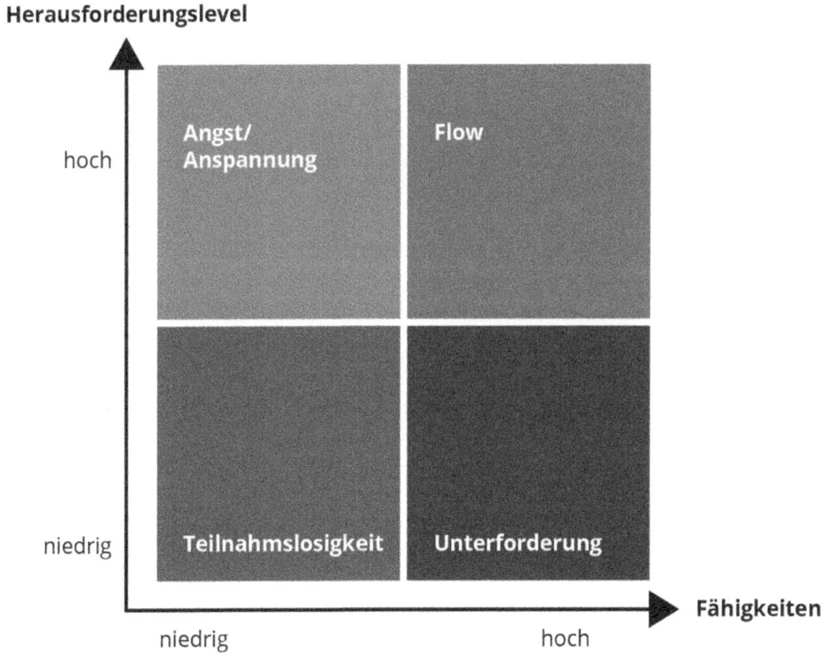

Abbildung 2.10: Das Zusammenspiel von Herausforderungslevel und Fähigkeiten auf Basis von Hänsel et al. 2006 nach Csikszentmihaly & Jackson 2000

Um in den Flow zu kommen, ist insbesondere eine gute Passung von Fähigkeiten und Herausforderungslevel wichtig. Für die Praxis ergeben sich daraus vor allem zwei Empfehlungen:

1. **Entwickeln Sie Ihre Kompetenzen konsequent weiter, um einem hohen Herausforderungslevel gewachsen zu sein.**
2. **Suchen Sie sich Aufgaben, die zu Ihren Fähigkeiten passen! Weder unterfordernd noch überfordernd.**

Die Einschätzung einer Herausforderung genau wie die Einschätzung der eigenen Fähigkeiten sind jedoch keine objektiven Faktoren, sondern hängen stark von der individuellen Wahrnehmung ab. Deshalb kommt auch hier wieder die Frage ins Spiel: Wie stark ist Ihr Vertrauen in Ihre Fähigkeiten? Am wahrscheinlichsten tritt ein Flow-Erleben dann auf, wenn Sie spüren, dass Ihre Fähigkeiten und Fertigkeiten weder unter- noch überfordert sind.

Viele Menschen, die einen Flow-Zustand einmal erlebt haben, wollen ihn immer wieder. Flow hat – umgangssprachlich ausgedrückt – Suchtpotenzial. Der Versuch, Flow-Erleben zu forcieren oder aktiv zu erzwingen, ist jedoch zum Scheitern verurteilt. Denn Flow gelingt nur, wenn Sie bereit sind, loszulassen und zu vertrauen – sich selbst und Ihren Fähigkeiten. Auch an dieser Stelle schließt sich also der Kreis zur Kompetenzüberzeugung.

TED Talk Mihaly Csikszentmihalyi – Flow verstehen. Über diesen QR-Code gelangen Sie zu einem TED Talk von Mihaly Csikszentmihalyi. Er geht der Frage nach, was ein Leben lebenswert macht. Im Mittelpunkt steht das Flow-Erleben als Zustand tiefer Konzentration und innerer Stimmigkeit.

Baustein 3: Wille – Die Stärke anzufangen und durchzuhalten

Menschen suchen sich Ziele, die ihnen wichtig sind. Ganz rational und logisch betrachtet sollte man davon ausgehen, dass Menschen sich für ihre Ziele anstrengen, wenn sie sie für erreichbar halten. Die Realität zeigt jedoch, dass dies häufig nicht der Fall ist.

Konsequentes Handeln braucht mehr als nur gute Vorsätze

Jede und jeder von Ihnen weiß, wie schwer es ist, sich beispielsweise an gute Vorsätze zu halten. Wie oft passiert es, dass Sie sich zum Beispiel zum Jahresstart etwas vornehmen und es Ihnen trotzdem nicht gelingt, den Vorsatz lange durchzuhalten?

Die bei guten Vorsätzen häufig vorhandene Lücke zwischen Absicht und Verhalten lässt sich nicht vollständig durch fehlende Motivation erklären. Selbst motivierte Personen scheitern häufig an der Umsetzung ihres Vorsatzes. Sie fallen in die Lücke zwischen Intention und Verhalten. Diese Lücke kann durch einen starken Willen geschlossen werden. *Wille* ist somit eine weitere wichtige Komponente der mentalen Stärke im Sport. Hinter dem alltagssprachlichen Wort Wille steckt das wissenschaftliche Konzept der *Volition*.

Volition ist das in der Wissenschaft klar definierte Konzept für *Willensleistungen*. Es handelt sich um einen Sammelbegriff für selbstregulierende Prozesse, die den Start und die Aufrechterhaltung einer zielgerichteten Anstrengung anstoßen und unterstützen. Wer hier Genaueres nachlesen möchte, findet interessante Ausführungen zum Beispiel in den Publikationen des deutschen Psychologen Julius Kuhl.

Wille und Volition (PSI-Theorie). Über diesen QR-Code erhalten Sie vertiefende Informationen zum Thema Wille. Im Mittelpunkt steht die PSI-Theorie von Julius Kuhl. Sie erklärt, wie Entscheidungen umgesetzt und Ziele trotz Widerständen verfolgt werden.

Ein starker Wille ist besonders zum Start einer Handlung und zur Aufrechterhaltung gegen Widerstände wichtig. Widerstände entstehen vor allen Dingen aus der Tatsache, dass es häufig nicht nur ein interessantes Ziel im Leben gibt, sondern mehrere, die gegeneinander konkurrieren. Gehe ich heute ins Krafttraining oder schaue ich lieber meine Lieblingsserie weiter? Bestelle ich mir heute mein Lieblingsessen oder koche ich lieber etwas Gesundes? Arbeite ich heute länger für ein wichtiges Projekt oder versuche ich, pünktlich im Training zu sein?

Jedes dieser Ziele erscheint für sich betrachtet attraktiv und lohnenswert. Sie sind dann prinzipiell motiviert, diese Ziele zu erreichen. Aber Sie müssen sich entscheiden, welches Ziel wichtiger ist, und nach dieser Entscheidung konsequent handeln.

Wie entsteht Wille?

Damit Sie Entscheidungen treffen und sie konsequent umsetzen können, müssen motivationale und volitionale (willentliche) Prozesse ineinandergreifen. Bildlich gesprochen sichtet Ihre Motivation zunächst verschiedene lohnende Ziele und nimmt eine affektive, also gefühlsmäßige Bewertung dieser Ziele vor. Nach dieser Bewertung treffen Sie eine Entscheidung. Das ist häufig ein unbewusster Vorgang, den Sie gar nicht bemerken und deshalb oft auch nur schwer mit Worten beschreiben können. Sie spüren einfach, was Ihnen gerade wichtiger ist. Wenn die Entscheidung für einen bestimmten Weg gefallen ist, kommt der Wille ins Spiel. Er sorgt dafür, einen gewählten Zielkurs – insbesondere gegen konkurrierende Ziele und Widerstände – zu halten.

Michael Jordans »Flu Game«

Das fünfte Spiel der NBA-Finalserie zwischen den Chicago Bulls und den Utah Jazz am 11. Juni 1997 sollte als »Flu Game« in die Geschichte eingehen. Beide Teams hatten zuvor zwei Spiele in der Finalserie gewonnen. Dem fünften und letzten Spiel kam daher eine entscheidende Rolle zu.

Seinen Namen verdankt das Match Michael Jordan, einem der erfolgreichsten Basketballspieler aller Zeiten. Dementsprechend galt er in dieser Phase auch als zentraler Erfolgsfaktor und Leistungsträger seiner Chicago Bulls. Zum Zeitpunkt des Spiels war er allerdings erkrankt – ursprünglich ging man von einer Grippe (englisch: *flu*) aus, vermutlich handelte es sich aber um eine Lebensmittelvergiftung.

Auch wenn die Ursache unklar war, gab es am schlechten Zustand Michael Jordans am Matchtag keinen Zweifel: Er hatte Fieber, litt an Übelkeit und fühlte sich insgesamt schwach. Auf der anderen Seite war allen Beteiligten klar, dass dies die letzte Chance war, die Serie zugunsten der Bulls zu drehen. Er entschied sich deshalb, trotz seines schlechten Zustands zu spielen.

Michael Jordan trat also an und zeigte in dem Match eine der beeindruckendsten sportlichen Leistungen seiner Karriere. Jordan stand 44 Minuten auf dem Feld. In den Pausen war ihm die Erschöpfung deutlich anzusehen. Mit seinem enormen Kampfgeist und Fokus führte er die Bulls dennoch zu einem 90:88-Sieg gegen die Utah Jazz. Er selbst erzielte 38 Punkte und steuerte darüber hinaus sieben Rebounds und fünf Assists zur Teamstatistik bei, obwohl er nahezu erschöpft und körperlich am Ende war.

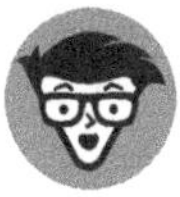

Michael Jordans Flu Game. Über diesen QR-Code gelangen Sie zu Spielszenen aus dem sogenannten »Flu Game«. Beobachten Sie, wie Michael Jordan trotz Krankheit leistungsfähig bleibt.

Der Schritt, mit dem aus noch eher abstrakten Wünschen und der damit verbundenen Motivation ein konkreter Wille beziehungsweise ein konkreter Handlungsplan entsteht, wird auch als »den Rubikon überschreiten« bezeichnet. Das wissenschaftliche Phasenmodell, das den Übergang von Motivation zu Willen beschreibt, bezieht sich dabei auf den italienischen Fluss Rubikon und wird in Abbildung 2.11 veranschaulicht.

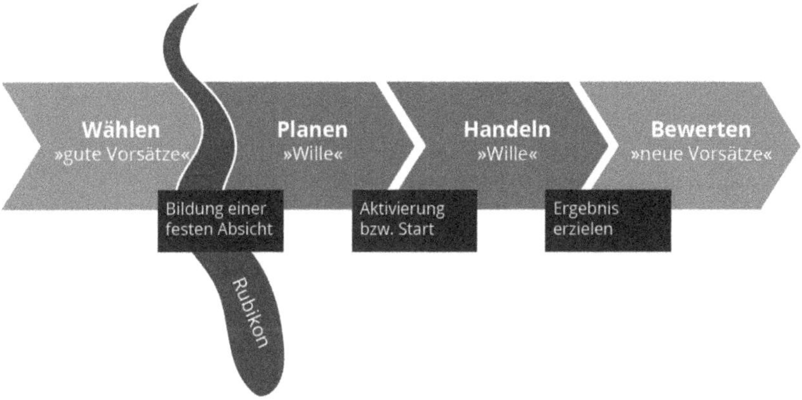

Abbildung 2.11: Den Rubikon überschreiten – der Übergang von Motivation zum Willen

Die Metapher »Den Rubikon überschreiten« stammt aus der historischen Legende, nach der Julius Cäsar bei einem Feldzug gegen Rom 49 v. Chr. an diesem Fluss vor einer wichtigen Entscheidung stand. Erst nach ausführlicher und sorgfältiger Abwägung von Chancen und Risiken entschied er sich dazu, mit seiner Armee den Fluss Richtung Rom zu überschreiten. Der Legende nach fielen bei der Entscheidung, diesen Schritt zu gehen, die berühmten Worte »alea iacta est« (aus dem lateinischen Singular in den deutschen Plural: »Die Würfel sind gefallen.«). Julius Caesar war bewusst, dass die Überquerung einen Bürgerkrieg auslösen würde. Es gab nach der Überschreitung des Flusses also kein Zurück mehr, sondern es galt, den neu hergestellten Zustand und die damit verbundenen Konsequenzen optimal zu gestalten.

Der Rubikon steht metaphorisch für den entscheidenden Schritt zwischen dem Abwägen vor einer Entscheidung und dem Planen des konkreten Verhaltens, um ein Ziel zu erreichen, nachdem die Entscheidung gefallen ist.

Der Rubikon ist überschritten, die Entscheidung ist gefallen. Wie stark ist Ihr Wille, Ihren Plan umzusetzen? Überprüfen Sie sich selbst (am Beispiel Training): Ich bin mir sicher, ein geplantes Training auch dann noch durchzuführen, wenn …

	Sehr sicher	Vielleicht	Gar nicht sicher
… ich müde bin.			
… ich schlechte Laune habe.			
… kein anderer mitmacht.			
… das Wetter schlecht ist.			
… ich noch viel zu erledigen habe.			
… etwas Interessantes im TV kommt.			
… meine Familie oder Freunde Zeit mit mir verbringen wollen.			
… ich mir viele Sorgen mache oder gestresst bin.			

Das Rubikon-Modell der deutschen Psychologen Heinz Heckhausen und Peter M. Gollwitzer untergliedert das Zusammenwirken von Motivation und Volition in vier Handlungsphasen:

- ✔ Wählen
- ✔ Planen
- ✔ Handeln
- ✔ Bewerten

Diese Phasen übernehmen folgende Funktionen:

1. **Wählen:** Diese Vorentscheidungs-Phase ist eine Motivationsphase, in der eine Person verschiedene Handlungsoptionen mit Blick auf ihre Bedürfnisse und Motive bewertet (zum Beispiel Ausruhen vs. Sport treiben). Dabei

werden Realisierbarkeit und erwarteter Nutzen der Alternativen abgewogen. Die Alternative, die höchsten subjektiven Stellenwert hat, aber gleichzeitig mit ausreichend hohen Erfolgserwartungen verknüpft ist, wird am Ende dieser Phase in ein Handlungsziel umgewandelt. Der Rubikon wird überschritten. Aus Motivation wird Wille.

2. **Planen:** Der Wille, einen Weg zu gehen, ist bereits vorhanden. Eine Person schmiedet einen Plan, der sicherstellen soll, dass alle notwendigen Schritte erfolgreich umgesetzt werden können. Dazu gehört auch das Bewusstsein, dass ein Handlungsziel häufig nicht sofort erreichbar ist. Man muss also zunächst auf eine geeignete Situation warten, um eine zielführende Handlung einzuleiten. Zum Beispiel ist Training erst nach Feierabend oder am Wochenende möglich und nur solange das Fitnessstudio geöffnet hat. Wille kann in der Phase des Wartens nur im Sinne einer Überbrückung bis zu einer geeigneten Situation dienen, er beinhaltet also auch Komponenten, die man mit Geduld und Timing beschreiben könnte.

3. **Handeln:** In der Handlungsphase steht, wie der Name schon vermuten lässt, die Umsetzung der Pläne im Vordergrund. Der in der vorangegangenen Phase entstandene und ausgewählte Handlungsplan (zum Beispiel sechs Tage pro Woche Ausdauertraining absolvieren) wird initiiert, um das ausgewählte Ziel zu erreichen (zum Beispiel Teilnahme an einem Halbmarathon in sechs Monaten). Wille und Anstrengungsbereitschaft werden in dieser Phase stark durch die Attraktivität des Ziels bestimmt. Sie ergibt sich aus den erwarteten Erfolgschancen und der Wichtigkeit der Zielerreichung. Die Handlungsphase endet entweder, wenn das ausgewählte Ziel erreicht ist oder ein vorzeitiger Abbruch erfolgt.

4. **Bewerten:** Nach dem Ende der zielführenden Handlungen (zum Beispiel am Ende der Vorbereitung auf den Halbmarathon) folgt noch eine Bewertung. Ab jetzt tritt die Bedeutung des Willens wieder in den Hintergrund und motivational geprägte Prozesse übernehmen die Kontrolle. Man führt einen Abgleich zwischen den Erwartungen und dem erzielten Ergebnis durch. Wie geht es mir jetzt? Habe ich erreicht, was ich wollte? Wie zufrieden bin ich? Hat sich der Aufwand für mich gelohnt? Außerdem werden die gemachten Erfahrungen analysiert und die Erkenntnisse für die Planung zukünftiger Handlungen berücksichtigt. Wurde das Ziel erreicht beziehungsweise kommt die Person zu einer insgesamt positiven Bewertung, kann der ursprüngliche Antrieb und Wille deaktiviert werden. Ein erreichtes Ziel und die damit verbundene positive Bewertung wiederum erhöhen die Wahrscheinlichkeit, dass in Zukunft vergleichbare Ziele angestrebt werden.

Man kann die Entstehung von Willen aber nicht nur in Form einer Abfolge von Handlungsschritten beschreiben. Es gibt auch Ansätze, die sie vor allen Dingen als Kompetenz zur Handlungs- und Selbstkontrolle beschreiben und somit als wesentliches Element der mentalen Stärke. Je stärker Sie sich kontrollieren können, umso höher ist die Chance, dass Sie Ihr Handeln darauf ausrichten, wichtige Pläne in Angriff zu nehmen und, wenn es sein muss, auch gegen innere und äußere Widerstände umzusetzen.

Die Kompetenzperspektive ist dennoch wichtig für die beschriebenen Phasen der Motivation und des Willens, denn die Teilstrategien dieser Kompetenz fördern die Prozesse und Bewertungen im Rahmen des Rubikon-Modells. Das Beispiel in Tabelle 2.3 macht deutlich, wie diese Strategien funktionieren.

Strategie	Beschreibung	Beispiel
Umweltkontrolle	Rahmenbedingungen so gestalten, dass die Umsetzung einer Handlungsabsicht möglichst hohe Erfolgschancen hat	Beim Training sind Smartphone und TV ausgeschaltet. Das Trainingsgelände und die -geräte sind vorbereitet.
Aufmerksamkeitskontrolle	Steuerung der Aufmerksamkeit auf Wahrnehmungen und Informationen, die die Umsetzung einer Handlungsabsicht fördern	Im Trainingsplan nicht nur notieren, was heute ansteht, sondern auch notieren, wozu man es macht. Warum bringt mir diese Trainingseinheit etwas?
Verarbeitungskontrolle	Reizinformationen, die für die Überleitung der Absicht in eine Handlung relevant sind, werden bevorzugt und tiefer encodiert.	Mehr über Erfolge reden als über Misserfolge. Sich Erfolgserlebnisse bewusst machen, zum Beispiel durch Dokumentation (Text, Bilder, Videos).
Emotionskontrolle	Fördern von Emotionen, die für die Umsetzung einer Intention nützlich sind	Belohnung, Bestätigung für jeden erfolgreichen Zwischenschritt
Motivationskontrolle	Auf die positiven Anreize des Zielzustands fokussieren (Imagination)	Vorstellung einer erfolgreichen Wettkampfsituation

Tabelle 2.3: Beispiele für Strategien, die Willen stärken und fördern

Was sind Ihre persönlichen Strategien zur Willensstärkung? Tragen Sie sie in Tabelle 2.4 ein.

Thema	Beschreibung	Meine Strategie
Umweltkontrolle	Rahmenbedingungen so gestalten, dass die Umsetzung einer Handlungsabsicht möglichst hohe Erfolgschancen hat	
Aufmerksamkeits-kontrolle	Steuerung der Aufmerksamkeit auf Wahrnehmungen und Informationen, die die Umsetzung einer Handlungsabsicht fördern	
Verarbeitungs-kontrolle	Reizinformationen, die für die Überleitung der Absicht in eine Handlung relevant sind, werden bevorzugt und tiefer encodiert.	
Emotionskontrolle	Fördern von Emotionen, die für die Umsetzung einer Intention nützlich sind	
Motivations-kontrolle	Auf die positiven Anreize des Zielzustandes fokussieren (Imagination)	

Tabelle 2.4: Ihre persönlichen Strategien zur Willensstärkung

Download Worksheet »persönliche Strategie zur Willensstärkung«. Über diesen QR-Code können Sie ein Arbeitsblatt zur Willensstärkung herunterladen. Übertragen Sie die vorgestellten Strategien auf Ihre eigene Praxis.

Starke Argumente gegen einen schwachen Willen

Warum ist es oft so schwer, klare Entscheidungen zu treffen und konsequent danach zu handeln? Besonders hart ist die Herausforderung, den Rubikon zu überschreiten, wenn gerade konkurrierende Ziele gegeneinander antreten (zum Beispiel Training vs. ein entspannter Abend mit Freunden). In der Zwei-Systeme-Theorie des Nobelpreisträgers Daniel Kahneman findet sich ein guter Erklärungsansatz dafür, welche mentalen Prozesse in so einem Moment ablaufen und warum kurzfristige, emotional aufgeladene Pläne oder Erfolgserlebnisse oft besser funktionieren als langfristige, eher rational begründete.

Kahneman geht von folgenden zwei mentalen Systemen aus: schnelles Denken und langsames Denken:

- **Schnelles Denken** beschreibt eine ökonomische und weitgehend automatisierte Art des Denkens und Entscheidens. Es hilft in vielen Situationen, den Kopf für vermeintlich wichtigere Aufgaben freizuhalten.
- **Langsames Denken** bildet ein wichtiges Gegengewicht zum schnellen Denken. Es ist weniger anfällig für vorschnelle Schlüsse. Aber es benötigt mehr Energie und Willen, um es konsequent anzuwenden. Insbesondere in Situationen, die Überwindung kosten oder dann, wenn ein Verhalten immer weniger hinterfragt wird, lohnt sich diese Investition.

Beide Formen des Denkens haben ihre Stärken. Um mittel- und langfristige Ziele zu bilden und zu verfolgen, kann das schnelle Denken aber manchmal auch hinderlich sein. Es liefert für viele Alltagsfragen klare, einfache Antworten, die auf energie- und zeitökonomischen Entscheidungsprozessen basieren. Man nennt solche Prozesse Heuristiken. Sie sind im Sinne einer ökonomischen Arbeitsweise äußerst hilfreich und stabil, aber unter bestimmten Rahmenbedingungen können sie fehleranfällig sein! Das zeigt sich unter anderem an Beispielen wie in der folgenden Übung, die Daniel Kahneman in seinen Publikationen in ähnlicher Weise verwendet.

Lösen Sie diese Aufgabe schnell und richtig!

Ein Tennisschläger und ein Tennisball kosten zusammen 120 Euro. Der Schläger kostet 110 Euro mehr als der Ball.

Wie viel kostet der Ball?

Auflösung:

Wenn Ihnen die Antwort beim Lesen dieser Aufgabe unmittelbar klar war, ist es sehr wahrscheinlich, dass die Antwort »10 Euro« war und somit falsch ist. Wenn man die Rechnung zunächst in Ruhe in ihre einzelnen Komponenten zerlegt und alle Rechenschritte sorgfältig durchgeht, zeigt sich, dass »5 Euro« die richtige Antwort ist. Denn der Schläger sollte ja 110 Euro mehr als der Ball kosten, also: 110 Euro mehr als 5 Euro ergibt den Schlägerpreis von 115 Euro. Bleiben noch 5 Euro für den Gesamtbetrag von 120 Euro. Das ist die Stärke des langsamen Denkens: Man braucht dafür zwar mehr Zeit, Energie und sozusagen Prozessorleistung im Gehirn, es liefert aber in bestimmten Konstellationen bessere Qualität.

Besonders bei Tätigkeiten, die Ihnen schwerfallen, zu denen Sie sich überwinden müssen, zeigen sich Gedanken häufig mit zwei Gesichtern. Am Beispiel einer harten Trainingsaufgabe lassen sich diese beiden Gesichter gut als Gas (»Augen zu und durch«, »Heute werde ich konzentriert arbeiten.«) und Bremse (»Zwei Durchgänge weniger reichen doch auch«, »Das lohnt sich doch gar nicht.«) vorstellen. Im Alltag konkurrieren häufig die kurzfristig attraktiven Handlungen (zum Beispiel entspanntes Training) mit langfristig-rational lohnenden Handlungen (zum Beispiel erfolgreicher Wettkampf nächstes Jahr). Die kurzfristige Belohnung spricht eine instinktiv geprägte Ebene an, hier regiert das schnelle Denken. Deshalb ist das Risiko hoch, dass der berüchtigte innere Schweinehund schnell gewinnt und seine kurzfristige Belohnung bekommt, noch bevor das langsame Denken überhaupt richtig in Gang gekommen ist.

Um es trotzdem zu schaffen, aktiv zu werden, ist es wichtig, das langsame Denken gut vorzubereiten und dadurch »dem Gaspedal« möglichst viele gute Argumente zurechtzulegen (»Ich weiß, dass es sich lohnt, weil …«, »Ich hab' es jetzt fünf Tage durchgezogen, den sechsten Tag schaffe ich auch noch«, »Heute noch – damit ich morgen meinen Pausentag verdiene.«), damit das schnelle Denken mit Argumenten für die Bremse (»Morgen ist auch noch ein Tag.«) nicht einfach aufgrund seiner Schnelligkeit die Oberhand gewinnt. So zu denken und zu arbeiten, ist anfangs ungewohnt, kann aber mittel- und langfristig dazu beitragen, dass die neu gelernten Argumente automatisiert und dadurch Teil des schnellen Denkens werden.

Wir wollen nicht den Eindruck erwecken, dass die Gaspedal-Seite immer die richtige ist. Genauso wichtig kann es in bestimmten Situationen sein, sich bewusst zu bremsen, um zu entspannen oder zu regenerieren.

Zusammenfassung

In Teil I sind Sie etwas tiefer in die Thematik der mentalen Stärke eingetaucht. So verstehen Sie besser, was mentale Stärke überhaupt ist, und umso leichter wird es Ihnen fallen, daran zu arbeiten. Aber manchmal hat man keine Zeit, tief einzutauchen, oder möchte sich kurz informieren. Deshalb hier noch mal ein kurzer Überblick mit den wichtigsten Punkten.

Mentale Stärke ist im Sport ein zentraler Erfolgsfaktor. Das wird vor allem dann offensichtlich, wenn physische Fähigkeiten und technische Fertigkeiten allein nicht mehr ausreichen, um sich weiter zu steigern beziehungsweise vorhandenes Potenzial ganz auszuschöpfen. Menschen mit mentaler Stärke zeichnen sich insbesondere durch die Fähigkeit aus, unter Druck fokussiert, selbstbewusst und handlungsfähig zu bleiben, Rückschläge zu verarbeiten und sich langfristig weiterzuentwickeln. Mentale Stärke befähigt Athletinnen und Athleten dazu, auch unter widrigen Bedingungen kontrolliert und zielgerichtet zu agieren.

Wissenschaftliche Erkenntnisse aus der Sportpsychologie zeigen, dass mentale Stärke nicht nur die Leistung stabilisiert, sondern auch die Verletzungsanfälligkeit reduziert.

Besonders wertvoll sind das Wissen und die Erkenntnis, dass mentale Stärke trainierbar ist. Es lohnt sich also, die eigene Stärke im Blick zu behalten und sie möglichst zielstrebig weiterzuentwickeln. Der Vergleich mit einem Muskel macht deutlich: Durch gezieltes Training wird mentale Stärke schrittweise verbessert – genau so wie ein Muskel, der durch Belastung und anschließende Regeneration wächst.

Mentale Stärke ist kein Zufallsprodukt, sondern ein lernbares Zusammenspiel aus innerer Haltung, mentaler Strategie und bewusster Herausforderung. Die sehr wirksamen Komponenten Fokus, Kompetenzüberzeugung und Wille können Sie gezielt für Leistung, Entwicklung, aber auch für Ruhe, Klarheit und inneren Ausgleich nutzen. Das gilt für den Sport, aber auch für viele Situationen außerhalb des Sports. Die Komponenten zu verstehen und gezielt zu trainieren, schafft die Voraussetzung für langfristige mentale Stärke und Gesundheit.

Es ist wichtig, zu wissen, dass mentale Stärke nicht irgendein abstraktes Gebilde bleiben muss, sondern dass Sie sie mithilfe Ihrer drei wichtigsten Säulen – Fokus, Wille und Kompetenzüberzeugung – stärken und fördern können. Und zwar mit ganz konkreten und alltagstauglichen Techniken und Strategien. In den kommenden Kapiteln wird es darum gehen, wie Sie Ihre mentale Stärke systematisch entwickeln und trainieren können.

Was bedeutet mentale Stärke für Sie ganz persönlich?

- ✔ Denken Sie an eine Situation, in der Sie unter großem Druck standen. Wie haben Sie reagiert?
- ✔ Notieren Sie drei Eigenschaften, die Ihrer Meinung nach mentale Stärke ausmachen.
- ✔ Überlegen Sie: Welche dieser Eigenschaften möchten Sie stärken?
- ✔ Was könnten Sie tun, um in ähnlichen Situationen besser vorbereitet zu sein?

Einführung ins Mentaltraining. Im Gespräch erläutert Hans-Dieter Hermann gemeinsam mit Sharon Paschke zentrale Grundlagen der Sportpsychologie. Das Video ordnet die wichtigsten Begriffe ein und schafft ein gemeinsames Verständnis. Ideal als Einstieg und zur Einordnung der folgenden Inhalte.

Teil II
Strategien und Techniken zur Förderung der mentalen Stärke

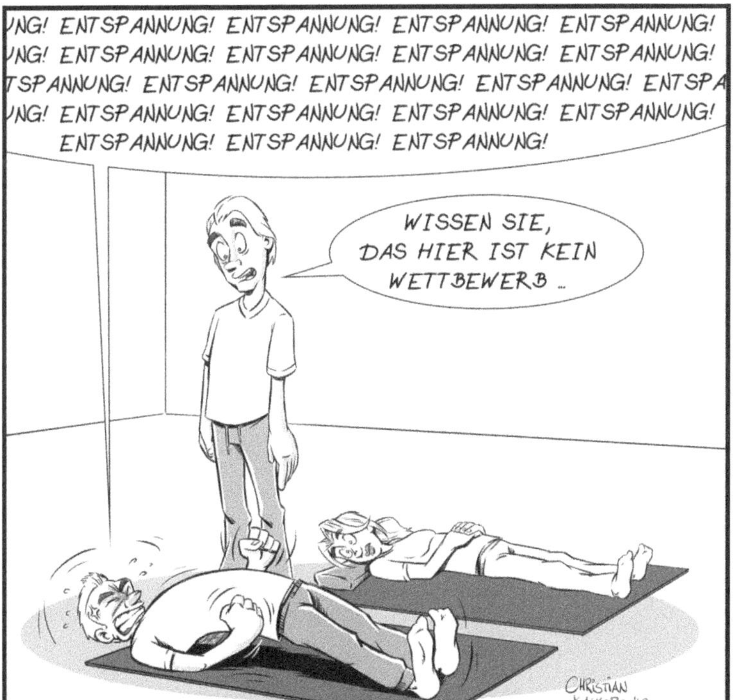

IN DIESEM TEIL ...

- ✔ Lernen Sie bewährte Techniken und mentale Werkzeuge kennen, mit denen Sie gezielt Einfluss auf Ihre Gedanken, Emotionen und Handlungen nehmen können.
- ✔ Bauen Sie Ihr Wissen über die drei tragenden Säulen mentaler Stärke aus: Fokus, Kompetenzüberzeugung und Wille. Dazu erlernen Sie in den folgenden Kapiteln Methoden, die diese Säulen fördern.
- ✔ Erfahren Sie, wie Sie sich mit Achtsamkeit, klarer Zielsetzung, einer gestärkten Motivation und mentaler Vorbereitung selbst übertreffen können.
- ✔ Sprechen Sie mit sich selbst und lernen, sich mit Self Talk und bewusster Selbststeuerung für alle Herausforderungen zu wappnen.
- ✔ Geht es auch um gesunde Ernährung und guten Schlaf: damit auch Ihr Körper topfit bleibt und die notwendige Energie für mentale Stärke liefern kann.

IN DIESEM KAPITEL

Alles Wichtige über die Hintergründe und Wirkung von Achtsamkeit

Warum besonders unter Druck eine achtsame Wahrnehmung hilfreich sein kann

Wirksame Methoden und Strategien, um Achtsamkeit zu üben und bei Bedarf gezielt erzeugen zu können

Kapitel 3
Achtsamkeit – Ganz bewusst im Hier und Jetzt

Achtsamkeitstraining ist eine der effektivsten Methoden zur Verbesserung des eigenen Fokus und der Selbstregulation und stellt damit eine zentrale Technik zur Förderung mentaler Stärke dar.

Was Achtsamkeit eigentlich bedeutet

Achtsamkeit ist die innere Haltung, den gegenwärtigen Moment bewusst, offen und ohne Bewertung wahrzunehmen. Es geht darum, ganz im Hier und Jetzt zu sein – nicht in der Vergangenheit zu verweilen oder sich über die Zukunft Sorgen zu machen. Statt automatisch zu reagieren, werden Gedanken, Emotionen und Körperempfindungen aufmerksam beobachtet, ohne sie sofort verändern zu wollen. Achtsamkeitstraining ist dementsprechend eine Methode, die hilft, eine achtsame Haltung zu üben und zu vertiefen.

Achtsamkeit hilft Athletinnen und Athleten, in herausfordernden Momenten den inneren Kompass nicht zu verlieren. Wer regelmäßig achtsam trainiert, stärkt nicht nur die Konzentration, sondern auch Selbstwahrnehmung, Emotionsregulation und die Fähigkeit, unter Druck bewusst zu entscheiden. Achtsamkeitstraining kann deshalb auch als Entspannungstechnik genutzt werden.

Ein Paradebeispiel im Leistungssport dafür ist der Tennisprofi Novak Djokovic, der in entscheidenden Matches gezielt auf Achtsamkeitstechniken (vor allem durch Atemübungen) zurückgreift. Seine Fähigkeit, sich selbst in stressbelasteten Situationen zu regulieren und ganz auf den Moment zu konzentrieren, beschreibt er als wesentlichen Bestandteil erfolgreicher Spiele.

Scannen Sie diesen QR-Code und erfahren Sie im Video, was der erfolgreiche Tennisprofi Novak Djokovic über die Bedeutung der Atmung sagt.

Atmung und Achtsamkeit – Ein starkes Duo

Achtsamkeit und Atmung gehören untrennbar zusammen. Wer beginnt, seine Atmung bewusst zu beobachten, tritt automatisch in einen achtsamen Zustand ein. Gleichzeitig kann durch gezieltes Atemtraining der Fokus geschärft, Stress reduziert und die Selbstregulation verbessert werden. Deshalb ist der Atem einer der kraftvollsten Anker für Achtsamkeit – im Sport wie im Alltag.

»Atem« und »Atmung« – kurz erläutert

Der Atem ist mehr als nur ein biologischer Vorgang – er steht seit Jahrhunderten sinnbildlich für Leben, Präsenz und Verbundenheit. Das althochdeutsche Wort *ātum* bedeutet »Hauch« oder »Lebenshauch«. In vielen Kulturen ist der Atem eng mit dem Geist oder der Seele verbunden – etwa im Lateinischen (*spiritus* = Geist, Atem), im Griechischen (*pneuma*) oder im Sanskrit (*prana* = Lebensenergie).

Atmung bezeichnet den physiologischen Prozess, bei dem Sauerstoff aufgenommen und Kohlendioxid abgegeben wird. Doch auch hier geht es um weit mehr als um Gasaustausch: Die Atmung beeinflusst unser Nervensystem, unsere Emotionen, unsere Energie und ist eine Körperfunktion, die Sie willentlich steuern können.

Wer achtsam atmet, verändert nicht nur die Sauerstoffversorgung – sondern auch die Art, wie er denkt, fühlt und handelt.

In diesem Buch werden Sie immer wieder Hinweise zur Atmung finden, und das aus gutem Grund: Während sich im Sport fast alles um Trainingspläne, Ernährung und Regeneration dreht, bleibt ein zentraler Hebel häufig unbeachtet: die Lunge.

Die Lunge wird deshalb auch oft als »das vergessene Organ« bezeichnet:

- **Sie funktioniert meist unbemerkt:** Solange keine Atemnot auftritt, schenken Menschen ihr kaum Aufmerksamkeit – anders als dem Herzen, Muskeln oder den Gelenken.
- **Kaum Fokus im Training:** Während Ausdauer, Kraft und Beweglichkeit gezielt trainiert werden, wird der Atemkompetenz wenig Beachtung geschenkt – obwohl sie leistungsentscheidend ist.
- **Spät erkannte Einschränkungen:** Atemmuster-Störungen oder reduzierte Lungenkapazität fallen oft erst dann auf, wenn Leistungseinbußen oder gesundheitliche Probleme auftreten.
- **In der Medizin traditionell unterrepräsentiert:** Im Vergleich zu Herz-Kreislauf-System oder Ernährung wurde und wird die Lungenfunktion weniger berücksichtigt – auch in der Sport- und Stressforschung.

Doch wer beginnt, die eigene Atmung bewusst zu steuern, entdeckt einen der effektivsten Zugänge zu mentaler Stärke. Die Lunge liefert nicht nur Sauerstoff – sie beeinflusst Herzfrequenz, Konzentration, Regeneration und emotionale Stabilität und ist damit ein entscheidendes Bindeglied zwischen Körper und Geist.

Ein paar Zahlen sollen greifbar machen, wie faszinierend und kraftvoll ein alltäglicher Vorgang, nämlich das Atmen, wirklich ist:

- Etwa 8.600 bis 13.000 Liter Luft atmet ein erwachsener Mensch täglich ein und aus, bei körperlicher Aktivität kann sich das Atemvolumen noch auf das Fünf- bis Zehnfache erhöhen.
- 300 bis 400 Millionen Lungenbläschen (Alveolen) sorgen dafür, dass Sauerstoff ins Blut gelangt und Kohlendioxid den Körper wieder verlässt.
- 1.000 bis 2.000 Kilometer Kapillaren umgeben diese Bläschen.
- 50 bis 75 Quadratmeter Oberfläche hat die menschliche Lunge. Unter maximaler Dehnung, die sich beim tiefen Einatmen ergibt, kann sich die Oberfläche auf bis zu 100 Quadratmeter vergrößern.
- Auf etwa zwei Kilometer wird die Länge der Bronchien mit all ihren Verzweigungen geschätzt – sie durchziehen den Brustkorb wie ein filigranes Wurzelsystem.

- ✔ 12 bis 18 Atemzüge pro Minute macht ein Erwachsener in Ruhe. Bei Belastung können es deutlich mehr sein.
- ✔ 250 bis 400 Milliliter Wasser verlieren Sie jeden Tag nur durchs Ausatmen.
- ✔ 70 Prozent aller körpereigenen Abfallstoffe werden über die Atmung abgegeben – nicht etwa über Schweiß oder Urin.
- ✔ Bis zu 5.000 Bakterien gelangen pro Stunde über die Atemluft in unseren Körper und werden durch Schleimhäute abgefangen.
- ✔ Bis zu drei Liter zusätzliches Atemvolumen können Sie bei bewusster Atmung aktivieren – das sogenannte Reservevolumen.

Die Atmung ist kein Nebenbei-Prozess – sie ist ein unterschätzter Leistungsträger. Wer lernt, mit ihr bewusst umzugehen, hat ein mächtiges Instrument zur Stressregulation, Konzentrationsförderung und Resilienzstärkung zur Verfügung. Eine bewusste Atmung kann nicht nur den Körper entlasten, sondern auch Energie und mentale Klarheit fördern.

Eine Minute Atemfokus

Ziel: Achtsamkeit aktivieren, den Moment betreten, den Körper zentrieren

So geht's:

- ✔ Setzen Sie sich bequem hin, beide Füße flach auf dem Boden. Schließen Sie sanft die Augen oder richten Sie den Blick entspannt auf einen Punkt.
- ✔ Richten Sie Ihre ganze Aufmerksamkeit auf Ihren Atem. Spüren Sie, wie die Luft durch die Nase ein- und wieder ausströmt.
- ✔ Versuchen Sie, nichts zu verändern – beobachten Sie nur: Wie fühlt sich der Atem an? Wie hebt und senkt sich Ihr Brustkorb?
- ✔ Wenn Ihre Gedanken abschweifen (was völlig normal ist), kehren Sie freundlich zum Atem zurück – immer wieder.
- ✔ Nach einer Minute öffnen Sie langsam die Augen.

Warum diese Übung wirkt:

Schon eine Minute bewusste Atmung unterbricht das Gedankenkarussell, beruhigt Ihr Nervensystem und bringt Sie zurück ins Hier und Jetzt. Sie ist die einfachste Form, Achtsamkeit zu trainieren – jederzeit, überall.

Der Zusammenhang zwischen Atmung, Energie und mentaler Stärke

Der amerikanische Wissenschaftsjournalist James Nestor stellte in einem Selbstversuch auf die Probe, was passiert, wenn man falsch atmet: Zehn Tage lang atmete er ausschließlich durch den Mund. Das Ergebnis: höherer Blutdruck, schlechterer Schlaf, weniger Energie. Er erklärt das anhand mehrerer Studien, die belegen, dass Mundatmung unseren Körper in einen anhaltenden Stressmodus versetzen kann.

Die gesunde Basis ist die Nasenatmung. Die Nase filtert, befeuchtet und temperiert die Atemluft. Sie aktiviert die Zwerchfellatmung, beruhigt den Herzschlag und verbessert die Konzentration. Wer bewusst durch die Nase atmet, unterstützt seine emotionale Widerstandskraft und körperliche Gesundheit.

Der optimale Rhythmus: fünf Sekunden. Wer fünf Sekunden ein- und fünf Sekunden ausatmet, bringt sein Nervensystem in Balance. Diese einfache Übung wirkt nachweislich beruhigend, zentrierend und fördert die Regeneration.

Ihre tägliche Atemübung für mehr Fokus und Gelassenheit:

1. ca. fünf Sekunden durch die Nase einatmen
2. ca. fünf Sekunden langsam durch die Nase ausatmen
3. für fünf Minuten wiederholen

Fazit: Es gibt viele Faktoren, die über Erfolg entscheiden. Doch manchmal beginnt alles mit einer einfachen Übung: bewusstes Atmen.

Der wissenschaftliche Hintergrund

Der amerikanische Molekularbiologe Jon Kabat-Zinn brachte mit seinem Programm zur achtsamkeitsbasierten Stressreduktion (bekannt unter der englischen Abkürzung MBSR, steht für: Mindfulness-based Stress Reduction) Achtsamkeit in die therapeutische und sportpsychologische Praxis. Studien belegen, dass regelmäßige Achtsamkeitsübungen die Aktivität im präfrontalen Kortex (siehe Abbildung 3.1) stärkt – jener Hirnregion, die für Fokus, Entscheidungsfindung und Selbstkontrolle zuständig ist. Andere Studien zeigen, dass Achtsamkeit den Cortisolspiegel senkt und das subjektive Stressempfinden reduziert.

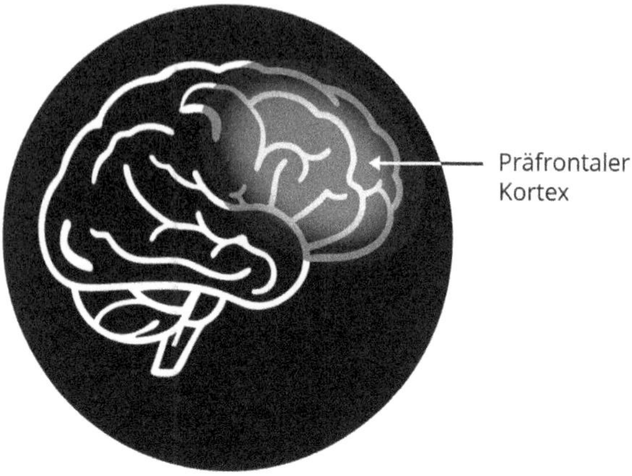

Abbildung 3.1: Präfrontaler Kortex

Scannen Sie diesen QR-Code und Sie landen auf der **Homepage von Jon Kabat-Zinn.** Er ist derjenige, der das Prinzip der Achtsamkeit in die westliche Welt gebracht hat. Wesentliche Botschaften hat er hier hinterlegt.

Achtsamkeit und Atmung sind ein starkes Team. Wer lernt, den eigenen Atem bewusst zu steuern, stärkt nicht nur seine emotionale Stabilität, sondern schärft auch gezielt die Konzentrationsfähigkeit. Wie das funktioniert, erfahren Sie in den folgenden Achtsamkeitsübungen. Vertiefende Inhalte zum Themenfeld Meditation und innere Balance stehen Ihnen ergänzend online über einen QR-Code zur Verfügung.

Vom Wissen zur Praxis – Wie Achtsamkeit in Bewegung kommt

Achtsamkeit zu verstehen, ist der erste Schritt – sie zu erleben, der zweite. Denn mentale Stärke entsteht nicht durch theoretisches Wissen, sondern durch wiederholte Erfahrung. Genau hier zeigt sich die besondere Kraft der Achtsamkeit: Sie ist keine Methode »für später«, sondern ein Werkzeug für den Moment.

Wer regelmäßig achtsam trainiert – ob über den Atem, über bewusste Wahrnehmung oder durch kurze Ankerübungen im Alltag – wird schnell feststellen: Etwas verändert sich. Nicht spektakulär, sondern still. Aber nachhaltig.

Das Gedankenkarussell wird langsamer. Die Wahrnehmung klarer. Der Umgang mit Reizen differenzierter. Und Entscheidungen entstehen weniger aus Impulsen, sondern aus Präsenz.

Achtsamkeit ist, vergleichbar mit Muskeln, trainierbar: Sie wächst mit jeder bewussten Wiederholung. Nicht, weil alles plötzlich leichter wird, sondern weil Sie lernen, bewusster damit umzugehen.

Achtsamkeitsübungen für den Alltag

Bevor Sie in die konkrete Übungspraxis einsteigen, ein kurzer Hinweis: Die folgenden Achtsamkeitsübungen sind kein Wettbewerb und keine Technik zur Leistungsoptimierung um jeden Preis. Sie sind eine Einladung – zu mehr Bewusstheit, mehr Klarheit und mehr Präsenz im sportlichen wie im alltäglichen Handeln.

Atembewusstsein entwickeln

Zeitaufwand: 5 Minuten täglich

Ziel: Konzentration auf die eigene Atmung zur Beruhigung des Geistes

So geht's:

Setzen oder legen Sie sich an einen für Sie ruhigen Ort. Atmen Sie tief ein und aus. Zählen Sie dabei gedanklich Ihre Atemzüge von eins bis zehn. Wenn Ihre Gedanken abschweifen, beginnen Sie wieder von vorn.

Warum das wirkt:

Diese Übung hilft, sich besser zu fokussieren und damit zu konzentrieren, Stress abzubauen und die eigene Selbstwahrnehmung zu stärken. Studien zeigen, dass bereits fünf Minuten täglicher Atembeobachtung nachweislich die Aktivität im präfrontalen Kortex (siehe Abbildung 3.1) erhöhen können. Hier befindet sich die Region für Konzentration und Emotionsregulation.

Sinneswahrnehmungen schärfen

Zeitaufwand: fünf bis zehn Minuten, beispielsweise während eines Spaziergangs

Ziel: Stärkung der Achtsamkeit durch bewusste Wahrnehmung

So geht's:

Konzentrieren Sie sich beim nächsten Spaziergang bewusst auf Ihre Umgebung. Achten Sie auf **Geräusche, Gerüche, Farben und Temperaturen**. Was hören Sie? Was riechen Sie? Was sehen Sie? Welche Temperatur nehmen Sie wahr? Probieren Sie, das Erlebte zu beschreiben, ohne es zu bewerten.

Warum das wirkt:

Diese Übung verbessert Ihre Fähigkeit, gedankliche Ablenkungen zu reduzieren und präsenter im Moment zu sein. Studien zeigen, dass regelmäßige Natur-Achtsamkeit die mentale Regenerationsfähigkeit steigert und die emotionale Ausgeglichenheit fördert.

Emotionen verstehen, lenken und regulieren

Diese Übung hilft Ihnen, mit belastenden Emotionen bewusster umzugehen – im Training, Wettkampf oder Alltag. Sie basiert auf vier mentalen Schritten, die Sie jederzeit durchlaufen können:

1. **Wahrnehmung – »Was spüre ich gerade?«**

   Lenken Sie Ihre Aufmerksamkeit nach innen. Nehmen Sie körperliche Signale wahr:

   - Ist Ihr Herzschlag schneller?
   - Fühlen Sie Druck in der Brust, ein Ziehen im Bauch, Wärme im Gesicht?

   Spüren Sie genau in diese Körperstellen hinein, ohne etwas verändern zu wollen. Ziel ist nur: bewusst und möglichst neutral wahrnehmen.

2. **Bewertung – »Was ist das für eine Emotion und woher kommt sie?«**

   Versuchen Sie, das, was Sie wahrnehmen, zu interpretieren und zu benennen: Ist es Wut, Angst, Anspannung, Enttäuschung – oder etwas anderes?

   Fragen Sie sich:

   - Was hat diese Emotion ausgelöst?
   - Gibt es eine konkrete Situation, einen Gedanken oder eine Erinnerung?

3. **Akzeptanz – »Diese Emotion darf da sein.«**

   Erlauben Sie sich, die Emotion zu fühlen – ohne sich dafür zu verurteilen.

Sagen Sie sich innerlich:

- »Ich darf so empfinden.«
- »Ich nehme wahr, was in mir passiert, und bleibe damit in Kontakt.«

Akzeptanz bedeutet nicht, alles gut zu finden. Es geht darum, sich selbst nicht im Kampf mit den eigenen Gefühlen zu verlieren, sondern die Gefühle und somit auch sich selbst zunächst einmal anzunehmen.

4. **Balance schaffen – »Was brauche ich jetzt, um gut weiterzumachen?«**

Jetzt können Sie Ihre mentale Stärke aktivieren. In den nachfolgenden Abschnitten und Kapiteln werden Sie viele Möglichkeiten kennenlernen, die Sie an dieser Stelle nutzen können. Aber es gibt auch Ansätze, die Sie jetzt schon direkt nutzen können:

- Bewusst atmen (ca. 5 Sekunden ein und aus)
- Positive, stärkende oder handlungsleitende Gedanken formulieren, zum Beispiel: »Ich atme ruhig«, »Ich vertraue auf meine Vorbereitung.«
- Körperhaltung aufrichten, Blick fokussieren

Achtsamkeitsübungen für die Anwendung im Sport

Bodyscan

Zeitaufwand: fünf bis sieben Minuten

Ziel: mentale Vorbereitung durch systematische Körperwahrnehmung

So geht's:

Setzen oder legen Sie sich bequem hin. Schließen Sie die Augen und lenken Sie Ihre Aufmerksamkeit nacheinander auf jede Körperregion – von den Zehen bis zum Kopf. Spüren Sie in jede Region hinein, ohne zu bewerten oder etwas verändern zu wollen. Wenn Sie Verspannungen wahrnehmen, lassen Sie sie bewusst los – so gut es gerade möglich ist.

Stellen Sie sich dabei vor, wie eine Art Bodyscanner langsam Ihren Körper von oben bis unten und wieder zurück abtastet. So bleiben Sie im Beobachtungsmodus und schulen Ihre Körperwahrnehmung noch intensiver.

Warum das wirkt:

Der Body-Scan hilft, sich auf den eigenen Körper einzustimmen und muskuläre Anspannungen zu lösen, bevor sie die Leistung beeinflussen. Er aktiviert zudem das parasympathische Nervensystem – zuständig für Regeneration und Ruhe und bereitet auf eine fokussierte, entspannte Leistung vor.

4-7-8 Atemtechnik

Zeitaufwand:

Zwei bis drei Minuten, beispielsweise vor einem Wettkampf oder wichtigen Momenten

Ziel: Senkung der Herzfrequenz und Verbesserung der mentalen Klarheit

So geht's:

Die 4-7-8-Atemtechnik-Methode (siehe Abbildung 3.2) nach Dr. Andrew Weil basiert auf einem festen Rhythmus von Einatmen, Atem-Halten und Ausatmen. Sie wirkt über den Vagusnerv direkt auf das parasympathische Nervensystem und hilft, den Körper in einen Zustand tiefer Ruhe zu versetzen.

1. **Setzen oder legen Sie sich bequem hin. Die Zungenspitze liegt während der gesamten Übung am Gaumen, direkt hinter den oberen Schneidezähnen.**

2. **Atmen Sie vollständig durch den Mund aus. Machen Sie dabei ein leises Rauschen oder Zischgeräusch.**

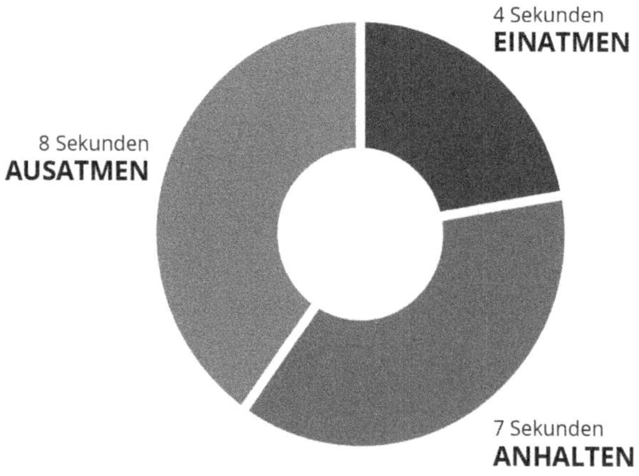

Abbildung 3.2: Grafische Darstellung des zeitlichen Ablaufs der 4-7-8-Technik

3. **Atmen Sie nun durch die Nase ein – langsam und bewusst – und zählen Sie dabei innerlich bis vier.**
4. **Halten Sie den Atem an und zählen Sie innerlich bis sieben.**
5. **Atmen Sie langsam durch den Mund aus und zählen Sie dabei bis acht. Lassen Sie die Luft dabei hörbar entweichen.**
6. **Wiederholen Sie diesen Zyklus insgesamt viermal. Bei regelmäßigem Training können Sie auf bis zu acht Wiederholungen steigern.**

Warum die 4-7-8-Technik wirkt:

Die 4-7-8-Technik verlängert bewusst die Ausatmung, was nachweislich eine beruhigende Wirkung auf Herzfrequenz, Blutdruck und Gedankenaktivität hat. Durch das bewusste Anhalten des Atems entsteht eine kleine Unterbrechung, die wie ein »Reset-Knopf« für das autonome Nervensystem wirkt. Als »körpereigenes Beruhigungsmittel« für das Nervensystem ist die Methode überall und jederzeit einsetzbar.

Besonders geeignet bei:

- ✔ akuter Nervosität vor Wettkämpfen
- ✔ Einschlafproblemen
- ✔ hohem mentalem Druck in Belastungssituationen
- ✔ emotionaler Überreizung nach intensiven Trainingseinheiten oder Gesprächen

Je regelmäßiger Sie diese Technik üben – idealerweise zweimal täglich –, desto stärker wird der Effekt. Bereits nach vier Wochen berichten Sportlerinnen und Sportler von besserem Schlaf und mehr innerer Ruhe.

Achtsamkeitsübung für Training und Wettkampf

Die 3-2-1-Methode für Fokus und Achtsamkeit

Diese Technik eignet sich, um in wichtigen Trainings- und Wettkampfmomenten die Konzentration zu schärfen. Sie ist schnell umsetzbar, diskret anwendbar und genau dann wirksam, wenn Sie sie am meisten brauchen: in einer Spielunterbrechung oder auch direkt nach einem »Fehler«.

So geht's:

1. **Drei Dinge sehen:**

   Schauen Sie sich in Ihrer Umgebung um und benennen Sie in Gedanken drei Dinge, die Sie sehen. Dies hilft, die Aufmerksamkeit nach außen zu lenken und Ablenkungen beziehungsweise ihr Kopfkino/Gedankenkarussell auszublenden.

   Beispiel: »Ich sehe den Ball, die gegnerischen Spieler und den Rasen.«

2. **Zwei Geräusche hören:**

   Konzentrieren Sie sich auf zwei Geräusche, die Sie in diesem Moment wahrnehmen. Dies kann das Atmen Ihres Teamkollegen, der Geräuschpegel des Publikums oder das Pfeifen des Windes sein.

   Beispiel: »Ich höre meine eigenen Atemzüge und das Klatschen der Zuschauer.«

3. **Einen Körperkontakt spüren:**

   Lenken Sie Ihre Aufmerksamkeit auf ein körperliches Gefühl, zum Beispiel den Kontakt Ihrer Füße mit dem Boden oder den Druck des Balls in Ihrer Hand. Dies hilft, den Körper zu erden und Nervosität zu reduzieren.

   Beispiel: »Ich spüre die Stollen meiner Schuhe auf dem Rasen.«

Ziel der Übung:

Die 3-2-1-Methode ist ein hochwirksames Kurz-Reset-Tool. Sie bringt Sie zurück in den Moment, senkt das Stresslevel und stärkt den Fokus – ideal vor kritischen Spielphasen oder in Druckmomenten. Viele Sportlerinnen und Sportler berichten, dass sie sich dadurch ruhiger, klarer und handlungsfähiger fühlen.

Achtsamkeit ist zugleich Haltung, Kompetenz und ein Werkzeug, das Sie in jedem Moment Ihres Lebens einsetzen können, ob im Alltag, im Training oder im Wettkampf. Sie helfen Ihnen auf verschiedenste Weise:

- ✔ Achtsamkeitsübungen für den Alltag helfen, das Bewusstsein für den eigenen Körper und die Umgebung zu schärfen.
- ✔ Achtsamkeitsübungen für den Sport unterstützen die mentale und körperliche Vorbereitung.

- ✔ Atemtechniken regulieren Ihr Nervensystem und beeinflussen Ihre Energie und Konzentration nachhaltig.
- ✔ Techniken wie die 3-2-1-Methode helfen, im Wettkampf Ruhe zu bewahren und die Konzentration zu maximieren.

Übungen wie diese sind einfach zu erlernen und können einen großen Unterschied machen, wenn es darum geht, unter Druck gute Leistungen zu erbringen.

Über diesem QR-Code gelangen Sie zu einer Podcastfolge, in der **Maksim Klasanovic** über das Erlernen von Meditation im härtesten Gefängnis in Thailand spricht.

Achtsamkeit – Wirkung auf die mentale Stärke

Die drei Bausteine Fokus, Kompetenzüberzeugung und Wille bilden unseren Bezugspunkt und die Basis für mentale Stärke. Zum Abschluss dieses Kapitels können Sie in Tabelle 3.1 noch einmal genau die Zusammenhänge zwischen Achtsamkeit und den drei Bausteinen nachvollziehen.

Baustein der mentalen Stärke	Einfluss durch Achtsamkeit
Fokus	Achtsamkeit fördert die Fähigkeit, die Aufmerksamkeit bewusst im Moment zu halten, Ablenkungen zu erkennen und auszugleichen – selbst in hektischen oder emotional aufgeladenen Situationen.
Kompetenzüberzeugung	Durch die gezielte Wahrnehmung eigener Gedanken, Körperreaktionen und Verhaltensmuster entwickelt man ein besseres Selbstverständnis und mehr Vertrauen in ihre mentale und körperliche Steuerbarkeit.
Wille	Achtsamkeit stärkt die Fähigkeit zur Impulskontrolle und zur bewussten Entscheidung: Statt reflexartig zu reagieren, wird das Handeln klarer, zielgerichteter und resilienter – auch unter Druck.

Tabelle 3.1: Einfluss von Achtsamkeit auf die Bausteine mentaler Stärke

IN DIESEM KAPITEL

Die Wirkung von klar gesteckten Zielen

Die unterschiedlichen Arten von Zielen

Wie Sie Ihre Ziele konsequent verfolgen können

Kapitel 4
Zielsetzung – Klarheit und Richtung entwickeln

Wie schaffen es Spitzensportlerinnen und Spitzensportler, sich immer wieder zu motivieren und auf Erfolgskurs zu bleiben, auch wenn Hindernisse und Rückschläge im Weg stehen?

Sicher sind die meisten von ihnen überdurchschnittlich diszipliniert und konsequent in ihrem Handeln. Aber ihre mentale Stärke entsteht nicht nur durch Disziplin, sondern auch durch Begeisterung. Dazu arbeiten sie unter anderem mit klaren Zielen und der Fähigkeit, die eigene Motivation zu steuern.

Dieses Kapitel zeigt Ihnen, wie Zielsetzung Ihnen Orientierung gibt und Ihnen hilft, Ihren Weg bewusster zu gestalten sowie Fortschritte sichtbar zu machen.

Warum eine klare Zielsetzung entscheidend ist

Ziele sind ein zentraler Baustein für Motivation. Sie geben Orientierung, schaffen Fokus und machen Fortschritt sichtbar – wenn sie richtig gesetzt sind. Denn nicht jedes Ziel wirkt automatisch motivierend. Es gibt unterschiedliche Arten von Zielen. Sie erfüllen unterschiedliche Funktionen und entfalten ihre Wirkung erst im passenden Kontext.

Die drei Arten der Zielsetzung

Mentale Stärke beginnt nicht erst im Wettkampf – sie entsteht viel früher, oft mit einer einfachen, aber wirkungsvollen Frage: *Worauf richte ich meinen Fokus?* Ziele sind dabei weit mehr als bloße Vorgaben oder Messgrößen. Sie geben Ihnen Richtung, schärfen Ihre Konzentration und bündeln Ihre mentale Energie. Wenn Ziele zu Ihrer aktuellen Situation und Persönlichkeit passen, entfalten sie ihre volle Wirkung: als Wegweiser, Antrieb und Entscheidungshilfe zugleich.

Im sportlichen Kontext lassen sich drei Arten von Zielen unterscheiden, die jeweils eine unterschiedliche Funktion erfüllen:

- ✔ Ergebnisziele,
- ✔ Leistungsziele und
- ✔ Handlungsziele.

Jede dieser Formen kann wertvoll sein – die Kunst liegt darin, die für Sie passenden/richtigen Ziele zu wählen.

Ergebnisziele – Der langfristige Blick auf den Erfolg

Ergebnisziele beziehen sich auf das Resultat eines Wettkampfs oder einer Saison. Ergebnisse können dabei separiert betrachtet werden, aber auch im Vergleich mit sich selbst oder mit anderen. Ergebnisziele beantworten die Frage: Was will ich erreichen? Beispiele dafür sind:

- ✔ »Ich werde einen Stammplatz in der Mannschaft haben.«
- ✔ »Ich will unter die Top 5 der besten Scorer dieser Saison kommen.«

Ergebnisziele bieten Orientierung und können die Motivation über längere Zeit aufrechterhalten. Sie erzeugen Handlungsbereitschaft, da sie ein messbares Erfolgserlebnis in Aussicht stellen. Gleichzeitig bergen sie die Gefahr, unnötigen Druck zu erzeugen, da das Endresultat nicht immer vollständig in der eigenen Hand liegt, beispielsweise weil es auch starke Konkurrenz um einen Stammplatz gibt oder nach einem Trainerwechsel andere sportliche Prioritäten gesetzt werden. Gerade im Wettkampf kann der ausschließliche Fokus auf ein Ergebnis Nervosität und Versagensangst verstärken.

Ergebnisziele sind passend für die Motivation und die strategische Ausrichtung über eine ganze Saison oder ein Turnier hinweg. Während der Performance selbst sollte der Fokus jedoch stärker auf Handlungen und Prozessen liegen, denn das sind die Faktoren, die in Ihrer Hand liegen.

Im Bezug auf die drei Bausteine der mentalen Stärke wirken Ergebnisziele vor allem auf den Willen (Volition) und die Kompetenzüberzeugung: Die klare Zielsetzung stärkt das Durchhaltevermögen und fördert das Vertrauen in die eigene Fähigkeit, langfristige Herausforderungen erfolgreich zu meistern.

Leistungsziele – Der Fortschritt im Vergleich mit sich selbst

Leistungsziele richten sich auf die eigene Entwicklung und beantworten die Frage: Wie kann sich meine Leistung verbessern? In Abgrenzung zu den Ergebniszielen geht es also nicht zwingend darum, wie viele Punkte Sie mit Ihrer Leistung bekommen oder auf welchem Tabellenplatz Sie landen, sondern es geht um das, was Sie zeigen. Der Maßstab sollte im Idealfall nicht der Vergleich mit Gegnern, sondern die persönliche Weiterentwicklung sein. Typische Formulierungen sind:

- ✔ »Ich werde meine Passquote von 75 Prozent auf 80 Prozent steigern.«
- ✔ »In der kommenden Saison habe ich beim Freiwurf eine Trefferquote von 85 Prozent.«

Leistungsziele machen Entwicklungen sichtbar und helfen dadurch, große und kleine Erfolge zu erkennen. Sie bieten Orientierung in der Trainingssteuerung und sind besonders motivierend, weil sie im eigenen Einflussbereich liegen. Allerdings können sie Frustration auslösen, wenn Verbesserungen einmal stagnieren oder unrealistisch schnell erwartet werden.

Leistungsziele sind besonders geeignet für Trainingsphasen, in denen es um den Aufbau neuer Fähigkeiten oder die Steigerung vorhandener Kompetenzen geht. Sie motivieren zur stetigen Weiterentwicklung, unabhängig vom Ausgang des nächsten Wettkampfs.

Durch Leistungsziele wird besonders die Kompetenzüberzeugung gestärkt, denn wer Fortschritte bei sich selbst erkennt, stärkt nachhaltig das Vertrauen in die eigene Leistungsfähigkeit.

Handlungsziele – Der Fokus auf das Hier und Jetzt

Handlungsziele, manchmal auch Prozessziele genannt, beziehen sich auf konkrete Aktionen, die unmittelbar umgesetzt werden können. Sie beantworten die Frage: Was werde ich konkret tun? Beispiele sind:

- ✔ »Ich treffe bei meinem Aufschlag den Ball höher und rücke gleich bis an die T-Linie vor.«
- ✔ »Ich werde vor dem Betreten des Platzes bewusst dreimal tief durchatmen, um ruhig zu bleiben.«

Handlungsziele lenken die Aufmerksamkeit auf das, was unmittelbar beeinflussbar ist. Sie stärken das Gefühl von Kontrolle, reduzieren dadurch Nervosität und helfen, den Fokus auch unter Druck aufrechtzuerhalten. Allerdings bauen sie keine langfristige Motivation auf, da sie auf einzelne Momente fokussiert sind. Ohne eine übergeordnete Vision können sie isoliert bleiben.

Handlungsziele sind besonders wertvoll im Wettkampf oder in kritischen Trainingssituationen. Sie helfen, in entscheidenden Momenten die Kontrolle über die eigene Handlung zu behalten und den Fokus im eigenen Einflussbereich zu halten.

Handlungsziele stärken besonders den Fokus und die Kompetenzüberzeugung: Durch das bewusste Lenken der Aufmerksamkeit auf eine klare, sofort umsetzbare Handlung wird die Fähigkeit zur Selbststeuerung im Moment trainiert. Sie bleiben dadurch bei dem, was Sie aktiv und unmittelbar beeinflussen können, was Ihnen oft auch hilft, darauf zu vertrauen, dass Sie mit Ihren Fähigkeiten eine Antwort auf schwierige Situationen haben.

Die gelungene Kombination der Zielsetzung

Wie in vielen anderen Lebens- und Kompetenzbereichen gibt es mit Blick auf die unterschiedlichen Zielarten kein pauschales »Richtig« oder »Falsch«. Eine wirkungsvolle Zielstrategie entsteht aus dem Zusammenspiel aller drei Zielarten (vgl. Abbildung 4.1) – je nach Phase Ihrer Entwicklung oder des Wettkampfs. Achten Sie auf eine gute Mischung und die richtigen Prioritäten zum jeweiligen Zeitpunkt!

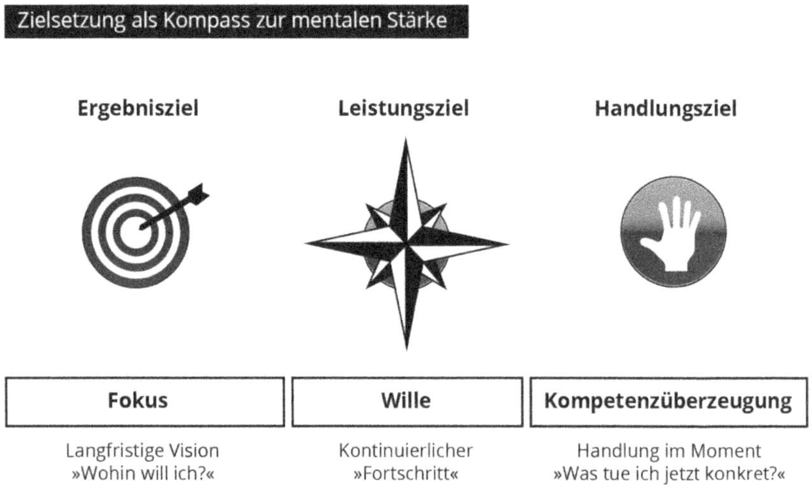

Abbildung 4.1: Zielsetzung als Kompass zur mentalen Stärke

Je nachdem, welchen Aspekt Ihrer Leistung Sie gerade steigern wollen, setzen Sie sich unterschiedliche Ziele:

1. **Strategische Ausrichtung: Ergebnisziele**

   Setzen Sie ein inspirierendes Ergebnisziel, das Ihnen eine klare Richtung vorgibt.

   Beispiel: »Ich will bei den nächsten Meisterschaften eine Medaille gewinnen.«

   Dieses Ziel hält Ihre Vision lebendig und schafft langfristige Motivation.

2. **Steuerung der Entwicklung: Leistungsziele**

   Definieren Sie konkrete Leistungsziele für Ihre Trainingsphasen.

   Beispiel: »Ich steigere meine Ausdauer beziehungsweise meine anaerobe Schwelle um zehn Prozent, um die letzten Minuten eines Wettkampfs stärker zu bestreiten.«

   Leistungsziele machen Fortschritte sichtbar und stärken Ihre Kompetenzüberzeugung.

3. **Fokussierung im entscheidenden Moment: Handlungsziele**

   Im Wettkampf konzentrieren Sie sich auf konkrete Handlungsziele.

   Beispiel: »Ich konzentriere mich nur auf meinen nächsten Ballkontakt und bleibe locker.«

   Handlungsziele helfen Ihnen, im Hier und Jetzt zu bleiben und unter Druck Ihr Bestes abzurufen.

Indem Sie Ergebnis-, Leistungs- und Handlungsziele gezielt kombinieren, stellen Sie sicher, dass Ihre Motivation nicht nur kurzfristig auflodert, sondern über einen langen Zeitraum erhalten bleibt – flexibel, belastbar und auf Wachstum ausgerichtet.

Die richtige Kombination der Ziele garantiert den Erfolg:

- ✔ **Ergebnisziele** schaffen eine langfristige Orientierung und stärken Ihre Ausdauer und Zielstrebigkeit.
- ✔ **Leistungsziele** fördern Ihre stetige Entwicklung und unterstützen die Kontrolle und Bewertung Ihrer Fortschritte.
- ✔ **Handlungsziele** halten Ihre Konzentration im Hier und Jetzt und helfen Ihnen, auch unter Druck handlungsfähig zu bleiben.

Ein ausgewogener Zielsetzungsansatz zahlt auf alle drei Hauptfaktoren der mentalen Stärke ein: Fokus, Wille und Kompetenzüberzeugung. Richtig eingesetzt werden Ihre Ziele damit zu kraftvollen Wegweisern auf Ihrem persönlichen Erfolgsweg.

Erfolgreiche Athletinnen und Athleten nutzen eine Kombination aller drei Ziele, um sich nachhaltig zu motivieren und im entscheidenden Moment völlig fokussiert zu sein. In jedem Fall gilt: Wenn Sie siegen wollen, denken Sie während des Wettkampfs nicht an den Sieg, sondern an die Handlungen, die Ihnen den Sieg bringen können.

Welche dieser Zielarten nutzen Sie aktuell am häufigsten? Und welche neue Zielart könnte Ihr nächster Entwicklungsschritt sein – sportlich, persönlich oder mental?

Ziele WOOPen (WOOP-Methode)

Im vorangegangenen Abschnitt haben Sie erfahren, welche Arten von Zielen Sie nutzen und formulieren können. Es genügt jedoch häufig nicht, Ihre Ziele zu kennen. Gerade in anstrengenden oder unübersichtlichen Phasen auf dem Weg zum Ziel ist es wichtig, konsequent zu bleiben. Mit der *WOOP-Methode* nach Gabriele Oettingen entdecken Sie einen Ansatz, der Ihnen hilft, realistische Schritte zur Umsetzung zu planen und vor allem: durchzuhalten. WOOP steht für *Wish* (Wunsch), *Outcome* (Ergebnis), *Obstacle* (Hindernis) und *Plan* (Plan) – ein wissenschaftlich fundiertes Konzept, das Menschen dabei unterstützt, ihre Ziele zu erreichen. In diesem Abschnitt erfahren Sie, wie Sie dieses einfache, aber effektive Werkzeug auf Ihre sportlichen und persönlichen Herausforderungen anwenden können.

Warum positives Denken nicht ausreicht

Viele Menschen nehmen an, dass allein die Visualisierung eines Erfolgs automatisch dazu führt, das Ziel zu erreichen – beispielsweise das entscheidende Tor, das Podium oder den Profivertrag. Scheinbar dient das der Motivation, doch genau hier liegt eine mentale Falle. Denn wer sich nur auf Wunschdenken verlässt, ohne sich mit möglichen Hindernissen auseinanderzusetzen, wird häufig nicht ins Handeln kommen. Die WOOP-Methode setzt genau hier an, indem sie Wunsch und Realität kombiniert und eine konkrete Strategie zur Zielerreichung liefert.

Studien der Forschungsgruppe um Gabriele Oettingen zeigen: Wer ausschließlich in positiven Zukunftsfantasien schwelgt, wird paradoxerweise häufig weniger aktiv und engagiert.

Der Grund: Die Vorstellung des Zielzustands führt zur – anhand des Blutdrucks messbaren – inneren Entspannung und damit zu weniger Handlungsenergie. Die Vorstellung positiver Ziele kann unter bestimmten Bedingungen trotzdem sinnvoll sein, aber um Wille und Durchhaltevermögen zu stärken, braucht es mehr.

Die WOOP-Methode kombiniert deshalb gezielt Vision und Realität. Dieser Ansatz nennt sich mentale Kontrastierung: Es geht darum, sich den Unterschied zwischen Ihrem jetzigen Zustand und dem, was im Erfolgsfall sein könnte, intensiv bewusst zu machen und zu spüren. In einem nächsten Schritt überlegen Sie, welche inneren Hindernisse Sie davon abhalten könnten, und was noch viel wichtiger ist: wie Sie diesen Hindernissen erfolgreich begegnen können. Hindernisse werden also nicht weggedrückt, sondern bewusst eingeplant – mit konkreten Wenn-dann-Plänen.

Die vier Schritte der WOOP-Methode

Gehen Sie die nachfolgenden Schritte der Reihe nach durch. Nehmen Sie sich Zeit dafür und sorgen Sie sowohl beim Erarbeiten wie auch beim WOOP-Training für eine ruhige Umgebung. Halten Sie die jeweiligen Gedanken mit einer möglichst kurzen und prägnanten Formulierung fest.

1. **Formulieren Sie einen Wunsch (Wish): Was will ich wirklich erreichen?**

   Der Wunsch sollte realistisch, aber dennoch herausfordernd sein. Es geht nicht um ein bloßes »Es wäre schön«, sondern um ein Ziel, das Ihnen wirklich etwas bedeutet.

2. **Beschreiben und fühlen Sie das Ergebnis (Outcome): Was wäre das schönste Ergebnis, wenn ich meinen Wunsch erfülle?**

   Stellen Sie sich dieses bestmögliche Szenario intensiv und ausführlich vor. Erleben Sie es gedanklich mit allen Sinnen – was sehen, hören, spüren Sie? Und vor allem: Welche Gefühle löst es bei Ihnen aus? Wie verändert es Ihre Haltung, Ihre Ausstrahlung, Ihr Selbstbild? Denken Sie auch weiter: Wie wirkt sich dieses Ergebnis auf Ihr Umfeld aus? Werden Familie, Teamkollegen oder Trainer davon profitieren? Könnte Ihr Erfolg sogar andere inspirieren, die Sie gar nicht persönlich kennen? Je umfassender und lebendiger dieses Bild ist, desto mehr Energie wird freigesetzt – für den nächsten Schritt: das Überwinden der Hindernisse.

Viele überspringen diesen Schritt zu schnell – dabei liegt hier die größte Kraft der WOOP-Methode. Nutzen Sie folgende Leitfragen, um ein kraftvolles, lebendiges und emotionales Zielbild zu entwickeln:

- Wie fühlt es sich an, wenn ich mein Ziel erreicht habe?
- Was sehe ich? Was höre ich? Wie bewege ich mich?
- Was verändert sich dadurch in mir – in meiner Haltung, meinem Selbstbild, meiner Ausstrahlung?
- Wie reagiert mein Umfeld – zum Beispiel Teamkollegen und Teamkolleginnen, Familie, Trainer und Trainerinnen – auf diesen Erfolg?
- Wem könnte ich durch mein Beispiel Mut machen – vielleicht sogar Menschen, die ich gar nicht kenne?

3. **Finden Sie Ihre Hindernisse (Obstacles):**

   Welche inneren Hindernisse könnten mich davon abhalten? Identifizieren Sie mindestens ein bis drei innere Hindernisse, die auf dem Weg zum Ziel entstehen könnten – zum Beispiel Zweifel, alte Gewohnheiten oder Stressmuster.

4. **Formulieren Sie einen Plan:**

   Wie können Sie diese Hindernisse überwinden? Entwickeln Sie konkrete Wenn-dann-Pläne für jedes einzelne Hindernis und verwenden Sie die beiden Worte »wenn« und »dann« in Ihren Plänen ganz ausdrücklich. Diese Formulierung führt nach den Ergebnissen der WOOP-Forschung zu einer besonders starken Aktivierung der Pläne beim Auftreten des Hindernisses. Wenn Ihre Pläne stehen, dann stellen Sie sich regelmäßig vor, wie Sie mithilfe Ihrer Wenn-dann-Strategie Ihre Hindernisse erfolgreich überwinden. So sind Sie mental vorbereitet und bleiben handlungsfähig, wenn es darauf ankommt.

Je konkreter und emotionaler das Bild, desto stärker die Wirkung. Und genau diese Vorstellung ist es, die Sie später motiviert, durch schwierige Phasen hindurchzugehen.

BEISPIEL

Wunsch: »Ich möchte beim nächsten Wettkampf als 100-Meter-Sprinter eine neue persönliche Bestzeit erreichen.«

Ergebnis: »Wenn ich auf die Anzeigetafel schaue und die neue Bestzeit sehe, werde ich stolz auf mich sein. Ich werde es förmlich spüren, dass sich mein

Durchhaltevermögen und mein Training auszahlen. Dieses Gefühl gibt mir innerlich Kraft und Antrieb, auch meine nächsten Ziele im und neben dem Sport zu erreichen.«

Hindernis 1: »Ich habe Angst, dass meine Nervosität mich blockiert.«

Plan 1: »WENN ich nervös werde, DANN atme ich tief durch und erinnere mich an meine erfolgreiche Trainingsleistung.«

Hindernis 2: »Ich neige dazu, in den ersten Minuten zu überpacen.«

Plan 2: »WENN ich merke, dass ich zu schnell starte, DANN orientiere ich mich bewusst an meinem vorab festgelegten Rhythmus.«

Hindernis 3: »Ich lasse mich manchmal durch andere Athletinnen beziehungsweise Athleten verunsichern.«

Plan 3: »WENN ich mich vergleiche oder unter Druck gerate, DANN richte ich meine Aufmerksamkeit zurück auf meine eigene Strategie und wiederhole meinen inneren Satz: Ich bleibe bei mir.«

Scannen Sie diesen QR-Code. Im Video finden Sie einen Erklärfilm zum Thema: **»Was ist WOOP?«**

Die WOOP-Methode hilft, den Fokus zu behalten und Hindernisse als überwindbare Herausforderungen zu betrachten. Durch regelmäßige Anwendung wird sie zur mentalen Gewohnheit und kann langfristig die Zielerreichung, Motivation und Selbststeuerung im Sport deutlich verbessern.

Das hilft nicht nur in den typischen Wettkampfsituationen, sondern ist vor allen Dingen auch wertvoll, wenn es um eher unbeliebte Tätigkeiten geht, die aber für die persönliche Entwicklung wichtig sind.

Im Profi- und Spitzensport sind das beispielsweise häufig Themen, wie Ernährungspläne oder wenig geliebte Übungen beim Ausdauer- oder Athletiktraining. Die Analogie außerhalb des Sports finden Sie oft bei den Themen, die Menschen typischerweise gern in ihre Neujahrsvorsätze packen:

- ✔ »Ich möchte nächstes Jahr mehr Sport machen.«
- ✔ »Ich möchte mich gesünder ernähren.«
- ✔ »Ich möchte aufhören zu rauchen.«

Nicht umsonst haben Fitnessstudios zum Jahresbeginn die meisten Neuanmeldungen. Aber oft halten die guten Vorsätze zu Neujahr oder zu anderen Zeitpunkten nur wenige Wochen. Der Grund dafür liegt meist darin, dass Personen nicht gut genug auf innere Hindernisse vorbereitet sind. Auch hierfür können Sie WOOP ganz gezielt nutzen.

Über diesen QR-Code können Sie die **WOOP-Übung** als beschreibbare PDF-Datei herunterladen. So können Sie Ihre Wünsche, Hindernisse und Wenn-dann-Pläne strukturiert festhalten.

Ihr erstes WOOP in fünf Minuten:

Diese Übung hilft Ihnen, die WOOP-Methode sofort anzuwenden – ohne Vorwissen, ohne Vorbereitung. Alles, was Sie brauchen, sind ein Stift und ein paar ruhige Minuten.

1. **Wish (Wunsch)**

   Was möchten Sie in den nächsten ein bis vier Wochen konkret erreichen? Der Wunsch sollte realistisch, bedeutsam und positiv formuliert sein.

   Mein Wunsch:

2. **Outcome (Ergebnis)**

   Was wäre das schönste Ergebnis, wenn Sie diesen Wunsch erfüllen?

   - Wie fühlt sich das an?
   - Was verändert sich in Ihnen?
   - Wie wirkt sich das auf andere Menschen in Ihrem Umfeld aus und vielleicht sogar auf Menschen, die Sie gar nicht kennen?

Nehmen Sie sich einen Moment Zeit, um diese Vision lebendig zu durchdenken.

Mein Ergebnis:

____

____

____

____

3. **Obstacles (Hindernisse)**

   Welches ist das größte innere Hindernis, das Sie davon abhalten könnte? Denken Sie an Zweifel, alte Verhaltensmuster oder typische Denkfallen. Benennen Sie bitte mindestens drei Hindernisse.

   Meine Hindernisse:

____

____

____

____

4. **Plan**

   Wie werden Sie reagieren, wenn diese Hindernisse auftreten? Formulieren Sie klare Wenn-dann-Sätze:

   Meine Pläne:

Hindernis 1:

Wenn ____,

dann ____.

Hindernis 2:

Wenn ____,

dann ____.

Hindernis 3:

Wenn ____,

dann ____.

Lesen Sie Ihre Notizen zum Abschluss noch einmal laut durch. Sie haben damit einen inneren Anker gesetzt – für ein Ziel, das nicht nur vorstellbar, sondern erreichbar ist.

Zielsetzung – Wirkung auf die mentale Stärke

Zum Ende dieses Kapitels können Sie in Tabelle 4.1 noch einmal nachvollziehen, warum und auf welchen Wegen eine gute Zielsetzung auf die drei Bausteine mentaler Stärke wirkt.

Neben der sinnvollen Zielsetzung ist die persönliche Motivation ein weiterer, entscheidender Motor für Ihren langfristigen Erfolg. Denn klare Ziele zeigen Ihnen zwar den Weg – doch erst Ihre Motivation sorgt dafür, dass Sie diesen Weg auch mit Begeisterung und Ausdauer gehen. Motivation ist die treibende Kraft, die Sie nach Rückschlägen wieder aufstehen lässt, die Sie durch schwierige Phasen trägt und Ihre Anstrengungen mit Energie auflädt. Damit Motivation nicht dem Zufall überlassen bleibt, gibt Ihnen das nächste Kapitel Anregungen, wie Sie Ihre inneren Antriebskräfte erkennen, gezielt aktivieren und nachhaltig stärken können.

Baustein der mentalen Stärke	Einfluss durch gute Zielsetzung
Fokus	Klar definierte Ziele bündeln die Aufmerksamkeit auf das Wesentliche. Sie helfen, Ablenkungen auszublenden und die Konzentration konsequent auf nächste Schritte oder das übergeordnete Ziel zu richten.
Kompetenzüberzeugung	Das Erreichen von Zwischenzielen oder die aktive Gestaltung eigener Prozesse fördern das Vertrauen in die eigenen Fähigkeiten und machen Erfolg plan- und steuerbar.
Wille	Eine durchdachte Zielstruktur hilft, auch in schwierigen Phasen dranzubleiben. Rückschläge werden als Teil des Entwicklungsprozesses gesehen und der Wille langfristig gestärkt.

Tabelle 4.1: Der Einfluss von guter Zielsetzung auf die drei Bausteine mentaler Stärke

IN DIESEM KAPITEL

Kommen Sie vom Wünschen zum wirksamen Handeln

Die Arten von Motivation und wie Sie sie nutzen können

Techniken und Strategien, die Ihnen helfen Ihre Motivation aufzubauen und zu stärken

Kapitel 5
Motivation – Der Motor zum Erfolg

Motivation ist der unsichtbare Antrieb, der Sie in Bewegung hält – körperlich und mental. Man könnte auch sagen: Motivation ist die Veranlassung zum Handeln. In diesem Kapitel lernen Sie, was Motivation ausmacht, warum sie manchmal verloren geht und wie Sie sie zurückgewinnen können.

Ich muss, ich müsste, ich sollte, ich will

- ✔ »Ich muss dringend mehr trainieren!«
- ✔ »Ich will mich gesünder ernähren!«
- ✔ »Ich benötige Zeit für mich!«

Diese und ähnliche Aussagen kennen Sie sicherlich. Sie weisen auf ein Bedürfnis oder auf eine Notwendigkeit nach Veränderung hin. Aber wie entsteht aus diesem Wunsch die Energie, tatsächlich ins Handeln zu kommen?

Motivation ist die Energie, die aufgebaut wird, um einen gegenwärtigen Zustand zu verändern. Der angestrebte Zielzustand muss jedoch attraktiv genug sein, um die Motivation längerfristig aufrechtzuerhalten.

Der deutsche Psychologe Falko Rheinberg, der als einer der bedeutendsten Wissenschaftler auf diesem Gebiet gilt, nennt Motivation »eine aktivierende Ausrichtung des momentanen Lebensvollzugs auf einen positiv bewerteten Zielzustand«. Das liest sich zwar etwas sperrig, trifft den Motivationsprozess aber auf den Punkt. Neben den Zielzuständen kann die Freude an der Handlung selbst einen Anreizcharakter haben.

Motivation entsteht durch innere und äußere Anreize. Diese regen uns zum Handeln an und geben einer Handlung eine bestimmte Richtung. Richtung und Intensität einer Handlung hängen in starkem Maß von einer antizipierten Veränderung des Affekts ab. Oder einfacher ausgedrückt:

> *Menschen sind zum Handeln motiviert, wenn sie davon ausgehen, dass sie durch ihre Handlung in einen besseren Gefühlszustand kommen.*

Für die Umsetzung einer neuen Verhaltensstrategie oder eines spezifischen Verhaltens spielen unterschiedliche psychologische Faktoren eine Rolle. Einer der Urväter der psychologischen Motivationsforschung und gleichzeitig der akademische Lehrer von Falko Rheinberg, Professor Heinz Heckhausen, unterscheidet *situative* und *personenbezogene* Faktoren. Nach seiner Interpretation von Motivationsprozessen kann eine motivierte Handlung dann entstehen, wenn eine günstige Interaktion zwischen diesen beiden Bereichen gegeben ist.

Personenfaktoren sind Bedürfnisse oder Motive, die entweder

- ✔ dauerhaft in einer Persönlichkeit verankert sind, dazu zählt beispielsweise das Streben nach Einfluss, Anerkennung oder Wissen, oder
- ✔ kurzfristiger Natur sind. Dazu zählen zum Beispiel Spaß, Durst oder Sicherheit.

Situationsfaktoren beschreiben mehr oder weniger die günstige Gelegenheit. Im Falle von Durst könnte das ein Getränkeautomat sein oder aber auch ein passender Werbespot.

Intrinsisch und extrinsisch motiviert

Motivation ist ein großes, vielschichtiges Konstrukt, und wie bereits angedeutet, können Motivationsfaktoren innerer oder äußerer Natur sein. Kommt die Motivation in erster Linie von innen, wird sie als intrinsische Motivation bezeichnet.

Liegt der Ausgangspunkt der Motivation außerhalb der Person, nennt man sie extrinsische Motivation:

- ✔ **Intrinsische Motivation** kommt aus Ihnen selbst. Sie basiert auf Freude, Leidenschaft oder einem tiefen Interesse an einer Tätigkeit. Fußballspieler oder -spielerinnen, die einfach Spaß am Spiel haben, sind intrinsisch motiviert.

- ✔ **Extrinsische Motivation** entsteht durch äußere Einflüsse. Dazu zählen Belohnungen, Anerkennung oder der Wunsch nach Erfolg. Beispielsweise kann die Aussicht auf eine Medaille oder der Applaus des Publikums sehr motivierend sein.

Bei der Entstehung von Motivation spielen häufig sowohl intrinsische als auch extrinsische Faktoren eine Rolle, weil sie sich im Idealfall gegenseitig verstärken. Die Gewichtung kann individuell und situationsabhängig sein. Gerade für den Erfolg im leistungsorientierten Sport ist es daher mittel- und langfristig wichtig, zwar ambitionierte Ziele zu haben, gleichzeitig aber auch die prinzipielle Freude an der Ausübung des Sports zu empfinden.

Strategien zur Förderung der Motivation im Sport

Motivation ist kein Selbstläufer – sie muss bewusst gepflegt und immer wieder neu angeregt werden. Innerhalb und außerhalb des Sports können verschiedene Strategien dazu beitragen, die eigene Antriebskraft langfristig zu stärken. Über folgende Zugänge können Sie Ihre Motivation gezielt aufbauen und erhalten.

- ✔ **Herausforderungen akzeptieren:** Indem Sie gezielt neue Wettkämpfe oder anspruchsvolle Trainingsaufgaben annehmen, fordern Sie sich selbst heraus und erleben, wie kleine Siege Ihr Selbstvertrauen und Ihre Motivation wachsen lassen. Selbst eine knappe Niederlage kann als wertvolle Erfahrung dienen, wenn Sie sich mutig neuen Herausforderungen stellen.

- ✔ **Soziale Interaktion fördern:** Der Sport lebt von Verbindung. In einem motivierenden Teamumfeld erleben Sie nicht nur Unterstützung, sondern auch den Ansporn, miteinander Ziele zu erreichen. Gemeinsames Training, kleine Wettkämpfe unter Freunden oder unterstützende Teamrituale stärken das Zugehörigkeitsgefühl – ein wichtiger Motor für langfristige Motivation.

- **Ziele setzen:** Klar definierte Ziele geben Ihrer Motivation eine Richtung. Wenn Sie wissen, worauf Sie hinarbeiten – sei es eine neue persönliche Bestleistung oder die Qualifikation für ein Turnier –, bleiben Sie engagierter und fokussierter. Achten Sie darauf, Zwischenziele zu formulieren, die Ihnen regelmäßig kleine Erfolgserlebnisse ermöglichen.

- **Anerkennung und Belohnung:** Wertschätzung wirkt wie Dünger für Ihre Motivation. Ob Lob vom Trainer, ein persönliches Belohnungssystem oder der symbolische Handschlag mit Trainingskollegen nach einem intensiven Training – kleine Anerkennungen geben Ihnen Bestätigung und stärken das Gefühl, auf dem richtigen Weg zu sein.

- **Klare Trainingsziele formulieren:** Nicht nur Wettkampfziele, sondern auch konkrete Trainingsziele helfen, fokussiert zu bleiben. Ein Beispiel: »Ich konzentriere mich heute auf meine Lauftechnik in den ersten 30 Metern.« Wenn Sie ein echter Experte oder eine Expertin in Ihrer Sportart sind, können Sie natürlich noch konkreter werden. »Ich arbeitete heute an meiner Schrittlänge« oder »Ich möchte heute durch gezieltes Techniktraining meine Bodenkontaktzeit verkürzen« gehen schon deutlich mehr ins Detail. Solche präzisen Vorgaben helfen Ihnen, Trainingseinheiten bewusster und effektiver zu gestalten.

- **Bildung fördern:** Je mehr Sie über Ihren Sport wissen – sei es über Technik, Taktik oder mentale Strategien –, desto stärker wird Ihre innere Bindung. Workshops, Fachbücher, spezifische Videos oder der Austausch mit erfahrenen Trainerinnen und Trainern vertiefen nicht nur Ihr Wissen, sondern stärken auch Ihre intrinsische Motivation.

- **Ausgewogenes Trainingsniveau:** Motivation braucht das richtige Maß an Herausforderung. Ein zu leichtes Training führt zu Langeweile, ein zu schweres kann Frustration auslösen. Achten Sie darauf, dass Ihre Aufgaben anspruchsvoll, aber erreichbar sind. Auch ein lockeres, eher spaßorientiertes Training sollte regelmäßig in Ihrem Programm sein. So bleiben Sie engagiert und erleben regelmäßig Fortschritte.

- **Differenzierte und abwechslungsreiche Angebote schaffen:** Nicht jede Phase verlangt das gleiche Training. Abwechslung und Variation – beispielsweise durch alternative Trainingsmethoden, neue Bewegungsaufgaben oder wechselnde Trainingsorte – halten die Motivation frisch und verhindern mentale Erschöpfung.

Motivation ist keine statische Eigenschaft, sondern ein dynamischer Prozess, der gepflegt werden möchte. Ob durch intrinsische Begeisterung oder extrinsische Anreize – das Ziel ist es, einen Antrieb zu schaffen, der nicht nur für den Moment ausreicht, sondern den Sie nachhaltig immer wieder aktivieren können, wenn Sie ihn brauchen. Mit den richtigen Strategien können Sportlerinnen und Sportler ihre Motivation steigern und kontinuierlich daran arbeiten, ihre Ziele zu erreichen.

Motivationstechniken im Sport

Ob Sie ein Einzelkämpfer oder Teil eines Teams sind – Motivationstechniken helfen Ihnen, in schwierigen Phasen durchzuhalten. Wir stellen Ihnen Methoden wie Zielvisualisierung, positive Selbstgespräche und Rituale vor, die von Spitzenathleten genutzt werden, um sich auf Erfolg einzustimmen. Sie lernen, wie Sie diese Techniken in Ihren Alltag integrieren, um langfristig motiviert zu bleiben.

Inspiration – Andere unterstützen, sich zu motivieren

Kann man andere Menschen motivieren? Umgangssprachlich würde man diese Frage bejahen, aber genauer betrachtet lautet die Antwort: Nein – jede und jeder ist für die eigene Motivation letztlich selbst verantwortlich. Und jede und jeder könnte eine – auch noch so gut gemeinte – Motivationsmaßnahme ignorieren. Aber es ist durchaus möglich, eine Atmosphäre oder allgemeine Rahmenbedingungen zu schaffen, in denen es Menschen leichter fällt, sich selbst zu motivieren. Zum Beispiel weil sie spüren, dass ihre Entscheidungen und ihr Handeln einen Unterschied machen oder weil sie sich sicher fühlen und deshalb auch mutiger agieren können.

Motivation entwickelt sich nicht durch Druck oder Kontrolle, sondern durch Inspiration, Vertrauen und das Setzen gemeinsamer Ziele. Als Teamkollege beziehungsweise Teamkollegin oder Führungskraft können Sie ein motivierendes Umfeld schaffen, indem Sie die individuellen Bedürfnisse und Antriebe Ihrer Mitmenschen erkennen und gezielt darauf eingehen.

Hier setzt der Motivkompass® von Dirk Eilert an (siehe Abbildung 5.1): Er zeigt, welche emotionalen und biologischen Systeme die Motivation antreiben – bei Ihnen selbst und bei anderen. Der Motivkompass bietet eine Möglichkeit, menschliches Erleben und Verhalten einzuordnen und zu verstehen. Wir wollen daher im Folgenden etwas ausführlicher auf ihn eingehen.

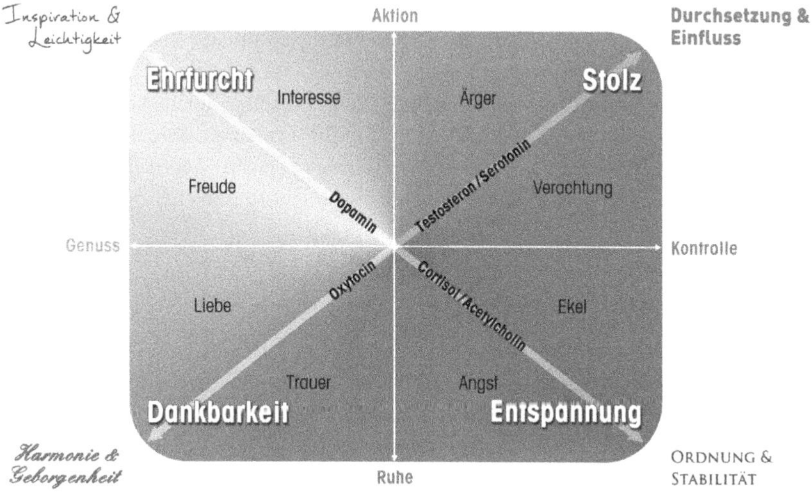

Abbildung 5.1: Der Motivkompass® von Dirk Eilert, Junfermann Verlag, 2021

Die vier neurobiologischen Motivsysteme

Hinter der Motivation stecken beim Motivkompass vier Grundbedürfnisse und jedes von ihnen wird durch bestimmte Emotionen und Botenstoffe (Hormone) aktiviert. So entstehen Motivation, Handlungskraft und Zielorientierung nicht zufällig, sondern über eindeutige biologische Regelkreise.

Nach dem Motivkompass steuern diese vier Systeme unbewusst unsere Handlungen – sowohl im Training und Wettkampf als auch im Alltag. Und jede Person hat eine individuelle Grundprägung, die sich unter Stress noch verstärkt. Das Wissen darüber hilft, sich selbst und andere gezielter zu motivieren.

Was genau machen hier die Hormone beziehungsweise Botenstoffe?

- ✔ **Dopamin** gilt als das zentrale »Belohnungshormon«. Es wird bei Zielnähe, Neugier oder Erfolg ausgeschüttet und sorgt für Energie, Lernlust und Begeisterung.
- ✔ **Testosteron** verstärkt Dominanz, Selbstbehauptung und Entscheidungsfreude – es hilft, Grenzen zu setzen.
- ✔ **Serotonin** stabilisiert das Statusgefühl.

✔ **Cortisol** ist das klassische Stresshormon. Es wird bei Unsicherheit oder Überforderung aktiviert – zu viel davon bremst die Motivation. Struktur, Klarheit und Entspannung helfen, den Spiegel zu senken.

✔ **Oxytocin** stärkt soziale Bindung und Vertrauen. Es steigt bei Nähe, Unterstützung und Zusammenhalt – aber auch in Momenten von Trauer oder sozialem Rückzug, um Verbindung wiederherzustellen.

In Tabelle 5.1 finden Sie die vier Motivsysteme noch einmal im Überblick.

Motivfeld	Leitemotionen	Zentrales Hormon	Funktionale Ausrichtung
Inspiration & Leichtigkeit	Freude, Interesse	Dopamin	Entdecken, Lernen, kreative Entfaltung
Durchsetzung & Einfluss	Ärger, Verachtung	Testosteron, Serotonin	Durchsetzen, Abgrenzen, Führungsstärke
Ordnung & Stabilität	Angst, Ekel	Cortisol	Sicherheit, Struktur, Fehlervermeidung
Harmonie & Geborgenheit	Liebe, Trauer	Oxytocin	Bindung, Zugehörigkeit, emotionale Nähe

Tabelle 5.1: Übersicht zum Motivkompass

Die vier Superressourcen im Motivkompass – Gezielt Motivation aktivieren

Jedes der vier neurobiologischen Grundmotive ist nach Dirk Eilert mit einer emotionalen Kraftquelle verbunden – einer sogenannten *Superressource.* Diese emotionalen Zustände wirken besonders stärkend, weil sie unsere Motivation auf eine gesunde, nachhaltige Weise aktivieren. Wer sich bewusst mit diesen inneren Ressourcen verbindet, stärkt nicht nur seine Motivation, sondern auch Resilienz und mentale Stabilität.

Die vier Superressourcen lassen sich gezielt aktivieren – durch kurze Reflexion, innere Bilder oder auch Rituale im Training. Hier erfahren Sie, wie:

✔ **Inspiration & Leichtigkeit**

- *Superressource:* Ehrfurcht
- *Hormon* beziehungsweise hier Neurotransmitter: Dopamin
- *Leitemotionen:* Freude, Interesse

- *Frage zur Aktivierung:* Wo ist mir in meinem Leben eine Art von »Wunder« begegnet? Wann habe ich Ehrfurcht gespürt – vor der Natur, einem Moment, einer Leistung?
- *Wirkung:* Ehrfurcht erweitert den Horizont, aktiviert Neugier und öffnet den Geist für kreative Lösungen. Diese Ressource hilft besonders in Phasen von Routine, Erschöpfung oder innerer Enge.

✔ **Durchsetzung & Einfluss**

- *Superressource:* Stolz
- *Hormone:* Testosteron, Serotonin
- *Leitemotionen:* Ärger, Verachtung
- *Frage zur Aktivierung:* Was habe ich durch mein eigenes Handeln erreicht, auf das ich heute mit Stolz blicken kann?
- *Wirkung:* Stolz stärkt die eigene Wirksamkeitserfahrung. Diese Ressource aktiviert Fokus, Durchhaltevermögen und den Mut, Verantwortung zu übernehmen – vor allem in fordernden Situationen oder Wettkämpfen.

✔ **Ordnung & Stabilität**

- *Superressource:* Entspannung
- *Hormon:* Regulation von Cortisol
- *Leitemotionen:* Angst, Ekel
- *Frage zur Aktivierung:* Wann habe ich mich zuletzt sicher, geborgen oder einfach nur entspannt gefühlt?
- *Wirkung:* Entspannung reguliert das Nervensystem, senkt Cortisol und stärkt das Vertrauen in sich selbst. Diese Ressource ist besonders hilfreich bei Überforderung, Unruhe oder innerer Anspannung.

✔ **Harmonie & Geborgenheit**

- *Superressource:* Dankbarkeit
- *Hormon:* Oxytocin
- *Leitemotionen:* Liebe, Trauer

- *Frage zur Aktivierung:* Wofür bin ich in meinem Leben wirklich dankbar?
- *Wirkung:* Dankbarkeit fördert emotionale Verbundenheit, schützt vor Einsamkeit und stärkt soziale Beziehungen. Diese Ressource ist ideal in Phasen von Zweifel, Rückzug oder emotionaler Instabilität.

Superressourcen bewusst nutzen: Die vier Superressourcen sind wie mentale Anker. Sie geben Halt, schenken Energie und verbinden Sie mit Ihrem innersten Antrieb. In Momenten von Unsicherheit oder Erschöpfung können sie – gemäß dem Motivkompass – gezielt aktiviert werden, um Motivation, Klarheit und Zuversicht zurückzugewinnen. Besonders im Sport, aber auch im Alltag sind sie ein wirksames Werkzeug zur Selbstregulation und mentalen Stärkung.

Die zwei Motivations-Achsen

Neben den vier Motivfeldern beschreibt der Motivkompass unter anderem zwei zentrale Richtungen der Motivation:

1. **Status-Achse (Testosteron – Oxytocin)**

   Die sogenannte Status-Achse beschreibt, ob sich eine Person in den »Hochstatus« (zum Beispiel Dominanz, Führung, Durchsetzung) oder den »Tiefstatus« (zum Beispiel Kooperation, Einfühlung, Verbindung) begibt. Beide Rollen sind wertvoll und situativ sinnvoll.

2. **Veränderungs-Achse (Dopamin – Cortisol)**

   Sie zeigt, wie offen eine Person für Neues ist. Freude und Interesse laden zum Entdecken ein. Angst und Ekel hingegen halten uns zurück und fordern Vorsicht. Diese Achse erklärt, ob jemand motiviert ist, Neues zu beginnen oder Bestehendes zu bewahren.

Emotionen lassen sich auch danach unterscheiden, ob sie zur Annäherung oder zur Vermeidung motivieren:

✔ **Annäherung:** Freude, Interesse, Liebe, Ärger

Energie auf ein Ziel richten oder sich mit etwas verbinden

✔ **Vermeidung:** Angst, Ekel, Trauer, Verachtung

Rückzug, Selbstschutz oder Abgrenzung

Diese Richtung zeigt sich sogar im Gehirn:

- ✔ Linker Frontallappen = Annäherung.
- ✔ Rechter Frontallappen = Vermeidung.

Bei Niedergeschlagenheit ist oft der rechte Frontallappen überaktiv – das Gehirn ist auf »Vermeidung« gepolt. Deshalb ist Ressourcenaktivierung im Coaching so wichtig: Sie bringt den linken Frontallappen wieder ins Spiel.

Die vier Motivfelder lassen sich nicht nur biologisch, sondern auch im Alltag sehr konkret erleben. Wie sie sich im Sport zeigen und wie Sie sie aktivieren können, erfahren Sie im nächsten Abschnitt.

Der Motivkompass und seine Einsatzgebiete. Hier gelangen Sie zu einem Interview mit Dr. Dirk Eilert.

Der Motivkompass im sportlichen Alltag

Im sportlichen Kontext zeigt sich besonders deutlich, wie unterschiedlich Motivation erlebt und gefördert werden kann. Je nach Persönlichkeit, Situation und emotionalem Zustand spricht jede Athletin und jeder Athlet auf andere Impulse an. Der Motivkompass liefert hier konkrete Anhaltspunkte:

- ✔ **Inspiration und Leichtigkeit** ist ein Feld, das besonders in kreativen Sportarten wie beispielsweise Parcours, Eiskunstlauf, Capoeira, Tanzsport oder in spielerischen Trainingssituationen aktiviert werden kann. Typische Merkmale sind Neugier, Freude und kreative Lösungsfindung. Um diesen Zustand gezielt zu stärken, hilft es, sich an eine Situation zu erinnern, in der Sie sich von etwas Beeindruckendem oder Schönem tief berührt fühlten – etwa beim Blick auf eine Landschaft oder eine außergewöhnliche sportliche Leistung.

Schließen Sie die Augen und lassen Sie dieses Gefühl des tiefen Berührtseins für mindestens 15 Sekunden bewusst wirken. Spüren Sie genau hin: Wo im Körper zeigt sich dieses Gefühl? Wenn Sie gerade nichts fühlen – stellen Sie sich vor, wo diese Emotion spürbar wäre, wenn Sie sie fühlen könnten. Vielleicht als Wärme, Kribbeln, Weite oder Ruhe.

- **Durchsetzung und Einfluss** ist ein besonders kraftvolles Feld in Wettkampfsituationen. Es steht für Zielstrebigkeit, Dominanz und das Gefühl, etwas bewirken zu können. Denken Sie an einen Moment, in dem Sie besonders stolz auf Ihre Leistung waren. Erinnern Sie sich an das Gefühl von Stärke, Stolz und vielleicht auch Überlegenheit und spüren Sie es erneut in Ihrem Körper. Diese Erinnerung kann helfen, sich selbst in schwierigen Momenten zu aktivieren und den inneren Motor zu starten.

Schließen Sie die Augen und lassen Sie dieses Gefühl der Stärke für mindestens 15 Sekunden bewusst wirken. Spüren Sie genau hin: Wo im Körper zeigt sich dieses Gefühl? Wenn Sie gerade nichts fühlen – stellen Sie sich vor, wo diese Emotion spürbar wäre, wenn Sie sie fühlen könnten. Vielleicht als Wärme, Kribbeln, Weite, Ruhe, Stärke oder im Anstieg des Muskeltonus.

- **Ordnung und Stabilität** ist für viele Athletinnen und Athleten die Basis für Leistung unter Druck. Struktur, Verlässlichkeit und innere Ruhe geben Sicherheit – besonders dann, wenn der Druck von außen groß ist. Versetzen Sie sich in eine Situation zurück, in der Sie sich vollkommen sicher und getragen gefühlt haben. Spüren Sie bewusst die Ruhe, die Stabilität und das Vertrauen in sich selbst. Diese Erfahrung kann helfen, sich auch in hektischen Situationen zu zentrieren.

Schließen Sie die Augen und lassen Sie dieses Gefühl der Sicherheit und Stabilität für mindestens 15 Sekunden bewusst wirken. Spüren Sie genau hin: Wo im Körper zeigt sich dieses Gefühl? Wenn Sie gerade nichts fühlen – stellen Sie sich vor, wo diese Emotion spürbar wäre, wenn Sie sie fühlen könnten. Vielleicht als Wärme, Kribbeln, Weite oder Ruhe.

- **Harmonie und Geborgenheit** entfaltet seine Kraft in Teamprozessen, bei zwischenmenschlichem Vertrauen und in emotional stabilen Beziehungen. Wenn Sie sich an eine Situation erinnern, in der Sie echte Dankbarkeit und emotionale Nähe erlebt haben – vielleicht durch die Unterstützung eines Trainers oder die Geste eines Teammitglieds –, dann lassen Sie dieses Gefühl für einige Atemzüge in sich wirken. So stärken Sie das Gefühl der Verbundenheit – eine wichtige Basis für Motivation im Miteinander.

Schließen Sie die Augen und lassen Sie dieses Gefühl der Verbundenheit für mindestens 15 Sekunden bewusst wirken. Spüren Sie genau hin: Wo im Körper zeigt sich dieses Gefühl? Wenn Sie gerade nichts fühlen – stellen Sie sich vor, wo diese Emotion spürbar wäre, wenn Sie sie fühlen könnten. Vielleicht als Wärme, Kribbeln, Weite oder Ruhe.

Der Motivkompass ist ein Beispiel für ein dynamisches Werkzeug zur Selbstregulation und bietet wertvolle Unterstützung im Umgang mit anderen Menschen. Er zeigt auf, dass sich jeder Mensch im Laufe eines Tages durch alle vier Motivfelder bewegt – doch wie bei einem Wärmebild einer Wohnung zeigt sich schnell: In manchen Räumen halten Sie sich häufiger auf als in anderen. Dieses individuelle Muster macht der Motivkompass sichtbar. Wer lernt, gezielt mit den vier Motivfeldern zu arbeiten, kann nicht nur sich selbst besser verstehen, sondern auch andere gezielter inspirieren.

Ressourcen mobilisieren und stärken: Lernen Sie, Ihre inneren Ressourcen (zum Beispiel Selbstvertrauen, Konfliktlösungsfähigkeit oder Entscheidungsstärke) gezielt zu aktivieren, um Herausforderungen oder belastende Situationen besser zu bewältigen.

✔ **Schritt 1: Reflektieren Sie über Ihre inneren Ressourcen und Stärken!**

Setzen Sie sich an einen ruhigen Ort und fragen Sie sich:

In welcher Situation meines Lebens habe ich eine gewünschte Ressource oder Stärke bereits erfolgreich genutzt? (Beispiele: positives Selbstwertgefühl, Selbstwirksamkeit, Entscheidungskompetenz, Konfliktlösungsfähigkeit)

✔ **Schritt 2: Visualisieren Sie die Situation!**

Schließen Sie die Augen und erinnern Sie sich an diese spezielle Situation:

- Was genau haben Sie erlebt?
- Wie haben Sie sich in diesem Moment gefühlt?
- Welche Gedanken und Emotionen hatten Sie dabei?
- Wo im Körper spüren Sie diese Ressource?

✔ **Schritt 3: Spüren Sie die Emotion!**

Lassen Sie das Gefühl dieser Ressource in Ihrem Körper lebendig werden:

- Spüren Sie die Emotionen mindestens 15 Sekunden lang.
- Konzentrieren Sie sich darauf, wie sich diese Ressource in Ihnen ausbreitet und Sie stärkt.

✔ **Schritt 4: Ressourcen in die Gegenwart bringen**

Stellen Sie sich eine aktuelle oder bevorstehende Herausforderung vor.

- Wie können Sie diese Ressource nutzen, um die Situation zu meistern?
- Überlegen Sie konkret: Welche Handlungsmöglichkeiten stehen Ihnen dadurch offen?

✔ **Schritt 5: Wiederholen und verankern**

Wiederholen Sie diese Übung regelmäßig, wenn möglich mehrmals pro Woche, um sich Ihre Ressourcen bewusst zu machen, sie zu festigen und sie leichter abrufen zu können.

Notieren Sie nach der Übung Ihre Erkenntnisse in einem Tagebuch, auf einer Karte oder gegebenenfalls auch auf einem elektronischen Medium. So können Sie Ihre Ressource jederzeit schnell in Erinnerung rufen.

Zielsetzung und Motivation unterstützen Athletinnen und Athleten dabei, in Bewegung und auf Kurs zu bleiben – unabhängig davon, wie steinig der Weg sein mag. Mit der richtigen Kombination aus Ergebnis-, Leistungs- und Handlungszielen können Sportlerinnen und Sportler ihre Energie lenken, Rückschläge besser verarbeiten und langfristig motiviert bleiben. Motivation ist ein dynamischer Prozess, der bewusst gepflegt werden kann – durch innere Begeisterung (intrinsische Motivation) oder äußere Anreize (extrinsische Motivation). Handwerkszeuge wie der Motivkompass und die WOOP-Methode bieten Ihnen praktische Wege, Ihre Antriebskraft systematisch zu stärken.

Dr. Dirk Eilert – Was jeder Coach wissen sollte. Über diesen QR-Code gelangen Sie zu einer Podcastfolge. Im Gespräch mit Sharon Paschke spricht Dirk Eilert über zentrale Grundlagen für Coaching und Begleitung. Das Interview liefert praxisnahe Einblicke in Motivation, Haltung und Wirksamkeit.

Die Mucki-Skizze – Ihre persönliche Kraftquelle visualisieren

Im Sport wie im privaten und beruflichen Alltag gibt es Phasen, in denen Motivation und innere Stärke schwanken. In solchen Momenten hilft es, sich bewusst vor Augen zu führen, was Ihnen Kraft gibt, was Sie inspiriert und innerlich stärkt. Eine der wirksamsten Techniken dafür ist die sogenannte *Mucki-Skizze*, Ihre persönliche Krafttafel.

Die Mucki-Skizze ist Ihre ganz persönliche Sammlung von Bildern, Stichwörtern oder Symbolen, die Ihre wichtigsten Kraftquellen darstellen. Sie visualisieren auf kreative Weise alles, was Ihnen Energie, Mut, Hoffnung oder Motivation schenkt – sei es Ihre Familie, Ihre sportlichen Erfolge, inspirierende Orte oder besondere Erlebnisse.

Wenn schwierige Momente kommen – sei es im Training, im Wettkampf oder im Alltag –, erinnert die Mucki-Skizze Sie daran, worauf Sie bauen können. Sie fokussiert Ihre Aufmerksamkeit auf Ihre Ressourcen, nicht auf Ihre Defizite. Das schafft emotionale Stabilität, neue Motivation und erhöht Ihre Widerstandskraft gegen Rückschläge.

Die Mucki-Skizze stärkt Ihre Kompetenzüberzeugung (»Ich kann das!«), stärkt den Fokus (»Ich weiß, worauf es ankommt!«) und nährt Ihren Willen (»Ich zieh' das durch!«) – also die drei Grundpfeiler der mentalen Stärke.

Anleitung: So erstellen Sie Ihre eigene Mucki-Skizze

✔ Schritt 1: Materialien bereitlegen

Besorgen Sie sich ein großes Blatt Papier oder eine Pinnwand. Nutzen Sie bunte Stifte, Bilder, Zitate, Fotos oder Symbole, die Ihnen wichtig sind.

✔ Schritt 2: Ihre Kraftquellen finden

Überlegen Sie sich:

- Welche Menschen geben mir Kraft?
- Welche Erfolge oder positiven Erfahrungen erfüllen mich mit Stolz?
- Welche Träume und Ziele motivieren mich?
- Welche Orte, Gerüche, Melodien oder Erinnerungen tun mir gut?

✔ Schritt 3: Visualisieren

Bringen Sie diese Kraftquellen auf Ihrer Mucki-Skizze zusammen – zeichnerisch, in Worten oder durch ausgeschnittene Bilder. Es gibt keine »richtige« oder »falsche« Form – Ihre Mucki-Skizze soll sich für Sie stimmig anfühlen.

✔ Schritt 4: Regelmäßig anschauen und verstärken

Platzieren Sie Ihre Skizze an einen Ort, den Sie häufig sehen – in Ihrem Zimmer, ins Trainingstagebuch oder in digitaler Form auf Ihrem Smartphone. Je häufiger Sie Ihre Kraftquellen bewusst aktivieren, desto stärker verankern sich Zuversicht, Motivation und Selbstvertrauen.

Ihre Mucki-Skizze auf einen Blick:

✔ Ihre Mucki-Skizze ist Ihr persönlicher Kraftspender in guten und schwierigen Zeiten.

✔ Sie erinnert Sie – wann immer Sie wollen – an Ihre Stärken, Ressourcen und Ziele.

✔ Sie unterstützt Sie dabei, Resilienz, Motivation und mentale Stärke zu aktivieren.

Laden Sie hier eine Vorlage für **Ihre persönliche Mucki-Skizze** herunter, die Sie individuell gestalten und anpassen können. Natürlich dient diese Vorlage nur als Inspiration – Ihrer Kreativität sind keine Grenzen gesetzt!

Unter diesem QR-Code finden Sie ein Beispiel für eine Mucki-Skizze.

Motivation – Wirkung auf die mentale Stärke

Warum ist Motivation wichtig für mentale Stärke? Natürlich gibt es auch hier gut belegbare Zusammenhänge über die drei Bausteine der mentalen Stärke. Über welche Wirkmechanismen Effekte entstehen können, zeigt Ihnen zum Abschluss des Kapitels Tabelle 5.2.

Baustein der mentalen Stärke	Einfluss durch Motivation
Fokus/Konzentration	Motivation bündelt die Aufmerksamkeit auf bedeutende Ziele. Sie hilft, fokussiert auf Kurs zu bleiben, auch wenn äußere Ablenkungen oder innere Zweifel auftreten.
Kompetenzüberzeugung	Durch das Erleben eigener Fortschritte und das bewusste Aktivieren innerer Antriebe wächst das Vertrauen in die eigene Leistungsfähigkeit nachhaltig.
Wille (Volition)	Motivation wirkt wie ein innerer Motor, der hilft, auch nach Rückschlägen weiterzumachen, Hindernisse zu überwinden und konsequent auf gesetzte Ziele hinzuarbeiten.

Tabelle 5.2: Einfluss von Motivation auf die Bausteine mentaler Stärke

IN DIESEM KAPITEL

Methoden zur mentalen Vorbereitung auf Herausforderungen

Warum Ihre Vorstellungskraft ein starker Faktor für Ihre Leistungsfähigkeit und Gesundheit ist

Wie Sie sie systematisch trainieren können

Wie Sie mit einem mentalen Anker definierte innere Zustände abspeichern

Den Umgang mit Druck und besonders schwierigen Situationen vorbereiten

Kapitel 6

Mentale Vorbereitung – Visualisieren, ankern, Wettkämpfe simulieren

Mentale Stärke kann für schwierige Situationen beziehungsweise für große Herausforderungen gezielt vorbereitet werden. Einige wichtige Vorbereitungsmethoden – wie beispielsweise das Arbeiten mit Zielen – haben Sie in den vorangegangenen Kapiteln kennengelernt. In diesem Kapitel soll es um weitere hilfreiche Strategien und Methoden gehen, die Sie direkt zur Wettkampfvorbereitung nutzen können. In diesem Kapitel erfahren Sie, wie Sie Ihre Gedanken und Emotionen bewusst auf die erfolgreiche Bewältigung ausrichten. Durch Visualisierungstechniken und Anker-Methoden können Sie Ihre Konzentration schärfen, emotionale Stabilität entwickeln und Ihre Willenskraft nachhaltig stärken.

Es existieren unzählige Erfahrungswerte aus der Praxis des Leistungssports in Bezug auf die mentale Vorbereitung wichtiger Wettkämpfe oder Situationen, die eine gute Orientierung über hilfreiche Methoden und Strategien geben. Systematische wissenschaftliche

Untersuchungen dieses Themas findet man jedoch selten, insbesondere wenn man Daten aus dem Spitzensport möchte. Eine Forschungsgruppe um den italienischen Sportpsychologen Claudio Robazza untersuchte im Vorfeld der Olympischen Spiele 2004 in Sydney die mentale Vorbereitung von Olympioniken aus dem Bogenschießen. Auch wenn es individuell große Unterschiede gab, ist das Spektrum einer intensiven mentalen Vorbereitung insgesamt sehr gut abgebildet. Dazu gehört die Regulierung von Emotionen und der Physis (zum Beispiel durch Atmung), Zielsetzung, Visualisierung, Selbstgespräche, Wettkampfsimulation und Strategien zur Steuerung des eigenen Fokus. Die Daten der Bogenschützen lassen unter anderem erkennen, dass es nicht zwingend notwendig ist, das ganze Spektrum an Methoden abzudecken. Setzen Sie daher für sich klare Prioritäten und probieren Sie dann aus, welche Methoden zu Ihnen und Ihren Bedürfnissen passen.

Die Kraft innerer Bilder

Die *Visualisierung* ist die Möglichkeit, mit mentalen Bildern die erfolgreiche Ausführung einer Handlung gedanklich durchzuspielen. Sie basiert auf der neuropsychologischen Erkenntnis, dass unser Gehirn kaum zwischen realen Erlebnissen und lebendig vorgestellten Szenarien unterscheidet.

Visualisierung ist kein »Tagträumen«. Richtig angewendet ist ein aktives Training unseres Gehirns, das gezielt die mentale Stärke fördert.

Was passiert im Gehirn, wenn Sie mithilfe von Vorstellungen trainieren?

Die am häufigsten zitierten Metaanalysen zur Wirksamkeit von Visualisierung im Sport stammen von den amerikanischen Psychologen Deborah Feltz und Daniel Landers beziehungsweise von einer Forschungsgruppe um James Driskell. Metaanalyen sind Analysen aller bekannten wissenschaftlichen Studien zu einem bestimmten Thema. Bereits in den 1980er- und 1990er-Jahren attestieren sie der Visualisierung grundsätzliche Wirksamkeit. Wenige Jahre später versuchten Carlo Porro und Marc Roth den Wirkmechanismen dieser Trainingsform auf die Spur zu kommen.

Fazit ihrer Studien ist, dass Visualisierung und praktische Bewegungsdurchführung auf weitgehend identischen neuronalen Netzwerken im Gehirn basieren und dass dem prämotorischen Kortex, der wesentlich für die Bewegungssteuerung zuständig ist, eine besondere Bedeutung bei der Bewegungsvorstellung zukommt.

Somit darf heute angenommen werden, dass Vorstellungstraining Lernprozesse unterstützen und die Automatisierung von Bewegungen beschleunigen kann.

Hintergrund: Wie das Gehirn Realität erschafft

Das Gehirn lässt in Ihrem Kopf eigene Welten entstehen. Was auf den ersten Blick wie Magie klingt, ist in Wahrheit ein ganz normaler, alltäglicher und in den allermeisten Fällen ein unbewusster Prozess. Das, was Sie in der Alltagssprache als Ihre Wahrnehmung bezeichnen würden, ist kein einfaches Abbild unserer Umwelt durch unsere Sinnesorgane – sondern es wird in einem nachgelagerten Prozess weiterverarbeitet, interpretiert und mit bereits vorhandenen Erfahrungen verglichen. Farben, Geräusche, selbst Schmerz: Was Sie wahrnehmen und empfinden, entsteht nicht objektiv »da draußen«, sondern durch Interpretation im Gehirn:

- ✔ Die Netzhaut des Auges liefert elektrische Impulse – das Gehirn übersetzt diese Impulse in Bilder.
- ✔ Feine Härchen im Innenohr reagieren auf Luftbewegungen – das Gehirn macht daraus Klänge.
- ✔ Und auch Schmerzwahrnehmung entsteht nicht im Knie oder anderen Körperteilen, sondern im Kopf: Aus der entsprechenden Region des Körpers kommt über Nervenbahnen zunächst nur ein elektrisches Signal im Gehirn an. Das Schmerzerleben wird im Gehirn erzeugt und aufgrund von Vergleichswerten der Körperregion/dem Körperteil zugeordnet.

Durch diese und viele andere komplexe Vorgänge im zentralen Nervensystem entstehen subjektive Welten in unserem Kopf. Diese Welten bilden die Grundlage für unser Erleben und Verhalten. Sie können diese Zusammenhänge und die Entstehung aktiv beeinflussen. Das ist die Basis jeder mentalen Übung.

Lernen ist auf einer neuronalen Ebene lebenslang möglich. Die Möglichkeit unseres Gehirns, sich ständig zu verändern und zu erneuern, bezeichnet man als Neuroplastizität. Dies geschieht durch Erfahrungen, Gedanken und gezieltes Training. Es entstehen neue Nervenzellen, neue Verbindungen und neue Reaktionsmuster.

Wenn Sie visualisieren, verändern Sie aktiv Ihr Gehirn. Sie bauen neuronale Netzwerke, die Sie mental wie körperlich leistungsfähiger machen. Ihr Gehirn ist nicht nur ein Speicher von Informationen, es kann Steuerzentrale, Coach und Trainingsgerät sein.

Erfolgreiche Visualisierung bedeutet nicht nur, Bilder zu sehen. Wichtig ist, dass Sie in einer insgesamt möglichst lebhaften Vorstellung Emotionen spüren, Körperreaktionen wahrnehmen und mentale Bilder so intensiv erleben, dass Ihr Gehirn sie als reale Erfahrung abspeichert. Erst dann entfaltet diese Methode ihre volle Kraft.

Laura Nolte (Bobfahrerin, Gold- und Silbermedaillengewinnerin bei den Olympischen Spielen 2026) über Visualisierungen. Über diesen QR-Code gelangen Sie zu einem früheren Interview mit ihr. Sie beschreibt, wie sie vor jeder Abfahrt mit inneren Bildern arbeitet und wie Visualisierung zur Vorbereitung, Fokussierung und Sicherheit beiträgt.

Was die Wissenschaft zur Visualisierung sagt

Vielleicht haben Sie sich schon gefragt, ob Training durch Vorstellungen nachweislich funktioniert oder ob es sich nur um eine nette Ergänzung zum physischen Training handelt. Die Wissenschaft hat eine klare Antwort darauf: *Visualisierung wirkt.*

Zahlreiche Studien zeigen, dass Visualisierung definitiv zu Leistungssteigerungen führt. Hier sind die wichtigsten Erkenntnisse aus wissenschaftlichen Untersuchungen zusammengefasst:

- ✔ Visualisierung ist besser als kein Training.

  Wer sich Bewegungsabläufe regelmäßig mental vorstellt, verbessert seine Leistungen in der Praxis messbar.

- ✔ Praktisches Training erzielt größere Effekte.

  Reale Bewegungen sind erwartungsgemäß der wichtigste Faktor für Leistungssteigerungen und in Untersuchungen den Fortschritten durch rein mentales Trainieren deutlich überlegen.

- ✔ Die Kombination aus Visualisierung und physischem Training bringt den größten Fortschritt.

  Wer beides kombiniert, optimiert seine Ergebnisse und hat die größten Effekte.

- ✔ Wann funktioniert Visualisierung besonders gut?

  Visualisierung zeigt eine größere Wirkung bei kognitiven Bewegungsaufgaben als bei rein motorischen Abläufen.

  Visualisierung ist besonders hilfreich bei technischen oder taktischen Prozessen, bei denen das Gehirn stark involviert ist. Der Effekt bei einem Freistoßtraining ist also größer als beim Ausdauersport.

- ✔ Die kinästhetische Vorstellung ist effektiver als die rein visuelle Vorstellung.

  Wer sich nicht nur vorstellt, eine Bewegung zu beobachten, sondern auch bewusst das Gefühl der Bewegung im Körper wahrnimmt, erzielt bessere Ergebnisse.

Fazit: Warum ist Visualisierung so wirksam?

- ✔ Weil unser Gehirn praktisch keinen Unterschied zwischen realer und vorgestellter Bewegung macht.
- ✔ Weil es – wie körperliches Training auch – die neuronalen Verbindungen stärkt und Bewegungsabläufe effizienter macht.
- ✔ Weil es hilft, Bewegungen zu trainieren und zu optimieren, auch ohne sie praktisch auszuführen.
- ✔ Weil eine wichtige Wirkkomponente eine zusätzliche eher unspezifische Motivation ist, die zum Beispiel mit verminderter Wettkampfangst und einer Steigerung des Selbstvertrauens einhergeht.

Arten der Visualisierung

Visualisierung ist das Training der kognitiven Steuerung – vergleichbar mit einem internen Simulator für Bewegung, Emotion und Entscheidungsverhalten. Wer regelmäßig visualisiert, nutzt und trainiert dieselben Hirnareale, die auch bei realem Handeln aktiv sind.

Bei der Visualisierung können drei Perspektiven unterschieden werden:

1. Externe Visualisierung
2. Interne Visualisierung
3. Situationsvisualisierung

Externe Visualisierung: Sich selbst von außen beobachten

Sie sehen sich von außen wie in einem Film. Diese Perspektive ermöglicht, sich wie ein Zuschauer von der Tribüne aus oder wie aus der Vogelperspektive selbst zu analysieren – mit etwas emotionalem Abstand.

- ✔ **Ziele:** Korrektur von Technikfehlern, Taktikverhalten, Körpersprache. Fehlerquellen erkennen, Bewegungsabläufe klar strukturieren.
- ✔ **Nutzen:** Diese Form der Visualisierung erlaubt eine distanzierte Selbstbetrachtung – besonders hilfreich zur technischen oder taktischen Korrektur, aber auch zur Stärkung des Selbstbilds.
- ✔ **Besonderheiten:** Externe Visualisierung fördert ein Gefühl von Abstand und objektiver Kontrolle.

BEISPIEL

Beispiel 1: Elfmeter aus der Vogelperspektive:

Ich beobachte mich aus der Vogelperspektive, wie ich ruhig zum Elfmeterpunkt gehe, den Ball sorgfältig ablege, mich kurz umschaue. Mein Körper wirkt kontrolliert, mein Stand fest. Ich gehe ein paar Schritte zurück und nehme meine Anlaufposition ein. Ich sehe meine Schritte zum Ball, den letzten Bodenkontakt vor dem Schuss. Mein Fuß trifft den Ball mit einem satten Kontakt. Ich sehe, wie der Ball fliegt, der Torwart springt und der Ball im Netz einschlägt. Ich sehe mich jubeln, wie aus einem Replay, in Zeitlupe. Alles wirkt flüssig, stabil und klar.

BEISPIEL

Beispiel 2: Turnerin am Schwebebalken (Seitenperspektive):

Ich sehe mich von der Seite, wie ich mich auf dem Schwebebalken positioniere – ruhig, fokussiert. Mein Blick ist klar, meine Bewegungen zielgerichtet und kontrolliert. Ich beobachte mich dabei, wie ich die erste Übung ausführe. Ich sehe meine Körperspannung, wie ich meine Arme bewege, wie mein Fuß genau in der Mitte des Balkens landet. Ich sehe die gesamte Abfolge der Übung – bis zur Landung am Ende, bei der ich ruhig stehen bleibe. Ich sehe mich selbst als Athletin, die Kontrolle und Eleganz ausstrahlt. Aus dieser externen Perspektive erkenne ich, wo ich zögere, wann ich sicher wirke und wie meine Körpersprache wirkt.

Interne Visualisierung: Vorstellung aus der Ich-Perspektive

Hier tauchen Sie in die Szene ein und erleben die Situation aus der Ich-Perspektive (auch *ideomotorische Perspektive* genannt). Sie erleben die Situation intensiv mental als Ausführender und sehen die Umgebung mit Ihren eigenen Augen. Sie spüren, wie der Körper sich bewegt, die Atmung sich verändert und welche Emotionen aufkommen.

✔ **Ziel:** Bewegungsabläufe lernen und stabilisieren, emotionale Sicherheit aufbauen, Selbstvertrauen und Körpergefühl stärken.

✔ **Nutzen:** Diese Perspektive aktiviert nicht nur die Vorstellung, sondern auch die körperliche Bewegungserinnerung. Sie ist besonders wirkungsvoll, wenn es darum geht, Bewegungsgefühl, Timing und Selbstvertrauen zu entwickeln oder zu stabilisieren. Durch die Ich-Perspektive entsteht eine emotionale Nähe zur Handlung – unser Organismus »erlebt« die Bewegung mental. Neuronale Verbindungen werden dadurch unter realistischen Bedingungen aktiviert und gestärkt. So wird die Wahrscheinlichkeit erhöht, dass sie in Drucksituationen jederzeit abrufbar ist.

BEISPIEL

Beispiel 1: Hochsprung, entscheidende Sprunghöhe:

Ich stehe an der Anlauflinie. Ich spüre den Druck unter meinen Spikes. Mein Atem ist ruhig, aber konzentriert. Ich schaue zur Latte, blende alles andere aus. Dann laufe ich in meinem gewohnten Rhythmus an. Ich spüre die Geschwindigkeit, die Fliehkräfte beim Anlauf, den Abdruck, den Moment des Abhebens. Die Bewegung geht unmittelbar über in die komplexe Bewegungsabfolge bei der Lattenüberquerung. Für einen Sekundenbruchteil fliege ich. Ich höre nichts, bin ganz fokussiert auf das vertraute Gefühl meiner Flugkurve und meine Bewegungen in den verschiedenen Flugphasen, die routiniert und automatisch ablaufen. Ich spüre, wie ich mit intensiver Bogenspannung über der Latte bin – mein Rücken und meine Beine haben noch ausreichend Abstand. Ich lande weich auf den Schultern und rolle mich schwungvoll rückwärts ab. Erst jetzt höre ich wieder die Geräusche um mich herum. Ich reiße die Arme hoch. Ich habe es geschafft.

BEISPIEL

Beispiel 2: 100-Meter-Sprint, Vorbereitungsphase:

Ich warte hinter dem Startblock auf das Startkommando. Ich knie im Startblock. Meine Fingerspitzen drücken in die Bahn. Ich spüre die Spannung in meinem ganzen Körper. Die Sonne wärmt meine Schultern, ich höre entfernt das Geräusch der Zuschauer – aber nur wie durch Watte. »Fertig!« Ich hebe das Becken, meine Kniegelenke kommen in den passenden Winkel. Ich maximiere den Druck meiner Spikes auf den Startblock, achte auf vollständigen Kontakt der Sohle zum Block. Alles in mir ist bereit. Ich höre den Startschuss. Mein Körper explodiert. Ich nehme keine Gedanken mehr wahr – nur noch Beschleunigung, Rhythmus und Kraft. Ich sprinte.

Situationsvisualisierung: Wettkampfumgebung mental erleben

Die Situationsvisualisierung ist eine erweiterte Form der internen Visualisierung. Wenn Sie sie nutzen wollen, stellen Sie sich konkrete Szenarien insbesondere unter Berücksichtigung der Rahmenbedingungen vor – etwa ein wichtiges Spiel, einen Auftritt oder eine Prüfung. Dabei liegt der Schwerpunkt auf dem mentalen Einstimmen auf äußere Umstände wie beispielsweise Gegner, Publikum oder herausfordernde Ereignisse.

- ✔ **Ziel:** Bessere Vorbereitung auf Drucksituationen, weniger Überraschungseffekte im Wettkampf.
- ✔ **Nutzen:** Diese Perspektive ist ideal, um sich auf Drucksituationen, Störungen und spontan herausfordernde Ereignisse vorzubereiten. Sie erweitert die Visualisierung um den Kontext, beispielsweise Lärm, Gegnerverhalten, Zeitdruck oder emotionale Reaktionen von außen. Ziel ist es, auch unter schwierigen Rahmenbedingungen handlungsfähig und stabil zu bleiben.

BEISPIEL

Beispiel 1: Elfmeterschießen, Pokalfinale:

Ich stehe am Elfmeterpunkt. Das Stadion ist ausverkauft, die Lautstärke ist enorm, Sprechchöre, Tröten, Pfiffe. Ich sehe den gegnerischen Torwart – breit stehend und kleine Seitbewegungen auf der Linie machend. Ich fühle die Nervosität, eine leichte Anspannung in meinem Bauch, aber ich akzeptiere sie. Ich gehe ein paar Schritte zurück und nehme meine Anlaufposition ein. Ich atme tief durch. Ich gehe den Ablauf noch einmal durch, suche mir eine Ecke aus. Ich habe mich entschieden, wohin ich schießen werde. Dann laufe ich los und tauche mit meinem Fokus ganz in meine Bewegung ein. Die Geräuschkulisse ist noch da, aber sie spielt keine Rolle mehr für mich. Ich fühle meine Kraft, den Rhythmus meiner Schritte, den letzten Bodenkontakt vor dem Schuss.

Mein Fuß trifft den Ball mit einem satten Kontakt. Ich sehe, wie der Ball fliegt, der Torwart springt und der Ball im Netz einschlägt. Ich reiße die Arme hoch, renne zu meinem Team, um den Treffer zu feiern, meine Umgebung kommt wieder in mein Bewusstsein zurück. Ich genieße die Atmosphäre, die Energie des Publikums und die Bestätigung durch meine Mitspieler.

Beispiel 2: Comeback nach Verletzung, erste Einsatzminute:

Ich warte zum ersten Mal seit Monaten wieder an der Seitenlinie auf meine Einwechslung. Ich nutze die Zeit, um meinen Körper noch einmal zu checken. Wie fühlt sich mein Knie an? Wie ist meine Körperspannung? Wie atme ich? Alles passt, ich fühle mich stabil und bereit. Das Spiel wird jetzt unterbrochen, der Schiri winkt mich rein. Die Zuschauer sehen mich. Ich höre meinen Namen, aber mein Fokus liegt auf meiner Aufgabe: Wo sind meine Mitspieler und Gegner? Wo ist meine Position? Ich stimme mich kurz mit meinen Mitspielern ab. Blick zum ruhenden Ball. Ich merke die Spannung – aber auch die Kraft. Die erste Aktion erlebe ich noch sehr bewusst und intensiv: Ballannahme, Körperdrehung, Pass. Durch die Aktion kommt mein Körper direkt wieder in den Spielmodus. Ich bin wieder da. Ich kann meinem Körper vertrauen, zeige intensive Aktionen, gehe selbstbewusst und konsequent in die Zweikämpfe. Die Anspannung ist immer noch da, aber ich spüre, dass ich weiß, was zu tun ist.

Wer regelmäßig situativ visualisiert, kann Überraschungen im Wettkampf besser abfedern und mentale Routinen für schwierige Momente entwickeln. Diese Form der Visualisierung eignet sich besonders als Ergänzung zur internen Perspektive – denn mentale Stärke zeigt sich nicht nur im Idealzustand, sondern gerade dann, wenn Unerwartetes eintritt.

Drei Perspektiven – Eine Handlung

Ziel: Erleben Sie eine Handlung mental aus drei verschiedenen Blickwinkeln und erkennen Sie, welche Perspektive für Sie in welcher Situation den größten Mehrwert bietet.

1. **Handlung auswählen**

   Wählen Sie eine typische Handlung aus Ihrem Sport oder Alltag.

   Meine Handlung:

   ____

   ____

   ____

   ____

2. **Externe Perspektive der Beobachtung**

   Stellen Sie sich vor, Sie sehen sich selbst bei der Ausführung – zum Beispiel wie durch eine Drohne oder Kamera.

   - Was sehen Sie an Ihrem Bewegungsablauf?
   - Wirken Sie sicher, kontrolliert, fokussiert?

   Meine Beobachtungen:

   ____

   ____

   ____

   ____

3. **Interne Perspektive – ich fühle mich mittendrin**

   Erleben Sie dieselbe Bewegung jetzt aus der Ich-Perspektive – als wenn Sie sie selbst ausführen.

   - Was spüren Sie in Ihrem Körper? Wie fühlt sich Ihre Muskulatur an?
   - Was hören, sehen, fühlen Sie?
   - Wie intensiv ist das emotionale Erleben?

Meine Wahrnehmung:

4. **Situationsvisualisierung – mit allem Drum und Dran**

   Versetzen Sie sich nun in eine realistische Wettkampfsituation oder einen anspruchsvollen Kontext. Wählen Sie mit zunehmender Erfahrung und Routine bewusst zunehmend schwierigere Rahmenbedingungen, um sich Schritt für Schritt daran zu gewöhnen.

   - Was verändert sich, wenn Druck, Publikum oder Gegner dazukommen?
   - Wie reagieren Sie mental und körperlich?

   Meine Eindrücke:

5. **Reflexion:**

   Was hat mir am meisten gebracht und wann nutze ich welche Perspektive?

Anwendung in Training und Wettkampf

Visualisierung ist ein täglicher Begleiter vieler Spitzensportler. Sie ergänzt das physische Training und ist somit hilfreich für die Belastungssteuerung. Durch mentale Erfolgserlebnisse und das systematische Ansprechen sensomotorischer Gehirnareale werden Abläufe stabilisiert und der Organismus wird auf kritische Situationen mental vorbereitet.

Visualisierung kann sowohl im Training als auch im Wettkampf vielfältig genutzt werden.

Im Trainingsalltag:

- ✔ **Neue Bewegungsabläufe erlernen:** Stellen Sie sich vor, wie Sie neue Techniken korrekt ausführen. So verankern Sie gezielt Bewegungsmuster im Gehirn.
- ✔ **Technische Details bewusst einprägen:** Einzelne Bewegungsphasen können visualisiert und verfeinert werden, etwa der Handgelenkseinsatz bei verschiedenen Tennisschlägen.
- ✔ **Selbstvertrauen in neue Fähigkeiten aufbauen:** Durch die Vorstellung von gelungenen Ausführungen wächst das Vertrauen in eigene Fähigkeiten.

Im Wettkampf:

- ✔ **Stress reduzieren:** Wer den Ablauf in der unmittelbaren Wettkampfvorbereitung bereits mental geübt hat, fühlt sich sicherer und bleibt später unter Druck ruhiger.
- ✔ **Bewegungen abrufbar machen:** In kritischen Momenten können bei kurzen Unterbrechungen oder Pausen visualisierte Bewegungen wie ein inneres Drehbuch abgerufen werden.
- ✔ **Emotionale Stabilität bewahren:** Die Vorstellung erfolgreicher Handlungen hilft, den Fokus wieder auf die Aufgabe zu setzen, dadurch Nervosität zu reduzieren und Selbstvertrauen zu stärken. Auch das kann sowohl in der unmittelbaren Wettkampfvorbereitung geschehen als auch bei situativen Unterbrechungen des Ablaufs.

Ein Qualitätsmerkmal beim Visualisieren ist die Zeitstruktur der inneren Vorstellung. Idealerweise dauert Ihr mentaler Durchlauf eines Bewegungsablaufs genauso lange wie der reale Ablauf. Nur dann wird das Gehirn in vergleichbaren Aktivitätsmustern gefordert wie in der tatsächlichen Ausführung.

Ob es um einen Freistoß, einen Speerwurf oder eine schwierige Passage in einem Skirennen geht: Wenn Ihre mentale Probe deutlich kürzer oder länger dauert, konkurrieren mentale Vorstellung und praktische Ausführung, was die angezielten Automatismen beeinträchtigt. Ziel ist es, nicht nur die Handlung zu visualisieren – sondern den Bewegungsfluss und die zeitliche Dynamik realitätsnah mental zu trainieren.

Selbstkontrolle: Passt die mentale Zeit zu Ihrem realen Ablauf?

1. **Stellen Sie Stoppuhr oder Timer bereit.**

   Nutzen Sie eine einfache Uhr oder Ihr Smartphone, um die Zeit zu messen.

2. **Messen Sie die Zeitdauer des realen Ablaufs.**

   Führen Sie die Bewegung (zum Beispiel Elfmeter, Aufschlag, Turnsequenz) real aus und stoppen Sie die Zeit.

3. **Spielen Sie den Ablauf mental durch.**

   Schließen Sie die Augen und visualisieren Sie denselben Ablauf – so konkret wie möglich. Starten Sie den Timer zu Beginn der Visualisierung und stoppen Sie ihn am gedachten Ende.

4. **Vergleichen Sie beide Zeiten.**

   Weicht Ihre mentale Dauer stark von der realen ab? Dann justieren Sie nach – Ziel ist ein möglichst identischer Zeitverlauf.

Die zeitliche Übereinstimmung verbessert nicht nur Ihre Vorstellungskraft – sie erhöht auch die neuronale Präzision und trägt entscheidend zur Automatisierung der Bewegung bei.

Beispiele der Visualisierung aus dem Spitzensport

Visualisierung ist eine Standardtechnik, die seit mehreren Sportlergenerationen im Spitzensport genutzt wird. Von einigen Weltklasseathletinnen und -athleten gibt es öffentliche Beispiele:

- ✔ **Rafael Nadal:** Der ehemalige spanische Tennisstar stellte sich vor wichtigen Spielen nicht nur den Ablauf eines Matches vor, sondern auch seine emotionale Reaktion auf entscheidende Punkte. Diese Vorbereitung half ihm, in kritischen Momenten ruhig und fokussiert zu bleiben.

- ✔ **Usain Bolt:** Der Sprintstar nutzte vor jedem Rennen Visualisierung, um sich den perfekten Start, die optimale Laufhaltung und das Überqueren der Ziellinie vorzustellen. Er kombinierte diese Technik mit Ritualen, um sich mental auf Erfolg zu programmieren.

Scannen Sie diesen QR-Code und erfahren Sie im Video mehr über die **mentale Stärke von Rafael Nadal**.

Die 5-Sinne-Visualisierung – Ihre mentale Reise zur Bestform

Eine effektive Methode, um Visualisierung noch intensiver und wirksamer zu gestalten, ist die bewusste Einbindung aller fünf Sinne. Je lebendiger Ihre innere Vorstellung wird, desto tiefer verankert sich die Erfahrung in Ihrem Gehirn, und desto leichter kann Ihr Körper später darauf zugreifen.

Nehmen Sie sich fünf bis zehn Minuten Zeit und stellen Sie sich eine Herausforderung vor, bei der Sie in Topform sind. Schließen Sie nun entspannt die Augen und stellen Sie sich die Situation so detailliert wie möglich vor. Die folgenden Fragen und Hinweise zu den jeweiligen Sinneswahrnehmungen werden Ihnen helfen, Ihre Vorstellung zu intensivieren. Wenn Sie möchten, können Sie sich schriftliche Notizen dazu machen.

1. **Sehen – Das visuelle Drehbuch vor Ihrem inneren Auge**

   Welche Farben nehmen Sie wahr? Wie wirkt das Licht? Gibt es Bewegungen um Sie herum – etwa flatternde Trikots, ein sich drehender Ball oder die Bewegung eines Gegenspielers? Tauchen Sie in die Szene ein, als würden Sie einen hochauflösenden Film abspielen.

2. **Hören – Die Klangkulisse Ihrer Leistung**

   Welche Geräusche begleiten Ihre Visualisierung? Hören Sie die Rufe der Mitspieler, das Geräusch des Ballkontakts, den Jubel oder das gedämpfte Raunen der Zuschauer? Lassen Sie die akustische Atmosphäre lebendig werden und fühlen Sie, wie der Klang Ihre Energie bündelt.

3. **Fühlen – Ihre Körperwahrnehmung aktivieren**

   Spüren Sie bewusst, wie sich Ihr Körper bewegt: den Kontakt zum Belag der Wettkampfstätte oder zu Ihrem Sportgerät, die Spannung in Ihren Muskeln, den Luftzug auf Ihrer Haut, der durch die Dynamik Ihrer Bewegungen entsteht. Vielleicht fühlen Sie auch die Vibration des Bodens bei jedem Schritt oder die Berührung des Trikots auf Ihren Schultern. Je intensiver Sie sich das Körpergefühl verstellen, desto stabiler wird Ihre Vorstellung abgespeichert.

4. **Riechen – Den Moment atmen**

   Welche Gerüche steigen Ihnen in der Situation in die Nase? Vielleicht der typische Duft von frisch gemähtem Rasen, der Chlorgeruch des Schwimmbeckens, die kühle Luft in der Sporthalle oder der Geruch Ihrer eigenen Ausrüstung? Gerüche sind eng mit Emotionen verbunden – nutzen Sie diesen Sinn, um Ihre Vorstellung noch kraftvoller zu verankern.

5. **Schmecken – Das letzte sinnliche Detail**

   Falls passend: Schmecken Sie den Moment. Vielleicht das frische Wasser während einer kurzen Pause oder die trockene Luft eines heißen Sommertags auf dem Spielfeld. Auch der Geschmack kann eine Verbindung zwischen Ihrem mentalen Bild und Ihrem Körpergefühl schaffen.

Ziel:

Je mehr Sinne Sie während der Visualisierung aktivieren, desto stärker verfestigen Sie die Erfahrung auf neuronaler Ebene. Ihr Gehirn speichert die Situation nicht nur als abstraktes Bild, sondern als lebendige Erfahrung, und Sie können die vorgestellten Bewegungsabläufe später schneller, präziser und selbstverständlicher abrufen.

Visualisierung wird so zu einem mentalen Probelauf für eine erfolgreiche Durchführung. Je mehr Sinne Sie aktivieren, desto realistischer und nachhaltiger wird Ihre Visualisierung!

Abbildung 6.1 gibt einen Überblick über die genannten Vorstellungsinhalte.

Visualisierung beinhaltet nicht nur eine Video- und Tonspur. Im besten Fall berücksichtigt das Training systematisch das Zusammenspiel aller Sinneswahrnehmungen. Dadurch lernt Ihr Gehirn die Erfolgsstrategien für Ihre Herausforderungen kennen und jeder Trainingsdurchgang verankert diese Strategien ein Stück tiefer in Ihren neuronalen Netzwerken. Durch die bewusste Nutzung Ihrer Vorstellung können Sie Bewegungsabläufe verfeinern, emotionale Stärke aufbauen und Ihre Konzentration schärfen. Ob beim Erlernen neuer Techniken oder bei der Vorbereitung auf einen entscheidenden Wettkampf: Visualisierung ist ein effektives Werkzeug, um sich mental und emotional optimal einzustimmen.

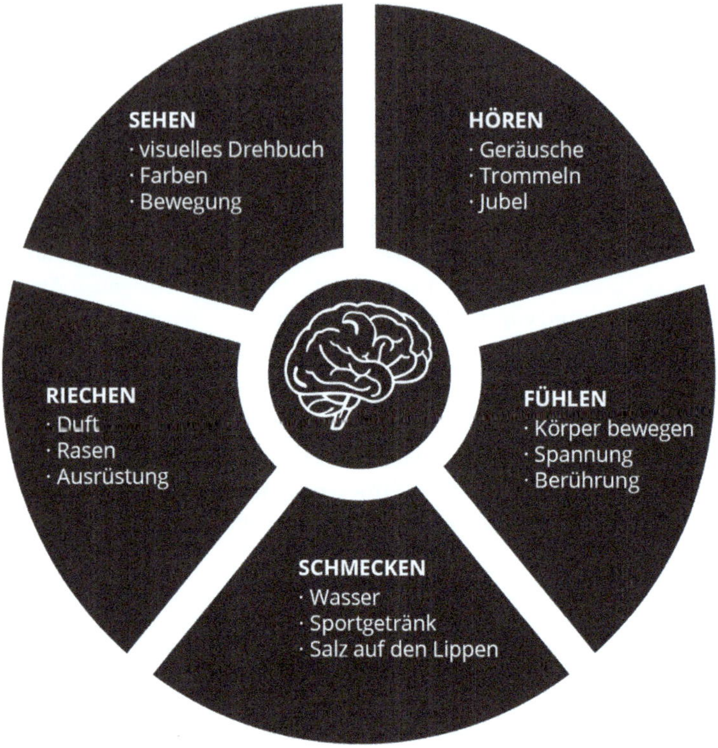

Abbildung 6.1: Inhalte der 5-Sinne-Visualisierung

Visualisierung – Wirkung auf die mentale Stärke

Visualisierung ist ein sehr wirksamer Ansatz zur Verbesserung Ihrer mentalen Stärke. Die enge Verknüpfung Ihrer Vorstellungskraft mit Ihrer Leistungsfähigkeit ist wissenschaftlich sehr gut belegt. Tabelle 6.1 stellt zusammenfassend den Einfluss der Visualisierung auf die drei Bausteine mentaler Stärke – Fokus, Kompetenzüberzeugung, Wille – dar.

Baustein der mentalen Stärke	Einfluss der Visualisierung
Fokus	Die lebendige Vorstellung bevorstehender Handlungen schult die Fähigkeit, sich gezielt und anhaltend auf Bewegungen oder Spielsituationen zu konzentrieren.
Kompetenzüberzeugung	Durch die wiederholte mentale Vorwegnahme erfolgreicher Ausführungen wird das Vertrauen in die eigene Fähigkeit nachhaltig gestärkt.
Wille	Visualisierung verankert ein emotional aufgeladenes inneres Zielbild, das die Motivation und das Durchhaltevermögen steigert.

Tabelle 6.1: Einfluss von Visualisierung auf die drei Bausteine mentaler Stärke

Das F.L.A.S.H.-Drehbuch

Das *F.L.A.S.H.-Drehbuch* ist eine bewährte Methode, um Visualisierung im Sport strukturiert anzuwenden. Es wurde entwickelt, um mentale Abläufe gezielt zu optimieren und den Bewegungsfluss zu unterstützen.

F.L.A.S.H. steht für:

- ✔ **F**okus – Volle Konzentration auf den Ablauf und das Ziel
- ✔ **L**eidenschaft – Emotionales Engagement für die Bewegung und den Erfolg
- ✔ **A**ufmerksamkeit – Bewusstes Wahrnehmen aller relevanten Details
- ✔ **S**kizze – Mentale Vorstellung des idealen Bewegungsablaufs
- ✔ **H**altung – Körperliche und mentale Bereitschaft für die optimale Umsetzung

Das sind die fünf Stationen des F.L.A.S.H.-Drehbuchs:

1. **Trainingsziel klären**
   - Was genau soll mental und körperlich trainiert werden?
   - Gibt es eine spezifische Instruktion vom Trainer/von der Trainerin?
   - Was ist das Ziel dieser Sequenz?

2. **Sinne aktivieren**
   - Sehen, Hören, Fühlen, Riechen, Schmecken – möglichst intensiv
   - Gedanken, Körpergefühl, Atem, Fokus
3. **Vorbereitungsroutine**
   - Mentale Einstimmung auf den Bewegungsstart
   - Triggerpunkt definieren (zum Beispiel wenn der Blick den Ball fokussiert)
   - Aufmerksamkeitswechsel vorbereiten
4. **Ausführungsroutine**
   - Analyse aller Körperbereiche während der Bewegung
   - Fokus auf Kopf, Blick, Rumpf, Arme, Beine
   - Nutzung eines Vorbilds zur Stabilisierung des mentalen Drehbuchs
5. **Anschlussroutine**
   - Beobachtung und Reflexion des Ablaufs
   - Ankern positiver Emotionen
   - Aktive Präsenz für die nächste Handlung bewahren
   - Mentale und körperliche Reflexion des ausgeführten Bewegungsablaufs
   - Bewusstes Nachspüren: War der Ablauf optimal? Was kann verbessert werden?
   - Vorbilder nutzen: Der perfekte Bewegungsablauf erinnert mich an …

Ein individuelles F.L.A.S.H.-Drehbuch für einen Elfmeter (hier torwartunabhängig geschossen):

1. **Station:** Trainingsziel klären

   Ziel des Trainings ist es, die mentale und körperliche Vorbereitung auf den Elfmeter so zu strukturieren, dass dieser Ablauf jederzeit abgerufen werden kann – unabhängig von empfundenem Druck, vom Publikum oder der Spielsituation.

2. **Station:** Sinne aktivieren

- **Sehen:**

  Ich sehe die weiße Markierung des Elfmeterpunkts, den Ball, die leuchtenden Netzmaschen. Ich nehme den Torwart am Rand meines Blickfelds wahr, aber konzentriere mich auf meinen Zielpunkt.

- **Hören:**

  Ich höre die Geräusche der Zuschauer – als Hintergrundrauschen, nicht als Ablenkung. Ich höre meinen Atem.

- **Fühlen:**

  Ich spüre den Rasen unter meinen Schuhen, die Spannung im Oberschenkel, mein aufgerichtetes Brustbein. Ich bin präsent.

- **Riechen:**

  Ich nehme den frischen Duft des Rasens und die Atmosphäre im Stadion wahr.

- **Schmecken:**

  Mein Mund ist trocken – ein Zeichen von Fokus. Ich bleibe ruhig.

- **Gedanken:**

  Ich habe das geübt. Ich kenne den Ablauf. Ich vertraue mir.

- **Körpergefühl:**

  Kraftvoll, geerdet, rhythmisch

- **Sicht:**

  Zuerst auf das Ziel (rechte Ecke), dann zurück auf den Ball

- **Atmung, Geruch und Geschmack:**

  Zwei bewusste Atemzüge – langsam ein, kräftig aus. Ich bleibe bei mir.

3. **Station: Vorbereitungsroutine**

   Start: Wenn ich hinter dem Ball stehe und meinen Blick hebe. Ich spüre den festen Boden unter meinen Schuhen. Mein Atem fließt zweimal ruhig ein und aus. Ich nehme zunächst noch die Tribünen wahr, das Tor, den Torwart. Dann ziehe ich meinen Fokus enger: auf die rechte untere Torecke. Ich sehe das mentale Bild dieser Szene vor mir – gestochen scharf. Ich stelle mir vor, wie ich den Ball treffe. Ich sehe mich von außen, wie ein Regisseur, der eine perfekte Szene vorbereitet. Dann gehe ich wieder in mich hinein – spüre meine Beine, mein Zentrum, mein Vertrauen. Ich positioniere mich für den Anlauf. Als Rechtsfuß mache ich vier bewusste Rückschritte – gleichmäßig, kraftvoll, rückversichert. Dann gehe ich zwei Schritte leicht nach links, um meinen idealen Winkel zu finden. Ich überprüfe meine Haltung. Die Füße stehen fest, mein Körper ist geerdet. Ich nehme zwei tiefe Atemzüge. Ich presse kurz Daumen und Zeigefinger zusammen – mein mentaler Startknopf (Anker): Ich bin bereit.

4. **Station: Ausführungsroutine: Die Bewegung erleben**

   Ich beginne den Anlauf – als Rechtsfuß setze ich zunächst einen kleinen Auftaktschritt mit dem rechten Fuß. Dieser Schritt bringt mich in die optimale Startposition und aktiviert meinen Bewegungsrhythmus. Danach folgen vier klare Schritte: links – rechts – links – rechts. Mein Atem fließt gleichmäßig: Ich atme beim ersten Schritt bewusst ein, beim letzten Bodenkontakt und damit beim Schuss aus. Die Arme schwingen gegengleich zu den Beinen – locker, ausbalanciert, unterstützend. Dann folgt der finale Abdruck – mein linker Fuß setzt klar und fest neben dem Ball auf. Der rechte Fuß ist gespannt – bereit für den präzisen Kontakt.

   Die nachfolgenden Punkte zeigen Ihnen beispielhaft, welche Bereiche und Details Sie in die Vorstellung einfließen lassen können.

   - **Kopf:** Ich halte den Kopf stabil, aber leicht geneigt. Mein mentales Bild läuft im Hintergrund wie ein vertrauter Soundtrack. Ich weiß, ich kann es. *Ich sehe das Tor, ich spüre die Bereitschaft.*

   - **Blick:** Mein Blick bleibt direkt, fest fokussiert und ruhig auf den Ball gerichtet. Mein Ziel ist somit eindeutig. Der Ball ist und bleibt mein Fokuspunkt. Nur dieser eine Kontakt zählt. Der Fokus bleibt bis zum Schuss stabil.

   - **Oberkörper:** Ich trage die Spannung wie ein vorbereitetes Instrument – aufrecht, kraftvoll, bereit und zentriert. Meine Schultern sind frei und gelöst, mein Brustbein hebt sich leicht. Ich spüre, wie aus dieser Haltung Energie entsteht.

- **Arme und Hände:** Arme und Hände bewegen sich ausbalanciert und rhythmisch – gegengleich zur Beinbewegung. Sie stabilisieren mich. Meine Hände sind locker geöffnet und balancieren dynamisch.
- **Becken/Bauch:** Hier sitzt meine Mitte – die Bündelung von Kraft, Stabilität und Timing. Ich spüre das Kraftzentrum – die Verbindung zwischen Boden und Bewegung. Es ist, als ob mein Impuls aus dem Bauch kommt und nach vorn in den Schuss fließt.
- **Beine/Füße:** Mein linker Standfuß setzt fest auf, die Ausrichtung ist klar. Und dann: der Schuss. Der Spann trifft den Ball genau so, wie ich es mir vorgenommen habe – kontrolliert und kraftvoll.

5. **Station: Anschlussroutine**

   Start: In dem Moment, in dem der Ball meinen Fuß verlassen hat

   Der Schuss ist abgegeben – doch mein mentaler Ablauf dauert an. Ich richte meine Aufmerksamkeit nach vorn – auf das Spielfeld, meine Mitspielenden, das Geschehen. Ich bin bereit für die nächste Aktion und bleibe im Spiel.

Nutzen des F.L.A.S.H.-Drehbuchs:

✔ Bietet eine klare Struktur für Visualisierungstechniken

✔ Hilft, sich gezielt auf Bewegungsabläufe vorzubereiten

✔ Erhöht die mentale Fokussierung und reduziert Ablenkbarkeit

✔ Kann auf jede Sportart individuell angepasst werden

Das F.L.A.S.H.-Drehbuch stellt eine strukturierte Möglichkeit der Visualisierung dar, die im Training wie auch im Wettkampf gezielt eingesetzt werden kann, um die sportliche Leistung auf das nächste Level zu heben. Es ist eine innere Regieanweisung für Höchstleistung – abrufbar, wiederholbar und emotional verankert.

QR-Code zum F.L.A.S.H.-Drehbuch als ausfüllbare PDF-Datei und ein Beispielvideo zu Freistoßübungen eines Fußballprofis.

Ihr persönliches F.L.A.S.H.-Drehbuch

In dieser Übung entwickeln Sie Ihr eigenes mentales Drehbuch nach der F.L.A.S.H.-Struktur. Nutzen Sie das Modell, um einen typischen Bewegungsablauf detailliert zu visualisieren. Ihre Antworten helfen Ihnen, Klarheit, Routine und Sicherheit in entscheidenden Momenten zu gewinnen.

1. **Trainingsziel klären**

   Was genau möchten Sie mit dieser Übung trainieren? Gab es eine Anweisung Ihrer Trainerin oder Ihres Trainers?

2. **Sinne aktivieren**

   Was nehmen Sie in Ihrer Vorstellung wahr? Beschreiben Sie je einen Eindruck zu

   - Sehen
   - Hören
   - Fühlen
   - Riechen
   - Schmecken (falls möglich)

3. Vorbereitungsroutine

Wie sieht Ihre bewusste Vorbereitung vor der Bewegung aus? Gibt es eine Geste, einen Atemzug oder ein Bild, das den Start markiert?

4. Ausführungsroutine

Beschreiben Sie Ihren Bewegungsablauf. Gehen Sie auf folgende Bereiche ein:

- Kopf
- Blick
- Oberkörper
- Arme und Hände
- Becken/Bauch
- Beine/Füße

5. Anschlussroutine

Wie erleben Sie die Phase nach der Aktion? Wie sichern Sie Ihre mentale Präsenz und bereiten sich auf den nächsten Moment vor?

____

____

____

____

____

F.L.A.S.H.-Checkkarte für den Wettkampf

Die Checkkarte in Tabelle 6.2 hilft Ihnen, Ihr mentales Drehbuch im entscheidenden Moment kompakt abzurufen. Nutzen Sie sie vor wichtigen Situationen.

Station	Kernfokus & Erinnerung
1. Trainingsziel	Was genau möchte ich verbessern? Welche Anweisung gab es?
2. Sinne	Was sehe, höre, fühle, rieche, schmecke ich? Was denke ich? Was brauche ich innerlich?
3. Vorbereitungsroutine	Wann starte ich? Was ist mein Auslöser? Was ist mein inneres Bild?
4. Ausführungsroutine	Kopf – Blick – Zentrum – Schuss. Wie fühlt sich meine Bewegung an?
5. Anschlussroutine	Was spüre ich danach? Wie bleibe ich präsent und bereit für alles Weitere?

Tabelle 6.2: Ihre F.L.A.S.H.-Checkkarte

Das F.L.A.S.H.-Drehbuch – Wirkung auf die mentale Stärke

Das F.L.A.S.H.-Drehbuch ist eine umfassende Methode, die Visualisierung mit anderen Fokus-aktivierenden und Fokus-steuernden Elementen verbindet. In

Tabelle 6.3 können Sie noch einmal komprimiert nachlesen, wie sich die Anwendung dieser Methode auf die Bausteine mentaler Stärke auswirkt.

Baustein der mentalen Stärke	Wirkung durch die Anwendung des F.L.A.S.H.-Drehbuchs
Fokus	Das strukturierte mentale Drehbuch schult die Fähigkeit, sich in entscheidenden Momenten auf das Wesentliche zu fokussieren – von der inneren Vorbereitung bis zur bewussten Ausführung.
Kompetenzüberzeugung	Durch die bewusste mentale Skizzierung und Wiederholung idealer Bewegungsabläufe wächst die Sicherheit, die eigene Leistung gezielt und jederzeit abrufen zu können.
Wille	Das Trainieren und Anwenden des F.L.A.S.H.-Drehbuchs stärkt die Selbstdisziplin und die Bereitschaft, sich konsequent auf die eigenen Abläufe zu konzentrieren – auch bei hoher Wettkampfbelastung.

Tabelle 6.3: Effekte des F.L.A.S.H.-Drehbuchs auf mentale Stärke

Anker setzen: Positive Zustände gezielt abrufen

Stellen Sie sich vor, Sie stehen kurz vor einem für Sie wichtigen Wettkampf oder einer herausfordernden Präsentation. Nervosität und Unsicherheit könnten Sie aus dem Konzept bringen. Wäre es nicht großartig, wenn Sie in genau diesen Momenten gezielt ein positives Gefühl wie Ruhe, Kraft oder Mut abrufen könnten?

Mit der *Anker-Methode* können Sie genau das bewirken. Sie basiert auf der systematischen Kopplung von bestimmten Auslösern mit Reaktionen oder Verhaltensweisen Ihres Körpers. Diese Kopplung basiert auf den Prinzipien der klassischen Konditionierung. Durch das Verknüpfen eines Reizes – zum Beispiel eine Berührung oder ein Wort – mit einer positiven Emotion können Sie diese Emotion immer wieder aktivieren.

Ein Anker ist ein spezifischer Reiz, es kann auch ein kleines Ritual sein, der eine gewünschte emotionale Reaktion auslöst. Das könnte ein Symbol, ein Geräusch, eine Berührung oder ein Geruch sein. Die Anker-Methode ist, wenn man sie systematisch nutzt, ein kraftvolles Werkzeug.

Wie setzen Sie einen Anker?

Schritt 1: Wählen Sie einen passenden Zustand aus!

Entscheiden Sie sich für einen bestimmten inneren Zustand, den Sie in einer bestimmten Situation abrufen möchten – zum Beispiel Ruhe, Selbstvertrauen oder Fokussiertheit.

Schritt 2: Aktivieren Sie positive Erinnerungen!

Denken Sie an eine Situation, in der Sie die gewünschte Emotion bereits intensiv erlebt haben. Versetzen Sie sich gedanklich in diesen Moment zurück und rufen Sie sich die Details mithilfe der folgenden Fragen ins Gedächtnis (sogenannte *VAKOG-Methode*):

- ✔ Visuell: Was haben Sie gesehen?
- ✔ Auditiv: Welche Geräusche haben Sie gehört?
- ✔ Kinästhetisch: Was haben Sie gespürt?
- ✔ Olfaktorisch: Welche Düfte/Gerüche haben Sie wahrgenommen?
- ✔ Gustatorisch: Welchen Geschmack hatten Sie im Mund?

Bei diesen Fragen handelt es sich um eine Kurzversion der 5-Sinne-Visualisierung (siehe »Die 5-Sinne-Visualisierung – Ihre mentale Reise zur Bestform« weiter vorn in diesem Kapitel). Wenn Sie einen besonders intensiven Effekt erzielen möchten, können Sie diese Methode hier auch in vollem Umfang zur Anwendung bringen.

Beispiel: Sie erinnern sich an einen Wettkampf, in dem Sie sich kraftvoll und souverän gefühlt haben – vielleicht ganz konkret an den einen Moment, in dem Sie den entscheidenden Punkt gemacht haben.

Schritt 3: Setzen Sie Ihren Anker!

Wenn Sie den gewünschten Zustand intensiv spüren, bringen Sie Ihren Anker ins Spiel. Sie können dabei wählen:

- ✔ **Visueller Anker:** Ein Bild oder Symbol, das ein Gefühl auslöst, zum Beispiel der Anblick einer Medaille
- ✔ **Auditiver Anker:** Ein Lied, ein Musikstück oder ein Geräusch, das mit einer positiven Erinnerung verbunden ist

- ✔ **Kinästhetischer Anker:** Eine Berührung oder Bewegung, zum Beispiel das Zusammendrücken von Fingern (hier bitte eher ungewöhnliche Kombinationen nutzen)
- ✔ **Olfaktorischer Anker:** Ein bestimmter Duft, der eine Emotion auslöst, zum Beispiel ein Parfüm
- ✔ **Gustatorischer Anker:** Ein Geschmack, der mit positiven Gefühlen verknüpft ist, zum Beispiel ein bestimmtes Getränk

Versuchen Sie – je nach Anker – den Prozess des Setzens mindestens acht bis zehn Sekunden am Stück aufrechtzuerhalten. Wiederholen Sie diesen Schritt mehrmals, um die Verknüpfung zu verstärken. Das Verankern sollte mehrmals an mehreren Tagen hintereinander immer wieder erfolgen, damit Sie die Verknüpfung zuverlässig aktivieren können.

Schritt 4: Fügen Sie einen Separator (Unterbrecher) ein!

Nach dem Setzen des Ankers lösen Sie – je nach Ritual – die Berührung, den Blick oder Sie lockern Ihre Muskulatur und lenken Ihre Gedanken für einen Moment auf etwas Alltägliches. Das hilft, den Anker auch wieder ruhen zu lassen.

Schritt 5: Testen Sie Ihren Anker!

Aktivieren Sie Ihren Anker durch Ihr gewähltes Ritual und überprüfen Sie, ob sich die gewünschte Emotion einstellt. Seien Sie nicht enttäuscht, wenn es nicht auf Anhieb funktioniert. Das kann und darf sein! Wiederholen Sie bei Bedarf die oben angegebenen Schritte.

Beispiel aus der Praxis: Marcel Risse und das Tor des Jahres

Marcel Risse, ein ehemaliger Bundesliga-Fußballspieler, nutzte die Anker-Methode, um seine mentale Stärke auf den Punkt zu bringen. Er beschreibt, wie er durch das bewusste Setzen eines Ankers in entscheidenden Momenten Ruhe und Präzision abrufen konnte – beispielsweise bei seinem berühmten Freistoß für den 1. FC Köln gegen Borussia Mönchengladbach im Jahr 2016, der als »Tor des Jahres« ausgezeichnet wurde. Diese Technik half ihm, auch in Drucksituationen auf seine Fähigkeiten zu vertrauen und Topleistungen abzurufen.

Hier sehen Sie **Marcel Risses Freistoß zum »Tor des Jahres 2016«**. Das Video veranschaulicht eindrucksvoll, wie mentale Klarheit und Fokussierung in einem entscheidenden Moment sichtbar werden.

Die TIGER-Kriterien beim Ankern

Für ein effektives Ankern sollten Sie die *TIGER-Kriterien* beachten:

- ✔ Timing: Setzen Sie den Anker kurz vor dem Höhepunkt der Emotion.
- ✔ Intensität: Die verankerte Emotion sollte stark und eindeutig spürbar sein.
- ✔ Genauigkeit: Der gewählte Reiz (zum Beispiel Berührungsstelle) muss eindeutig definiert sein.
- ✔ Einzigartigkeit: Der Anker sollte nicht zufällig ausgelöst werden können.
- ✔ Reinheit: Der Zustand sollte möglichst positiv und frei von negativen Einflüssen sein.

Anker sind mentale Verknüpfungen, die es ermöglichen, in Drucksituationen gezielt Kraft, Ruhe oder Entschlossenheit abzurufen. Ob vor einem Wettkampf, während einer Wettkampfunterbrechung, bei einer wichtigen Präsentation oder in Stresssituationen – mit einem starken Anker sind Sie bestens vorbereitet.

In fünf Minuten zu Ihrem ersten Anker

Diese Übung hilft Ihnen, einen emotionalen Anker zu setzen, den Sie bei Bedarf abrufen können – zum Beispiel vor einem Wettkampf, einem wichtigen Gespräch oder einer Präsentation.

Schritt 1: Wählen Sie Ihren Zielzustand.

Überlegen Sie sich, welchen Zustand Sie abrufen möchten: Ruhe? Selbstvertrauen? Mut? Klarheit?

Mein Zielzustand:

Schritt 2: Rufen Sie eine passende Erinnerung wach.

Denken Sie an einen Moment, in dem Sie dieses Gefühl bereits stark gespürt haben. Tauchen Sie in die Szene ein:

- ✔ Was haben Sie gesehen?
- ✔ Was haben Sie gehört?
- ✔ Was haben Sie gespürt?

Meine Erinnerung:

____

____

____

____

Schritt 3: Setzen Sie den Anker!

Wenn das Gefühl besonders intensiv wird, setzen Sie Ihren Anker. Halten Sie den Verknüpfungszustand (Berührung, Bewegung, Blickkontakt und so weiter) etwa acht bis10 Sekunden. Wiederholen Sie den Vorgang zwei bis drei Mal.

Mein gewählter Anker (Bewegung, Ort oder Reiz):

____

____

____

____

Schritt 4: Testen Sie Ihren Anker.

Lösen Sie sich gedanklich von der Szene (Separator) und aktivieren Sie nach kurzer Pause erneut Ihren Anker. Spüren Sie die gewünschte Emotion? Wenn ja: großartig. Wenn nicht: Wiederholen Sie die Schritte mit einer anderen beziehungsweise kraftvolleren Erinnerung.

Meine Wahrnehmung und meine Eindrücke:

____

____

____

____

Je öfter Sie Ihren Anker trainieren, desto zuverlässiger wird er. Kombinieren Sie ihn mit Visualisierungstechniken oder Ritualen – so wird er zu Ihrem mentalen Unterstützer zum Erfolg.

Anker setzen – Wirkung auf die mentale Stärke

Sie haben gelernt, wie Anker funktionieren und wie Sie sie nutzen können, um bestimmte Zustände zu erzeugen. Daraus ergeben sich verschiedene Wirkmechanismen auf die Bausteine mentaler Stärke, die Sie in Tabelle 6.4 nachlesen können.

Baustein der mentalen Stärke	Einfluss des Ankers
Fokus	Der Anker ruft gezielt eine fokussierte, positive Emotion ab und bündelt die Aufmerksamkeit auf das Wesentliche.
Kompetenzüberzeugung	Erfolgreich gesetzte Anker stärken das Vertrauen, in entscheidenden Momenten kontrolliert auf eigene Ressourcen zugreifen zu können.
Wille	Der bewusste Abruf positiver Zustände erhöht die Ausdauer und Motivation, in schwierigen Phasen dranzubleiben.

Tabelle 6.4: Einfluss von Ankern auf die Bausteine mentaler Stärke

Antizipationstraining – Mentale Voraussicht schärfen

Im Spitzensport reicht es nicht aus, nur auf Reize zu reagieren. Erfolgreiche Athletinnen und Athleten zeichnen sich durch die Fähigkeit aus, Situationen vorausschauend zu erkennen und optimale Entscheidungen noch vor ihrem Eintreten zu treffen. Genau hier setzt das Antizipationstraining an – eine Methode, die kognitive Schnelligkeit, Handlungsplanung und Antizipation systematisch schult.

Antizipationstraining bezeichnet die bewusste Schulung der Fähigkeit, sportliche Situationen frühzeitig zu erfassen, mögliche Entwicklungen abzuschätzen und passende Handlungen geistig vorwegzunehmen. Grundlage dafür ist die Erkenntnis, dass der menschliche Informationsverarbeitungsprozess – insbesondere bei komplexen Aufgaben wie im Sport – zu großen Teilen auf antizipatorischen Strategien basiert.

Anstatt lediglich auf sichtbare Reize zu reagieren, nutzen routinierte Sportlerinnen und Sportler Erfahrungswissen, Bewegungshinweise des Gegners und taktische Muster, um bereits Sekundenbruchteile vor der Aktion des Gegners die richtigen Entscheidungen zu treffen.

Das Herzstück des Antizipationstrainings ist die mentale Simulation: Sportlerinnen und Sportler stellen sich vor, wie Spielsituationen, Bewegungsabläufe oder gegnerische Verhaltensweisen sich entwickeln könnten und welche eigenen Handlungsoptionen daraus resultieren.

Typische Elemente eines Antizipationstrainings:

- ✔ **Mentale Zeitraffer:** Bewegungen oder Spielsituationen werden innerlich vorgespult, um alternative Verläufe zu antizipieren.
- ✔ **Entscheidungsbäume:** Bei jeder gedanklichen Abzweigung überlegen Sie: Wenn A passiert, reagiere ich mit B. Wenn C eintritt, entscheide ich mich für D.
- ✔ **Simulation von Störsituationen:** Unerwartete Ereignisse (zum Beispiel ein Stolpern des Gegners, ein schneller Tempowechsel) werden gezielt eingebaut, um Flexibilität und Reaktionsgeschwindigkeit zu trainieren.

Antizipationstraining verkürzt Entscheidungszeiten, steigert die Handlungssicherheit unter Druck und verbessert die taktische Flexibilität. Es erlaubt Sportlerinnen und Sportlern, nicht nur schneller, sondern auch klüger zu agieren – ein unschätzbarer Vorteil, insbesondere in hochdynamischen Sportarten wie Fußball, Tennis oder Basketball.

BEISPIEL

Ein Beispiel aus dem Fußball:

Eine Innenverteidigerin sieht, wie die gegnerische Spielmacherin den Ball kontrolliert, sich einmal um die eigene Achse dreht und den Blick hebt. In Sekundenbruchteilen interpretiert sie das bekannte Muster: Ein flacher Diagonalball in den Rücken der Abwehr ist wahrscheinlich.

Bevor der Ball überhaupt gespielt wird, hat sie ihre Position leicht korrigiert, den Laufweg der gegnerischen Flügelspielerin geahnt und signalisiert ihrer Mitspielerin, die Tiefe zu sichern.

Was von außen wie ein »gutes Stellungsspiel« wirkt, kann das Ergebnis einer trainierten mentalen Simulation sein. Sie kennt diese Situation – aus früheren Spielen, aus der Videoanalyse zur gegnerischen Mannschaft oder aus dem inneren Film, den sie immer wieder im Kopf durchgeht.

Diese Form der Antizipation ist das Ergebnis gezielten Trainings: Die Spielerin erkennt Muster, geht gedanklich Möglichkeiten durch, wählt eine Handlung und ist damit der Situation einen Schritt voraus.

Kognitive Grundlage – Antizipation durch Chunking

Erfahrene Athletinnen und Athleten nutzen sogenannte *Chunks* – gespeicherte Sinneseinheiten, die sie unmittelbar erkennen und zu Handlungsmustern verknüpfen. Ein Chunk im Fußball kann etwa die Kombination aus Körperhaltung, Ballposition und Blickrichtung des Gegenspielers sein. Antizipationstraining schärft die Fähigkeit, solche Muster zu erkennen und daraus zielsicher zu agieren.

Mögliche Konsequenzen mangelnder Antizipation: Wer sich im Wettkampf nicht aktiv auf mögliche Szenarien vorbereitet, kann in entscheidenden Momenten Nachteile haben:

- **Spätreaktion:** »Ich habe den Pass zu spät wahrgenommen.«
- **Tunnelblick:** »Ich war nur auf den Ball fokussiert – nicht auf das Spiel drumherum.«
- **Entscheidungsstress:** »Ich war mir unsicher und habe gezögert.«
- **Überforderung bei Überraschungen:** »Mit dem Rückpass oder dem Richtungswechsel habe ich nicht gerechnet.«

Antizipationstraining bedeutet, besser auf wichtige beziehungsweise wahrscheinliche Szenarien vorbereitet zu sein.

Übung Antizipationstraining: Vorausschauend Handeln

In dieser Übung trainieren Sie Ihre Fähigkeit zur Antizipation sportlicher Situationen. Nutzen Sie die Methode, um typische Szenen Ihrer Sportart geistig durchzuspielen, Entscheidungen vorzubereiten und sich auf unerwartete Ereignisse mental einzustellen.

1. **Typische Spielsituation**

Beschreiben Sie eine konkrete Situation aus Ihrer Sportart, die häufig auftritt und schnelle Entscheidungen erfordert.

2. **Was könnte passieren?**

Notieren Sie mindestens drei mögliche Verläufe dieser Szene und überlegen Sie je eine passende Reaktion:

Beispiel:

- Wenn der Gegenspieler nach innen zieht, dann …
- Wenn der Pass in die Tiefe kommt, dann …
- Wenn ich unter Druck gerate, dann …

3. **Unerwartete Wendungen (Störsituationen)**

   Welche Überraschungen könnten eintreten? Wie reagieren Sie souverän darauf?

   ____

   ____

   ____

   ____

4. **Mentale Zeitraffer-Simulation**

   Gehen Sie den Ablauf in Ihrem Kopf mehrmals durch – mit leichten Variationen und unterschiedlichem Tempo. Je öfter Sie gedanklich handeln, desto besser sind Sie vorbereitet. Notieren Sie hier Ihre Eindrücke und wahrgenommenen Unterschiede:

   ____

   ____

   ____

   ____

   ____

Wiederholen Sie diese Übung regelmäßig mit verschiedenen Spielsituationen. Je vertrauter Ihnen die Entscheidungsstruktur wird, desto schneller und sicherer agieren Sie im Wettkampf.

Wettkampfsimulation – Prognosetraining nach Eberspächer

Kompetenzüberzeugung spielt unbestritten für die mentale Stärke und damit auch für sportliche Spitzenleistungen eine zentrale Rolle.

Im leistungssportlichen Kontext sind es für die meisten Athletinnen und Athleten weniger die motorischen Anforderungen selbst, die eine Herausforderung darstellen, sondern vielmehr die mit dem Wettkampf verbundenen, potenziell stressauslösenden Rahmenbedingungen. So unterscheidet sich die Wettkampfsituation erheblich vom Training – etwa durch eine gesteigerte Eigen- und Fremderwartung, die Nicht-Wiederholbarkeit der Leistungssituation, mögliche positive oder negative Konsequenzen sowie den durch äußere Vorgaben festgelegten Zeitpunkt der Bewegungsausführung.

Für leistungsorientierte Sportlerinnen und Sportler ist es unabdingbar, sich auf diese Aspekte vorzubereiten, sich an sie zu gewöhnen und sich selbst zu beweisen, dass man ihnen gewachsen ist. Somit liegt der Gedanke nahe, genau die Merkmale zu simulieren, die im Wettkampf als mental herausfordernd erlebt werden. An diesem Punkt setzt das sogenannte *Prognosetraining* an, das auf Konzepten des berühmten amerikanischen Psychologen Albert Bandura beruht. Der deutsche Psychologe Hans Eberspächer entwickelte Banduras Überlegungen weiter und etablierte daraus eine Trainingsform für den Spitzensport. Ziel dieser Trainingsform ist es, die wettkampfspezifische Kompetenzüberzeugung zu steigern, indem zentrale Wettkampfbedingungen möglichst realistisch in das Training integriert werden.

Bevor jedoch solche Situationen im Training implementiert werden, ist es entscheidend, dass Athletinnen und Athleten grundlegende mentale Strategien beherrschen, wie Sie sie in diesem Kapitel bereits kennengelernt haben. Diese befähigen dazu, konstruktiv mit den psychischen Belastungen der Wettkampfsituation umzugehen. Das Prognosetraining basiert auf drei zentralen Elementen:

1. **Prognose des eigenen Leistungsniveaus vor einer anstehenden Übung oder Handlung:**

   Die Athletin oder der Athlet formuliert dabei vor der Durchführung einer Aufgabe eine konkrete Prognose über das erwartete Ergebnis (zum Beispiel »Ich laufe die 100 Meter heute in 10,80 Sekunden.«). Der Anspruch sollte hoch sein, aber für die betreffende Person realistisch.

2. **Aufbau von Druck durch mögliche Konsequenzen:**

   Eine der wichtigsten Druckquellen sind innere und äußere Erwartungen. Um diese auch im Training simulieren zu können, sieht diese Trainingsform vor, im Falle eines Scheiterns an der (selbstgesetzten) Zielvorgabe mit Konsequenzen zu arbeiten.

3. **Wettkampfnahe Abläufe:**

   Welche Elemente hier genutzt werden können, kann sehr unterschiedlich sein. Häufig sind es beispielsweise das wettkampfspezifische Aufwärmprogramm, Anwesenheit von Publikum oder Kameras, mögliche Störeinflüsse.

Ein typischer Ablauf kann wie folgt aussehen:

1. **Aufgabenstellung und Zieldefinition**

   Zunächst wird gemeinsam mit der Athletin/dem Athleten der konkrete Zweck des Trainings festgelegt – zum Beispiel Verbesserung der Selbstregulation in Drucksituationen oder realistischere Selbsteinschätzung. Diese Klärung schafft Motivation und Orientierung für das Prognosetraining. Eine spezifische, bewertbare Aufgabe wird ausgewählt, die die Person unter realitätsnahen Bedingungen ausführen soll. Die Aufgabe sollte messbar sein (zum Beispiel Trefferquote, Zeit, Techniknote) und dem tatsächlichen Leistungsniveau entsprechen. Manchmal kann es auch erforderlich sein, mit subjektiven Kriterien zu arbeiten, zum Beispiel wenn es um die Qualität einer Turnübung oder die Qualität eines Zweikampfs bei den Ballsportarten geht. Dann kann der Einsatz von Wertungsrichtern oder einer Jury sinnvoll sein.

2. **Prognose abgeben und Konsequenzen festlegen**

   Vor Beginn der Aufgabe gibt der Trainierende eine konkrete, quantitative oder qualitative Vorhersage über das Ergebnis ab. Dazu werden im klassischen Prognosetraining noch Konsequenzen für den Fall des Nicht-Erreichens der Ziele vereinbart. In einem üblichen Ablauf handelt es sich dabei um negative Konsequenzen wie beispielsweise kleine Strafdienste oder unangenehme Trainingsformen. Die Konsequenzen sollten jedoch eher einen spielerischen Charakter haben, denn es geht nicht um eine ernsthafte Bestrafung! Es ist jedoch wichtig, dass die Teilnehmenden den Sinn dieser Konsequenzen verstehen. Es geht um die Chance, sich an Druck zu gewöhnen. Wenn dieser Aspekt nicht verstanden und als Mehrwert erkannt wird, verzichten Sie darauf.

3. **Aufgabe durchführen**

   Die Aufgabe wird unter möglichst authentischen Bedingungen absolviert, idealerweise mit Wettkampfcharakter (zum Beispiel vorgegebener Termin, Zeitdruck, Beobachtung, Bewertung, wettkampfadäquate Kleidung, soweit möglich: videodokumentiert). Dabei soll der oder die Trainierende wie im Wettkampf fokussiert und ohne nachträgliche Korrekturmöglichkeit handeln.

4. **Ergebnismessung**

   Das tatsächliche Ergebnis wird erfasst und dokumentiert, zum Beispiel anhand von Leistungsdaten oder durch Trainerfeedback. Sofern sinnvoll erfolgt eine subjektive Bewertung durch Punktrichter oder Jury.

5. **Abgleich Prognose vs. Ergebnis**

   In einem Reflexionsgespräch wird die Abweichung zwischen vorhergesagter und realer Leistung analysiert.

   Dabei steht nicht nur die Bewertung der Leistung, sondern insbesondere auch das Nachvollziehen der eigenen Einschätzung im Vordergrund.

6. **Selbstreflexion und Strategiebesprechung**

   Der Trainierende reflektiert, welche Faktoren seine Prognose beeinflusst haben (zum Beispiel Nervosität, Über- oder Unterschätzung). Zusammen mit dem Trainer werden mentale und technische Strategien besprochen, um künftige Vorhersagen und Leistungen besser in Einklang zu bringen.

7. **Konsequenzen umsetzen**

   Basierend auf der erzielten Leistung werden die vereinbarten Konsequenzen umgesetzt, gegebenenfalls die Prognosen für ein zukünftiges weiteres Prognosetraining angepasst.

Varianten des Prognosetrainings

Es existieren verschiedene Formen des Prognosetrainings, die je nach Situation, Zielsetzung und Erfahrungsniveau individuell angepasst werden können:

- ✔ **Wettkampfnahes Prognosetraining:** Hierbei werden typische Wettkampfbedingungen (zum Beispiel Zuschauer, Zeitdruck, Bewertung) simuliert. Die Vorhersage erfolgt in Bezug auf eine realitätsnahe Leistungssituation und wird unter ähnlichem Druck wie im tatsächlichen Wettkampf abgefragt. Druck bedeutet insbesondere, dass ein Misserfolg negative Konsequenzen nach sich ziehen kann. Aber abhängig von Person und Sportart können auch weitere Hebel genutzt werden, um Druck zu simulieren.
- ✔ **Einfaches Prognosetraining:** Die Athletin beziehungsweise der Athlet gibt eine Vorhersage über das Ergebnis der nächsten Handlung ab. Auf zusätzlichen Druck durch vereinbarte Konsequenzen wird bei dieser Form verzichtet. Das einfache Prognosetraining kann insbesondere bei jüngeren, unerfahrenen Athletinnen und Athleten oder in einer Rehabilitationsphase nach einer Verletzung zur Anwendung kommen.
- ✔ **Einmaligkeitstraining:** Das zentrale Element des Einmaligkeitstrainings ist die Tatsache, dass die gewählte Übung exakt einmal durchgeführt werden darf: ein Aufschlag, ein Strafstoß, ein Zweikampf und so weiter. Diese Variante trägt der Tatsache Rechnung, dass es besonders für sportliche Großereignisse wie große nationale oder internationale Meisterschaften

keine Wiederholungsmöglichkeit gibt. Alle anderen Elemente und Varianten des Prognosetrainings können hier ebenfalls zum Tragen kommen.

✔ **Gruppenbasiertes Prognosetraining:** Das Grundprinzip ist analog zum normalen Prognosetraining. Die Aufgabe und die zu tragenden Konsequenzen sind jedoch als Teamaufgabe definiert und können nur durch Zusammenarbeit erfolgreich bewältigt werden. Dementsprechend werden auch die Analysen gemeinsam diskutiert, um kollektive Lernprozesse und Kompetenzüberzeugung weiter voranzubringen.

Das Prognosetraining lässt sich flexibel in das sportliche Training integrieren und stellt eine wirksame Methode dar, um die Selbstwirksamkeitserwartung in belastenden Situationen nachhaltig zu stärken. Entscheidend ist dabei die wiederholte Anwendung in variierenden Kontexten, um eine Generalisierung der erlernten Strategien auf unterschiedliche Wettkampfsituationen zu ermöglichen.

Antizipationstraining und Prognosetraining – Wirkung auf die mentale Stärke

Wenn Sie sich vorbereitet fühlen wollen, ist es wichtig, sich mit unterschiedlichen Szenarien im Kontext Ihrer Herausforderungen auseinanderzusetzen. Das Erleben von Druck und das Erlernen des Umgangs mit Druck ist dabei oft ein ganz wesentlicher Faktor. Bei der Vorbereitung auf Ihre persönlichen Herausforderungen können die vorangehend vorgestellten Trainingsformen eine große Hilfe sein. Tabelle 6.5 zeigt Ihnen, wie sie sich auf die verschiedenen Bausteine mentaler Stärke auswirkt.

Baustein der mentalen Stärke	Wirkung durch die Anwendung des Antizipationstrainings
Fokus	Durch das mentale Vorwegnehmen von Spielsituationen und das Einüben verschiedener Abläufe wird der Fokus geschärft – besonders in Momenten, in denen schnelle Entscheidungen gefragt sind. Das Erleben von Druck und Konsequenzen hilft Ihnen, sich daran zu gewöhnen und dadurch unter Druck Ihren Fokus auf leistungsfördernden Aspekten zu halten.
Kompetenzüberzeugung	Das wiederholte mentale oder reale Durchspielen von Handlungsoptionen stärkt das Vertrauen in die eigene Entscheidungsfähigkeit. Das gilt ganz besonders unter Druck oder Zeitdruck.
Wille	Das systematische Training von Antizipation und mentaler Vorbereitung in Verbindung mit den zugehörigen Erfolgserlebnissen fördert die Bereitschaft, auch unter hoher Belastung vorausschauend und eigeninitiativ zu handeln.

Tabelle 6.5: Der Einfluss des Antizipationstrainings auf die Bausteine mentaler Stärke

IN DIESEM KAPITEL

Warum es so wichtig ist, einen guten Kontakt zu sich selbst zu haben

Wie groß der Einfluss Ihrer Gedanken auf Ihre Gesundheit und Ihre Leistungsfähigkeit ist

Einfache Methoden, die Ihnen helfen, Ihr Gespräch mit sich selbst positiv zu beeinflussen

Kapitel 7
Self Talk – Mit inneren Dialogen mentale Stärke formen

Menschen sprechen mit sich selbst – bewusst oder unbewusst. Manchmal sind es Monologe, manchmal Dialoge. Ein Selbstgespräch (englisch: *Self Talk*) kann beflügeln oder blockieren, fokussieren oder ablenken, weil es unsere Gedanken, Emotionen und unser Verhalten beeinflusst. Besonders in Drucksituationen entscheidet die Qualität und Richtung dieses inneren Gesprächs über das Vorhandensein oder eben auch Nicht-Vorhandensein der Kompetenzüberzeugung sowie über Wille und Fokus – also über mentale Stärke.

Die Regulation durch Selbstgespräche ist ein gängiges Instrument in der Praxis des Spitzensports. Viele Spitzenathletinnen und -athleten spüren intuitiv, dass ihr Gespräch mit sich selbst wichtig ist. Folglich überrascht es nicht, dass das Selbstgespräch eine der von Leistungssportlern am häufigsten eingesetzten kognitiven Strategien ist. In den meisten Fällen handelt es sich dabei um positive Selbstinstruktionen, die sich auf einzelne Wörter oder kurze Sätze beziehungsweise Teilsätze beschränken. Die Anwendung dieser Selbstgespräche erfolgt vor allem in Wettkampfsituationen, insbesondere in kritischen Phasen innerhalb eines Wettkampfs. Erfolgreichere Athleten sprechen häufiger und in positiverer Form mit sich selbst als weniger erfolgreiche oder leistungsschwächere Sportler. Neben dem positiven Grundcharakter scheint insbesondere der Einsatz aufgabenspezifischer, selbstregulierender Instruktionen einen leistungssteigernden Einfluss bei der Lösung von Bewegungsaufgaben zu haben.

In diesem Kapitel entdecken Sie, wie Sie durch Self Talk Ihre Konzentration schärfen, Ihre emotionale Stärke festigen und Ihr Selbstvertrauen nachhaltig unterstützen können. Sie lernen Techniken kennen, die Ihnen helfen, hinderliche Gedanken zu identifizieren und gezielt zu verändern – etwa durch das Farbenmatch Ihrer Gedanken oder die Gedankenstopp-Methode. Außerdem erfahren Sie, wie Sie Selbstgespräche klug und konstruktiv formulieren können und warum Ihre innere Haltung – das sogenannte Mindset – nicht nur für Herausforderungen, sondern auch für die Gestaltung des Umgangs mit sich selbst so wichtig ist.

Neurowissenschaftlich betrachtet kann der gezielte Einsatz innerer Sprache zu einer verbesserten neuronalen Verschaltung führen – ein Effekt, der sich in erhöhter Handlungssicherheit und einer besseren Stressverarbeitung zeigt. Deshalb lohnt es sich, Selbstgespräche als strukturierende und emotionsregulierende Methode systematisch zu fördern.

Jeder der im Folgenden beschriebenen Ansätze kann Sie dabei unterstützen, Ihren inneren Dialog in eine kraftvolle Ressource zu verwandeln – für Ihre sportliche Leistung, Ihre mentale Stärke und Ihr persönliches Wachstum.

Der Einfluss des inneren Dialogs

Das Gespräch mit uns selbst ist ein sehr kraftvoller und gleichzeitig einfacher Hebel zur Beeinflussung der mentalen und körperlichen Leistungsfähigkeit. Was Sie sich selbst sagen – bewusst oder unbewusst –, hat maßgeblichen Einfluss darauf, wie Sie sich fühlen, wie Sie handeln und wie Sie mit Druck, Fehlern und Herausforderungen umgehen.

Ihre Gedanken wirken wie ein innerer Trainer. Sie feuern Sie an oder beeinträchtigen Sie. Sie ordnen das Chaos im Kopf – oder verstärken es. Es geht also nicht um die Frage, ob Sie denken, sondern um die Frage, was Sie denken. Die in Sprache verpackten Gedanken repräsentieren dabei die Gesamtheit des Umgangs mit sich selbst beziehungsweise Ihrer Einstellung zu sich selbst. Wie gut fühlen Sie sich vorbereitet? Wie streng oder nachgiebig sind Sie zu sich selbst? Wie groß sind das Vertrauen und der Respekt, den Sie für sich selbst empfinden?

Etliche Studien haben belegt, dass sowohl Erwachsene als auch Kinder durch aktive Selbstgespräche eine verbesserte Selbstregulation und Handlungskontrolle bekommen. Diese Erkenntnis lässt sich direkt auf den Sport übertragen – insbesondere für Drucksituationen.

Ihre Gedanken formen Ihre Realität. Wenn Sie sich innerlich sagen: »Ich kann das«, beeinflussen Sie nicht nur Ihre mentale Haltung, sondern Ihren gesamten Organismus. Beispielsweise wird bei vielen Menschen die Atmung ruhiger, der Muskeltonus passt sich an die Anforderungen an, innere Blockaden können verschwinden und sie können ihrer Energie freien Lauf lassen.

Ein anschauliches Beispiel liefert Tennislegende Serena Williams. Sie ist dafür bekannt, sich auf dem Platz immer wieder laut mit sich selbst zu unterhalten – mit kurzen, klaren Botschaften wie: »Du kannst das. Bleib ruhig.« Ihre Stimme wirkt dabei fokussiert und zielgerichtet. Sie nutzt ihren Self Talk wie einen Coach, um sich zu stabilisieren, zu fokussieren und emotional zu steuern. Und dieser mentale Zugriff ist in vielen sportlichen Situationen ähnlich wichtig wie die rein körperliche Leistungsfähigkeit. Es sind zwei Komponenten eines Getriebes, die gut ineinandergreifen müssen. Hans Eberspächer, einer der Pioniere der angewandten Sportpsychologie in Deutschland, beschreibt diesen Zusammenhang sehr treffend: Der Kopf soll die Bewegung stützen und nicht stören.

Auch in anderen Sportarten zeigt sich: Athletinnen und Athleten, die ihre Selbstgespräche aktiv trainieren, sind oft widerstandsfähiger – sie verarbeiten Fehler schneller, bewahren unter Stress eher die Kontrolle und können schneller in gewünschte emotionale Zustände eintauchen.

Self Talk hat das Potenzial, unser innerer Erfolgsregisseur zu werden – er behält den Überblick, gibt Anweisungen, lenkt unsere Wahrnehmung, Bewegungen und Entscheidungen. Je bewusster Sie Ihre Gespräche mit sich selbst gestalten, desto gezielter können Sie mentale Stärke aufbauen.

Eine wirkungsvolle Sprache für innere Dialoge

Wie Sie mit sich selbst sprechen, hat unmittelbare Wirkung – auf Ihre Motivation, Ihre Körpersprache und Ihre Leistung. Selbstgespräche sind mentale Anweisungen, die Ihr Gehirn verarbeitet und an den Körper weitergibt. Umso wichtiger ist es, diese Sprache gezielt und bewusst zu gestalten.

1. **Sprechen Sie in der Ich-Form.**

   »Ich schaffe das« oder »Ich bin bereit für diese Herausforderung.«

   Wenn Sie in der Ich-Form mit sich sprechen, ist der Bezug zu Ihnen selbst eindeutiger, als wenn Sie sich beispielsweise in der Du-Form ansprechen. Je nach Gewohnheit kann aber die Du-Form nützlich sein.

2. **Vermeiden Sie Verneinungen.**

   Das Gehirn stellt Wörter wie »nie«, »nicht«, »niemals« oder »kein(e)« in der Informationsverarbeitung hinten an. Oft bleibt dann die Kernaussage unbewusst hängen. Wer denkt: »Ich darf keinen Fehler machen«, verankert eher das Wort »Fehler« als das Vermeidungsziel.

   Vermeiden Sie Formulierungen wie: »Ich darf nicht nervös werden.«

   Formulieren Sie klar und positiv, was Sie tun möchten – nicht, was Sie vermeiden wollen. Zum Beispiel: »Ich bleibe ruhig und fokussiert.«

3. **Reden Sie über Tatsachen.**

   Es besteht immer ein Risiko, dass etwas schiefgeht. Als gewissenhafter Mensch kennen Sie möglicherweise viele Risikofaktoren, die zum Scheitern führen könnten. Dennoch können Sie in der Formulierung Ihrer Gedanken von einem guten bis optimalen Verlauf ausgehen. Das drücken Sie zum einen in der Wortwahl aus, zum anderen in der Grammatik. Sprechen Sie im Indikativ statt im Konjunktiv. Es ist empfehlenswert, Ihren Gedanken dadurch eine klare Richtung zu geben.

   Verwenden Sie klare Formulierungen in der Gegenwart. Zum Beispiel: »Ich verbessere meine Sprints durch zusätzliches, gezieltes Sprinttraining.«

   Das Gehirn nimmt vage Formulierungen nicht als Handlungsaufforderung wahr. Klare Aussagen helfen, gezielte Handlungsbereitschaft zu erzeugen.

4. **Nutzen Sie Adjektive und konkrete Beschreibungen, um Ihre Handlung mit Qualität aufzuladen.**

   Adjektive können wie mentale Verstärker wirken. Wenn Sie Ihre Handlung mit positiven Eigenschaften beschreiben, erhöht das Ihre Selbstwirksamkeit.

   Formulierungen wie »Ich hole mir den Ball« werden wirksamer, wenn Sie zu sich »Ich kämpfe mit voller Energie um den Ball« sagen.

Methoden für handlungsleitende, positive Selbstgespräche – Farbenmatch der Gedanken

Eine der einfachsten und zugleich wirkungsvollsten Methoden zur Steuerung Ihrer inneren Sprache ist das sogenannte *Farbenmatch der Gedanken*. Es hilft, innere Dialoge zu erkennen, zu bewerten und aktiv zu verändern.

Gedanken begleiten jede Handlung – vom Aufwärmen über technische Ausführungen bis zur Entscheidungsszene. Manche sind förderlich, andere blockierend. Doch das Gehirn unterscheidet dabei nicht automatisch zwischen nützlich und hinderlich – es wiederholt, was vertraut ist. Das Farbenmatch hilft, diese Automatismen zu unterbrechen und gezielt umzulenken. Es funktioniert wie ein mentales Ampelsystem:

✔ **Rote Gedanken** bremsen oder blockieren Ihre Handlungskraft. Sie lösen Druck, Angst oder Selbstzweifel aus – häufig unbewusst.

Beispiele:

- »Ich bin nicht gut genug.«
- »Was ist, wenn ich versage?«
- »Ich darf keinen Fehler machen.«

Rote Gedanken aktivieren Stresssysteme im Körper, verengen die Wahrnehmung und verringern Ihre Entscheidungsqualität. Wenn Sie in einem Wettkampf dauerhaft mit roten Gedanken kämpfen, sinkt Ihre mentale wie körperliche Leistungsfähigkeit messbar.

✔ **Gelbe Gedanken** wirken auf den ersten Blick neutral oder sogar vernünftig – doch sie erzeugen oft Unsicherheit, etwa weil sie ungewollt inneren Druck produzieren. Weitverbreitete Formulierungen in solchen druckerzeugenden Gedanken sind zum Beispiel:

- »Ich muss mich jetzt konzentrieren.«
- »Ich darf den Ball nicht verlieren.«

Es können individuell aber auch ganz andere Gedanken sein. Sie beschäftigen den Kopf, aber verbrauchen durch den erzeugten Druck manchmal auch viel Energie. Die Energie fließt in Gedankenschleifen statt in die Handlung. Gelbe Gedanken sind daher typische Vorläufer von Fehlern oder inkonsequenten Entscheidungen.

- **Grüne Gedanken** sind klar, stärkend, lösungsorientiert und handlungsfokussiert. Sie bringen Sie zurück ins Hier und Jetzt und helfen, auch in Drucksituationen einen mentalen Rhythmus zu finden. Beispiele:

  - »Ich bleibe ruhig und ziehe mein Spiel durch.«
  - »Ich vertraue auf mein Training – ich kann das.«
  - (nach einem Fehler) »Egal, nächste Aktion – ich bleibe hellwach!«
  - (Tennis) »Bei eigenem Aufschlag spiele ich konsequent Serve-and-Volley.«
  - (Sprint) »Explosion aus dem Startblock und schneller erster Bodenkontakt.«

  Je besser Sie Ihre Sportart oder Aufgabe beherrschen, umso konkreter und differenzierter können Sie Ihre grünen Gedanken formulieren. Beim Beispiel »Ich ziehe mein Spiel durch« können Sie dann noch genauer beschreiben, was »mein Spiel« bedeutet.

  Grüne Gedanken aktivieren Ressourcen, regulieren Emotionen und stärken Ihr Bewegungsgefühl. Der Weg zu mehr mentaler Stärke führt über das bewusste Erkennen, Umlenken und Weiterdenken und nicht über das komplette Vermeiden negativer Gedanken.

Schritt für Schritt bedeutet das also:

- **Der erste Schritt:** Lernen Sie, Ihre Gedankenfarben zu erkennen.
- **Der zweite Schritt:** Lernen Sie, Ihre Gedanken zu färben.
- **Der dritte Schritt:** Trainieren Sie, wie Sie aus Gelb oder Rot systematisch Grün erzeugen können.

Selbstgespräche wirken – ob bewusst oder unbewusst. Deshalb ist es entscheidend, sich regelmäßig die Frage zu stellen: *Welche Gedanken haben mich heute begleitet und wie haben sie auf meine Leistung gewirkt?*

Mit der Übung »Farbbilanz« entwickeln Sie Schritt für Schritt ein besseres Gespür für hilfreiche (grüne), kritische (rote) oder eher blockierende (gelbe) Gedanken. Ziel ist es, eine für Sie persönlich sinnvolle und zielführende Ansprache zu wählen und damit auf Ihre mentale Stärke einzuzahlen.

So funktioniert's:

1. **Nehmen Sie sich nach einem Training oder Wettkampf fünf bis zehn Minuten Zeit.**
2. **Rufen Sie sich eine konkrete Situation ins Gedächtnis, beispielsweise einen Schuss, einen Pass, einen Sprint oder eine Entscheidung.**
3. **Schreiben Sie auf, welche Gedanken in diesem Moment präsent waren.**
4. **Ordnen Sie jedem Gedanken eine Farbe zu (Rot, Gelb oder Grün).**
5. **Formulieren Sie – wenn möglich – eine grüne Alternative.**

In Tabelle 7.1 sehen Sie ein Beispiel für eine Farbbilanz aus einem Fußballspiel, 75. Minute, Rückstand.

Ihre Gedanken	Farbe (Grün, Gelb, Rot)	Neue Formulierung
»Ich darf jetzt keinen Fehler machen.«	Gelb	»Ich bleibe bei mir – ein Schritt nach dem anderen.«
»Warum spielt er nicht ab? Das war klar!«	Rot	»Ich fokussiere mich auf meinen nächsten Ball.«
»Rückstände motivieren mich, alles aus mir herauszuholen.«	Grün	

Tabelle 7.1: Beispiel einer Farbbilanz eines Fußballspielers

Jeder Mensch hat individuelle Vorlieben und Bedürfnisse. Wir können also hier keine Empfehlungen aussprechen, die für alle Menschen den gleichen Wert haben. Aber wenn Sie Ihre eigenen kennen und ernst nehmen, haben Sie eine gute Orientierung für Ihre grünen Gedanken. Es gibt allerdings ein paar Formulierungshilfen, die Sie berücksichtigen können:

1. Bleiben Sie am besten in der Ich-Perspektive. Reden Sie über sich selbst und Ihren Einflussbereich.
2. Vermeiden Sie Verneinungen. Nutzen Sie stattdessen positive Grammatik. Statt »Ich will mich nicht blamieren« sagen Sie also: »Ich kann heute zeigen, was ich kann.«
3. Bleiben Sie im Hier und Jetzt. In den meisten sportlichen Situationen ist nur das wichtig, was jetzt oder unmittelbar in den nächsten Sekunden passiert.
4. Nutzen Sie Ihre Erfahrungen. Beschreiben Sie Ihren Fokus und Ihre Handlungen möglichst konkret.

Je häufiger Sie diese Reflexion durchführen, desto mehr entwickeln Sie ein Gespür dafür, welche inneren Botschaften Ihnen wirklich helfen und wie Sie Ihre mentale Stärke durch einen gezielten Wechsel der inneren Sprache systematisch aufbauen.

Umgang mit negativen Gedanken – Gedankenstopp-Methode

Negative Gedanken sind im Sport – wie im Alltag – völlig normal. Sie gehören zum Menschsein dazu und lassen sich nicht vollständig vermeiden. Entscheidend ist daher der bewusste Umgang mit ihnen. Genau hier setzt die *Gedankenstopp-Methode* an – eine bewährte Technik aus der kognitiven Verhaltenstherapie, die auch zum Training der mentalen Stärke eingesetzt werden kann. Sie hilft Ihnen, belastende Gedanken schnell und wirkungsvoll zu unterbrechen und durch stärkende, zielgerichtete Gedanken zu ersetzen. Damit können Sie nicht nur Druck abbauen, sondern auch Ihre Handlungsfähigkeit und Selbstwirksamkeit gezielt steigern.

Die Gedankenstopp-Methode in drei Schritten erklärt:

1. Schritt: Erkennen Sie den negativen Gedanken

Der erste und wichtigste Schritt ist es, sich des negativen Gedankens überhaupt bewusst zu werden. Viele blockierende oder selbstkritische Gedanken schleichen sich unbemerkt ein und beeinflussen Ihre Gefühle und Ihr Verhalten, ohne dass Sie es aktiv wahrnehmen. Je länger Sie ihnen freien Lauf lassen, umso größer wird ihr Einfluss.

Typische Situationen:

- ✔ Vor einem Wettkampf denkt eine Sportlerin: »Gegen die darf ich nicht schon wieder verlieren.«
- ✔ Im Training murmelt ein Spieler innerlich: »Alle sehen, dass ich es nicht draufhabe.«

Der Schlüssel liegt darin, diese Gedanken *frühzeitig* zu bemerken.

Fragen Sie sich daher regelmäßig und aktiv: Was denke ich gerade über mich? Hilft mir das oder belastet es mich?

In Wettkampfsituationen ist es oft schwierig, bewusst innezuhalten und sich – wie oben beschrieben – seinem Innenleben zu widmen. Deshalb ist es wichtig, bestimmte Zeitpunkte einzuplanen, an denen man sich diese Fragen stellt. Bei den Ballsportarten zum Beispiel bei ruhendem Ball, bei Rückschlagspielen während der Pause beim Seitenwechsel oder beim Bällesammeln, in Kampfsportarten vor Beginn der nächsten Runde oder ganz allgemein beim Betreten der Wettkampfstätte.

2. Schritt: Stoppen Sie den Gedanken aktiv

Sobald Sie einen blockierenden Gedanken erkannt haben, stoppen Sie ihn bewusst. Dies kann innerlich oder – wenn es die Situation erlaubt – auch laut geschehen.

Ein entschiedenes »Stopp!« wirkt wie ein mentales Stoppschild: Es unterbricht das automatische Gedankenkarussell und signalisiert dem Gehirn: »Bis hierhin – und nicht weiter.«

Alternativ oder unterstützend können Sie sich vorstellen:

- ✔ Eine rote Ampel erscheint,
- ✔ ein Stoppschild klappt vor Ihrem inneren Auge hoch
- ✔ oder Sie drücken symbolisch einen »Gedankenstopp-Knopf«.

Diese bildhaften Elemente verstärken die Wirkung des Stopps und machen ihn zu einem festen Bestandteil Ihrer mentalen Routine.

Der Stopp sollte entschlossen, aber nicht aggressiv erfolgen. Ziel ist nicht das »Weglaufen« vor Gedanken – sondern ein kraftvolles Innehalten und Umlenken.

3. Schritt: Ersetzen Sie den negativen Gedanken

Ein gestoppter Gedanke hinterlässt zunächst eine mentale Lücke. Diese Lücke füllen Sie bewusst mit einem positiven, zielführenden Gedanken. Idealerweise haben Sie dafür bereits passende Formulierungen vorbereitet – sogenannte »Ersatzgedanken« oder »mentale Wegweiser«.

Beispiele für stärkende Ersatzgedanken:

- ✔ »Ich bleibe ruhig und vertraue meinem Ablauf.«
- ✔ »Ich habe mich vorbereitet – ich bin bereit.«
- ✔ »Ein Gedanke – ein Atemzug – ein nächster Schritt.«

Der Austausch von »Ich darf nicht versagen« gegen »Ich konzentriere mich auf meine Bewegung« ist dabei mehr als nur ein positiver Spruch – es ist ein aktiver

Eingriff in Ihre kognitive Steuerung und ein Beitrag zur emotionalen Selbstregulation. Durch diesen bewussten Austausch wird nicht nur die innere Blockade gelöst, sondern auch Ihre Kompetenzüberzeugung gestärkt.

Zusammenfassung der Schritte 1 bis 3

1. **Erkennen Sie den Gedanken:** Seien Sie aufmerksam und identifizieren Sie den negativen Gedanken, zum Beispiel: »Ich schaffe das nicht.«
2. **Stoppen Sie den Gedanken:** Sagen Sie innerlich oder laut »Stopp!« – dies signalisiert Ihrem Gehirn, dass Sie die Kontrolle übernehmen.
3. **Ersetzen Sie den Gedanken:** Tauschen Sie den negativen Gedanken gegen einen positiven aus, zum Beispiel: »Ich habe mich vorbereitet und kann es schaffen.«

Gedankenstopp bei einem Freiwurf im Basketball

Eine Basketballspielerin steht an der Linie. Im Kopf meldet sich ein Gedanke: »Wenn ich jetzt danebenwerfe, verlieren wir.«

- ✔ **Erkennen:** Sie merkt die Anspannung und benennt den Gedanken innerlich: »Das ist gerade Angst.«
- ✔ **Stopp:** Sie sagt innerlich (und gegebenenfalls mit einer leichten Berührung an der Handfläche): »Stopp!«
- ✔ **Ersetzen:** Sie wechselt zu: »Ich habe diesen Wurf hundertfach trainiert. Einatmen. Ausatmen. Werfen!«

Die Situation bleibt gleich – aber der Umgang damit kann einiges verändern.

Gedankenstopp mit körperlichem Anker

Worte sind zwar mächtig, aber die Kombination aus Worten und Handeln ist noch mächtiger. Sie können Ihre Stopp-Routine dadurch stärken, dass Sie sie mit bestimmten Bewegungen verknüpfen. Verknüpfen Sie Ihren Gedankenstopp mit einer kleinen Geste. Viele Athletinnen und Athleten koppeln diesen Moment mit einem symbolischen Signal:

- ✔ Faust kurz ballen
- ✔ Fingernagel gegen Daumen drücken
- ✔ Kräftig in die Hände klatschen

Diese körperliche Komponente hilft, den Stopp zu verankern – ähnlich wie ein Reflex, der im Training entsteht.

Gedanken vorbereiten

Erstellen Sie Ihre persönliche Sammlung an positiven Ersatzgedanken.

Überlegen Sie dazu:

- ✔ In welchen Situationen kommen bei mir oft blockierende Gedanken?
- ✔ Welche Formulierung stärkt mich in diesen Momenten?

Notieren Sie bitte drei bis fünf Sätze, die zu Ihnen passen und die Ihnen helfen. So können Sie in kritischen Situationen gezielt darauf zurückgreifen – ohne lange zu überlegen.

Manchen Menschen fällt es schwer, selbst zu erkennen, wie sie sich in bestimmten Momenten Druck erzeugen oder sich selbst im Weg stehen. Wenn Ihnen das auch so geht, lohnt es sich, mit anderen Menschen darüber zu sprechen, zum Beispiel gute Freunde oder ein Trainer beziehungsweise eine Trainerin, denen man vertrauen kann. Manchmal reicht auch schon ein einfacher Trick – nämlich sich selbst die folgende Frage zu stellen: Was würde ich meinem Team- oder Trainingskollegen empfehlen, wenn er genau das gleiche Problem hätte wie ich?

Die Gedankenstopp-Methode ist kein Allheilmittel – aber ein effektives Werkzeug. Sie hilft Ihnen, wieder in die Steuerung Ihrer Gedanken zu kommen und mentalen Ballast abzuwerfen, bevor er Ihre Leistung beeinträchtigt. Durch regelmäßiges Training wird diese Technik zu einem Teil Ihrer mentalen Stärke – wenn Sie gut geübt haben, immer abrufbar, wenn es zählt.

Über diesen QR-Code erhalten Sie die Gedankenstopp-Methode als übersichtliches Arbeitsblatt im PDF-Format. So können Sie die Technik regelmäßig trainieren, eigene Ersatzgedanken festhalten und sie in Trainings- oder Wettkampfsituationen abrufen.

Das Selbstgespräch schlägt um – Warnzeichen erkennen

Unter hohem Druck kippt der innere Dialog oft unbemerkt in Richtung Rückzug. Aussagen wie »Ich kann nicht mehr« oder »Das schaffe ich nicht« sind dafür deutliche Hinweise. Erkennen Sie diese Formulierungen rechtzeitig und wandeln Sie sie bewusst um.

Ein Läufer im Marathon spürt Erschöpfung. Anstatt zu denken »Ich kann nicht mehr«, wandelt er es um in: »Ich laufe meinen Rhythmus weiter – ein Schritt nach dem anderen.« Oder er orientiert sich an der Umgebung und sagt sich: »Erst einmal bis zur nächsten Verpflegungsstation, dann suche ich mir das nächste Ziel.«

Diese bewusste Umformulierung hält den Handlungsspielraum offen und stärkt den Willen, auch in kritischen Momenten dranzubleiben.

Uns ist an dieser Stelle ein Punkt besonders wichtig, insbesondere für engagierte Freizeitsportler, die keine regelmäßige medizinische Begleitung haben, und für ungeduldige Rehabilitanden: Bei dieser Technik geht es darum, vorhandene Leistungsreserven auszuschöpfen. Sie müssen jedoch selbstverantwortlich agieren! Sie kennen sich am besten: Sollten Sie im Sport die Erfahrung gemacht haben, Warnzeichen Ihres Körpers regelmäßig zu ignorieren und sich dadurch schon in gesundheitsgefährdende Zustände gebracht zu haben, empfehlen wir, die Belastungssteuerung mit Fitnesscoaches und Sportmedizinern abzusprechen!

Ihre persönliche Gedankenbilanz

Nehmen Sie sich zehn Minuten Zeit und beantworten Sie die folgenden Fragen:

- ✔ Welche roten Gedanken tauchen bei Ihnen häufig auf?
- ✔ Wie könnten Sie diese Gedanken durch grüne ersetzen?

Entwickeln Sie eine Liste positiver Selbstgespräche, die Sie in kritischen Momenten anwenden können. Beispiele: »Ich bin gut vorbereitet«, »Ich wachse an dieser Herausforderung«, »Ich habe das schon oft geschafft.« Oft helfen auch ganz konkrete Handlungsanweisungen, wie zum Beispiel im Tennis: »Ich treffe den Ball ab jetzt früher«, oder im Fußball: »Ich bleibe ganz konsequent am Gegner dran.«

In Tabelle 7.2 sehen Sie ein Beispiel für eine solche Gedankenbilanz.

Roter Gedanke	Grüner Gegengedanke
»Ich bin nicht gut genug.«	»Ich habe mich gut vorbereitet – ich zeige, was ich kann.«
»Ich verliere den Überblick.«	»Ich atme ruhig und entscheide klar.«
»Ich darf nicht versagen.«	»Ich bleibe bei mir und vertraue meinem Ablauf.«

Tabelle 7.2: Beispielhafte Gegenüberstellung von roten und grünen Gedanken bei einer Gedankenbilanz

Wir arbeiten hier zum besseren Verständnis überwiegend mit ausformulierten Sätzen. Manchmal genügt aber auch ein bestimmtes Schlagwort, wenn es für Sie eine Bedeutung hat. Zum Beispiel »Ruhig!«, »Atmen!« und so weiter.

Zusammenfassung

✔ Positive Selbstgespräche sind ein mächtiges und einfach zu nutzendes Werkzeug, um Ihre mentale Stärke zu fördern und Ihre Leistung zu verbessern.

✔ Techniken wie das Farbenmatch der Gedanken oder die Gedankenstopp-Methode helfen, Ihren Self Talk bewusst zu steuern.

✔ Die richtige Sprache hat enorme Wirkung auf Ihre mentale Stärke – in der Ich-Form, positiv und mit Qualität handlungsförderlich aufgeladen hat sie den größten Effekt.

Wiederholen Sie die in diesem Kapitel vorgestellten Übungen regelmäßig, um Ihre inneren Dialoge zu optimieren und mehr grüne Gedanken in Ihr Leben zu bringen. Erstellen Sie zudem Ihre persönliche Sammlung unterstützender Selbstgespräche für verschiedene Situationen – vor dem Wettkampf, bei Rückstand, bei Erschöpfung, nach einem Fehler.

Über diesen QR-Code erhalten Sie die Self-Talk-Analyse als strukturiertes PDF-Arbeitsblatt. So können Sie Ihre Selbstgespräche im Training und im Wettkampf systematisch beobachten, dokumentieren und über mehrere Situationen hinweg vergleichen.

Mindset und innere Dialoge – Fixed Mindset vs. Growth Mindset

Die innere Einstellung – das sogenannte Mindset – eines Menschen beeinflusst, wie er Herausforderungen, Rückschläge und Erfolge wahrnimmt und darauf reagiert. Besonders im Sport ist die innere Einstellung ein entscheidender Faktor, um Bestleistungen zu erzielen und aus Rückschlägen zu lernen. Ein positives

Mindset ist die Grundlage für effektive Selbstgespräche. Es hilft Athletinnen und Athleten, negative Gedankenmuster zu durchbrechen und sich auf Wachstum, Lernen und Erfolg zu konzentrieren.

Studien der US-amerikanischen Psychologin Carol Dweck haben gezeigt, dass Menschen mit einem *Growth Mindset* – einer wachstumsorientierten Denkweise – besser dazu in der Lage sind, Hindernisse zu überwinden und kontinuierlich ihre Leistungsfähigkeit weiterzuentwickeln. Im Gegensatz dazu blockiert ein *Fixed Mindset* – eine statische Denkweise – die persönliche Entwicklung und sorgt dafür, dass Herausforderungen gemieden und Fehler als Scheitern betrachtet werden. In Tabelle 7.3 sehen Sie eine Gegenüberstellung konkreter Unterschiede von Fixed Mindset und Growth Mindset.

	Fixed Mindset	**Growth Mindset**
Grundhaltung	Eine Person ist überzeugt, dass Fähigkeiten, Talente und Intelligenz angeboren und unveränderbar sind.	Eine Person hat die Überzeugung, dass Fähigkeiten durch Anstrengung, Lernen und Beharrlichkeit verbessert werden können.
Typische Wahrnehmungen und Interpretationen	✔ Die Person vermeidet Herausforderungen, da sie potenzielle Schwächen aufdecken könnten. ✔ Die Person interpretiert Fehler als Zeichen mangelnder Begabung. ✔ Die Person ignoriert negatives Feedback oder empfindet es als Angriff. ✔ Die Person nimmt Erfolg anderer als Bedrohung wahr.	✔ Die Person begreift Herausforderungen als Chancen zum Wachsen. ✔ Die Person sieht Fehler als wertvolle Lernmöglichkeiten. ✔ Die Person nutzt Feedback, um sich zu verbessern. ✔ Die Person interpretiert den Erfolg anderer als Inspiration und Möglichkeit, zu lernen.
Auswirkung	Durch die beschriebenen Wahrnehmungen ergeben sich begrenzte Entwicklungsmöglichkeiten, häufige Selbstzweifel und geringe Resilienz.	Durch die beschriebenen Wahrnehmungen ergeben sich kontinuierliche Weiterentwicklung, stärkeres Selbstvertrauen und hohe Motivation.

Tabelle 7.3: Unterschiede zwischen Growth Mindset und Fixed Mindset

Ein förderlicher innerer Dialog setzt voraus, dass Sie grundsätzlich daran glauben, sich entwickeln zu können – also ein Growth Mindset kultivieren. Wer daran glaubt, dass Veränderung möglich ist, spricht auch innerlich mit sich selbst auf eine ganz andere, stärkende Weise. Deshalb ist das Growth Mindset eine wichtige Voraussetzung, um mit Techniken wie dem Self Talk gezielt mentale Stärke aufzubauen.

Um die Unterschiede zwischen diesen beiden Denkweisen noch deutlicher zu machen, hilft ein direkter Vergleich typischer Denk- und Verhaltensmuster (siehe Tabelle 7.4).

Zentrale Begriffe	Fixed Mindset	Growth Mindset
Herausforderungen	Werden gemieden	Werden aktiv angenommen
Fehler	Werden als Scheitern interpretiert	Werden als Lernchance genutzt
Feedback	Wird als Kritik erlebt	Wird zur Weiterentwicklung genutzt
Anstrengung	Wird als Zeichen mangelnder Fähigkeit gesehen	Wird als notwendiger Teil des Lernens verstanden
Erfolg anderer	Wird als Bedrohung empfunden	Wird als Inspiration erlebt

Tabelle 7.4: Typische Denk- und Verhaltensmuster bei Fixed Mindset und Growth Mindset

Praktische Anwendung im Sport

Das Growth Mindset ist besonders im Sport ein Schlüsselfaktor, um sich von Niederlagen zu erholen, aus Fehlern zu lernen und langfristig erfolgreich zu sein. Hier sind einige konkrete Anwendungsbeispiele:

- ✔ **Herausforderungen annehmen:** Statt Angst vor einem stärkeren Gegner zu haben, sehen Athleten mit Growth Mindset die Begegnung als Gelegenheit, ihre Fähigkeiten zu testen und zu verbessern.
- ✔ **Aus Fehlern lernen:** Eine verfehlte Chance wird nicht als Misserfolg betrachtet, sondern als Aufforderung, Technik und mentale Vorbereitung zu optimieren.
- ✔ **Feedback nutzen:** Kritisches Feedback – zum Beispiel von Trainern – wird als wertvoller Hinweis aufgenommen und nicht als Kritik an der eigenen Person.

Schritte, um ein Growth Mindset zu entwickeln

Die im Folgenden beschriebenen sechs Schritte basieren auf den Erkenntnissen von Carol Dweck zum Growth Mindset (2006) und wurden für den sportlichen Kontext praxisnah aufbereitet. Diese Prinzipien helfen dabei, eine wachstumsorientierte Denkweise zu entwickeln und zu stärken.

1. **Benennen Sie Ihre Grundmotivation.**

   Warum treiben Sie Sport? Was motiviert Sie? Ihre innere Überzeugung ist der Schlüssel, um langfristig motiviert zu bleiben.

2. **Konzentrieren Sie sich auf sich selbst.**

   Vermeiden Sie negative Vergleiche mit anderen, denn diese führen selten zu persönlichem Wachstum. Fokussieren Sie sich darauf, wie Sie Ihre eigene Leistung steigern können.

3. **Nehmen Sie Herausforderungen an.**

   Betrachten Sie neue Aufgaben und Situationen als Gelegenheit, sich zu verbessern.

4. **Ordnen Sie Fehler und Rückschläge richtig ein.**

   Fehler sind keine Niederlagen, sondern Schritte auf dem Weg zum Erfolg.

   Denken Sie an die Basketballlegende Michael Jordan, der für einen Werbespot einmal die Idee hatte, seine Gedanken offenzulegen und dafür viel Anerkennung bekam. Er sagte: »Ich habe in meiner Karriere mehr als 9.000 Würfe verfehlt. Ich habe fast 300 Spiele verloren. 26-mal wurde mir der entscheidende Wurf anvertraut und ich habe ihn verfehlt. Ich bin immer wieder gescheitert. Und genau deshalb bin ich erfolgreich.«

5. **Bleiben Sie ausdauernd.**

   Ein Growth Mindset entsteht nicht über Nacht. Arbeiten Sie kontinuierlich an Ihren Denk- und Verhaltensmustern.

6. **Fordern Sie sich über das bisherige Maß hinaus.**

   Wählen Sie bewusst Wege, die Sie fordern. Nur so können Sie neue Fähigkeiten entwickeln und Ihr Potenzial ausschöpfen.

Ein Growth Mindset ist der Schlüssel, um aus Herausforderungen zu lernen, sich kontinuierlich zu verbessern und langfristig erfolgreich zu sein. Es hilft, eine positive innere Haltung zu entwickeln, die sich in konstruktiven Selbstgesprächen und einer lösungsorientierten Denkweise widerspiegelt. Indem Sie bewusst an Ihrer Denkweise arbeiten, können Sie Ihr gesamtes Potenzial ausschöpfen und im Sport sowie im Alltag neue Höhen erreichen. Nutzen Sie die Techniken dieses Kapitels, um Ihr Mindset zu stärken und Ihre Ziele mit Leidenschaft und Beharrlichkeit zu verfolgen.

Ihr persönlicher Growth-Mindset-Check

Nehmen Sie sich 10 bis 15 Minuten Zeit und beantworten Sie die folgenden Fragen schriftlich:

1. **Herausforderungen annehmen:**
   - Wann haben Sie sich zuletzt bewusst einer sportlichen Herausforderung gestellt – auch wenn Sie unsicher waren?
   - Was hat Ihnen dabei geholfen, mutig zu bleiben?
2. **Aus Fehlern lernen: Denken Sie an eine Situation, in der nicht alles nach Plan lief.**
   - Was konnten Sie aus dieser Erfahrung mitnehmen?
   - Wie hat sie Ihr Handeln danach beeinflusst?
3. **Feedback aktiv nutzen:**
   - Wann haben Sie zuletzt konstruktives Feedback erhalten?
   - Wie sind Sie damit umgegangen?
   - Wie konnten Sie es zur Weiterentwicklung nutzen?
4. **Ihr persönlicher Leitsatz: Formulieren Sie eine stärkende innere Aussage, die Ihr wachstumsorientiertes Denken auf den Punkt bringt. Beispiele:**
   - »Ich wachse mit jeder Herausforderung.«
   - »Erfahrungen zeigen mir, wo ich besser werden kann.«
   - »Ich entwickle mich – Schritt für Schritt.«

Führen Sie diesen Check regelmäßig durch – etwa nach Wettkämpfen oder intensiven Trainingsphasen. So stärken Sie Schritt für Schritt Ihre mentale Haltung und entwickeln ein stabiles Growth Mindset.

Über diesen QR-Code können Sie den Growth-Mindset-Check digital ausfüllen und regelmäßig erneut durchführen. So beobachten Sie, wie sich Ihre innere Haltung über Trainingsphasen und Wettkämpfe hinweg entwickelt und festigt.

Self Talk – Wirkung auf die mentale Stärke

Sie können Self Talk sehr vielseitig ansetzen. Ihre Gedanken und somit auch das Gespräch mit sich selbst begleiten Sie praktisch den ganzen Tag. Welche Ansätze sich konkret in Verbindung mit den Bausteinen mentaler Stärke ergeben, sehen Sie zusammenfassend in Tabelle 7.5, aber auch darüber hinaus gibt es viele Möglichkeiten.

Baustein der mentalen Stärke	Wirkung durch Self Talk
Fokus	Positive Selbstgespräche helfen, die Aufmerksamkeit gezielt auf die aktuelle Aufgabe zu richten und störende Gedanken auszublenden.
Kompetenzüberzeugung	Durch die bewusste Formulierung unterstützender Gedanken wächst das Vertrauen in die eigenen Fähigkeiten und die innere Überzeugung, auch schwierige Situationen meistern zu können.
Wille	Selbstgespräche wie »Ich bleibe dran« oder »Ich wachse an Herausforderungen« stärken die Fähigkeit, auch bei Widerständen motiviert und handlungsfähig zu bleiben.

Tabelle 7.5: Die Wirkung von Self Talk auf die Bausteine mentaler Stärke

IN DIESEM KAPITEL

Warum Druck und Stress auch gute Seiten haben

Finden Sie Ihr passendes Aktivierungslevel heraus

Mit welchen Methoden Sie Ihr Aktivierungslevel ansteuern können

Die zentrale Rolle der Atmung bei der Selbststeuerung

Alles Wichtige über die Einflussmöglichkeiten von Aktivierung, Atmung, Kreativität auf Ihre Performance unter Druck

Kapitel 8
In der Druckzone – Selbststeuerung und flexible Reaktion

Mentale Stärke entsteht in einem dynamischen Prozess. Sie zeigt sich besonders dann, wenn es eng wird. In Drucksituationen – kurz vor der Ausführung eines Freiwurfs oder eines Elfmeters, beim letzten Sprint, beim Matchball, im entscheidenden Zweikampf – entscheidet nicht nur Ihre Technik oder Kondition, sondern auch Ihre Fähigkeit zur Selbststeuerung. Können Sie innerlich ruhig bleiben? Den Fokus halten? Die beste Entscheidung treffen, während Ihr Körper unter Hochspannung steht?

Dieses Kapitel stellt Ihnen Techniken vor, mit denen Sie genau das trainieren und vorbereiten können: den Zugriff auf Ihre mentale Klarheit unter Belastung. Sie erfahren, wie Sie sich besser selbst regulieren – körperlich und psychisch.

Aber was bringt Ihnen Selbststeuerung eigentlich ganz konkret?

Wer sich unter Druck selbst führen kann, handelt souveräner. Wer ruhig bleibt, entscheidet klarer. Und wer kreativ denkt, findet Lösungen, die andere nicht sehen. Genau das macht den Unterschied im Wettkampf.

Nicht immer gewinnen die, die im Training die Besten sind, sondern meist die, die sich in schwierigen Momenten fokussieren, vertrauen und ihr Vorhaben konsequent verfolgen.

Ob Sie mit Atemtechniken Ihre innere Balance stabilisieren, mit progressiver Muskelentspannung Anspannung abbauen oder sich mental auf kritische Situationen vorbereiten – dieses Kapitel bietet Ihnen wissenschaftlich fundierte, in der Sportpraxis erprobte und schnell erlernbare Techniken für Ihre mentale Selbstregulation.

Sie erfahren ...

- ✔ wie Sie Ihre Stressreaktion reflektieren und besser verstehen
- ✔ wie Sie in den für sich optimalen Spannungsbereich kommen
- ✔ welche bewährten Methoden Sie dabei unterstützen können
- ✔ warum auch Ihre Kreativität ein Schlüssel zur mentalen Freiheit sein kann

In den entscheidenden Momenten braucht es mehr als Technik und Taktik – es braucht Ideen. Deshalb wird dieses Kapitel mit einem oft unterschätzten Schlüssel zur mentalen Stärke enden: *Kreativität.* Sie ermöglicht es, unter Druck neue Wege zu finden, mit Spielwitz zu überraschen und Lösungen zu kreieren, wenn andere nur Probleme sehen. Kreative Sportlerinnen und Sportler absolvieren nicht nur Wettkämpfe – sie verändern sie.

Reflektieren Sie Ihren erlebten Stress!

Bevor Sie erfahren, wie Sie mit gezielten Techniken Ihren Stress regulieren, lohnt sich ein genauer Blick auf das, was in herausfordernden Situationen überhaupt in Ihnen passiert. Stress ist nicht gleich Stress und jede Reaktion erzählt etwas über Ihre mentale Verfassung: Manche Menschen laufen unter Druck zu Höchstform auf. Andere wirken blockiert, überdreht oder zögerlich. Dazu kommt, dass es auch Unterschiede in unserer Tagesform gibt: An einem Tag aktiviert uns das, was an einem anderen Tag Stress auslöst. Und manchmal entsteht Stress sogar durch Unterforderung – wenn es im Spiel oder Wettkampf »zu ruhig« bleibt.

Sie haben bereits erfahren, wie Stress aus psychologischer Sicht entsteht und welche Rolle Resilienz dabei spielt (wenn Sie das noch mal nachlesen möchten, blättern Sie zurück zu Kapitel 2). In diesem Kapitel geht es ganz konkret um Sie – um Ihre persönliche Stressreaktion und den Weg zur bewussten Selbstregulation.

Selbstcheck: Ihre Stressreaktion und mentale Stärke reflektieren

Starten Sie mit einer einfachen, aber wirkungsvollen Reflexionsübung: Sie analysieren Ihre Reaktion auf eine konkrete Situation – körperlich, emotional, kognitiv – und entwickeln ein Gefühl für Ihren optimalen Leistungsbereich. Sie erkennen dadurch, was bei Ihnen Stress auslöst, was Sie stärkt und was Sie brauchen, um innerlich stabil zu bleiben. Diese Erkenntnis ist die Grundlage für alle folgenden Techniken. Denn erst, wenn Sie Ihre Muster verstehen, können Sie gezielt Einfluss nehmen.

1. **Schritt: Erinnern Sie sich an eine belastende Wettkampfsituation.**

   ✔ Was genau ist passiert?

   ✔ Wie haben Sie sich dabei gefühlt – körperlich, kognitiv, emotional?

2. **Schritt: Wie haben Sie damals reagiert?**

   ✔ Was haben Sie getan?

   ✔ Was haben Sie gedacht?

   ✔ Wie haben sich Ihre Emotionen verändert?

3. Schritt: Fokus – Wie klar war Ihre Konzentration in diesem Moment?

- ✔ Was war das Wesentliche in dieser Situation? Konnten Sie sich darauf konzentrieren oder waren Sie abgelenkt?
- ✔ Welche Reize oder Gedanken haben Ihre Aufmerksamkeit gestört oder vereinnahmt?

____

____

____

____

____

4. Schritt: Kompetenzüberzeugung – Wie sicher waren Sie sich, diese Situation zu meistern?

- ✔ Hatten Sie das Gefühl: »Ich schaffe das«, oder hatten Sie eher Zweifel an Ihren Fähigkeiten und Fertigkeiten?
- ✔ Welche inneren Bilder oder Sätze haben Sie gestärkt oder geschwächt?

____

____

____

____

____

5. Schritt: Wille – Wie stark war Ihre Entschlossenheit, dranzubleiben?

- ✔ Haben Sie gespürt, dass Sie die Situation gestalten oder aktiv beeinflussen wollen? Wollten Sie Verantwortung übernehmen? Oder hatten Sie eher das Gefühl gehabt, Sie ertragen sie einfach?
- ✔ Was hat Ihren Durchhaltewillen beeinflusst – im Positiven oder im Negativen?

____

____

6. **Schritt: Rückblickend: Was hätten Sie aus heutiger Sicht gebraucht, um mental stabiler zu bleiben?**

   ✔ Was hat Ihnen besonders geholfen oder gutgetan – ein Gedanke, eine Haltung, eine stützende Person oder eine Handlung?

   ✔ Was hätten Sie in der Situation zusätzlich gebraucht, um ruhiger, klarer oder fokussierter zu bleiben?

Versuchen Sie, sich bei der Beantwortung dieser Frage möglichst einfache und klare Antworten zu geben!

7. **Schritt: Ihre Erkenntnisse für die Zukunft:**

   ✔ Was nehmen Sie aus dieser Reflexion mit?

   ✔ Wie können Sie sich gezielt vorbereiten, um beim nächsten Mal souveräner zu reagieren?

Über diesen QR-Code erhalten Sie den Stresscheck als übersichtliches PDF-Arbeitsblatt. So können Sie Ihre Stressreaktionen in unterschiedlichen Situationen dokumentieren, vergleichen und gezielt Ableitungen für Ihre mentale Selbststeuerung treffen.

Wie Ihr individuelles Erregungsniveau Ihre Leistung steuert

Fokus, Kompetenzüberzeugung und Wille – die drei Grundbausteine der Resilienz – können nur wirken, wenn die innere Anspannung in einem für Sie passenden Bereich liegt. Umgekehrt können diese Bausteine viel dazu beitragen, Ihre Anspannung in diesen Bereich zu bringen oder dort zu halten.

Im vorherigen Selbstcheck haben Sie reflektiert, wie Sie unter Druck reagieren. Jetzt vertiefen Sie diesen Blick: Was unterscheidet Unterforderung und Überforderung und wie können Sie gezielt in Ihren optimalen Leistungszustand kommen?

Dafür lohnt sich ein kurzer Blick in eines der bekanntesten psychologischen Modelle: das nach den Autoren benannte Yerkes-Dodson-Gesetz beziehungsweise die Yerkes-Dodson-Kurve aus dem Jahr 1908. Sie zeigt, wie sich das Erregungsniveau auf Ihre Leistungsfähigkeit auswirken kann, da es den Zusammenhang zwischen Erregung und Leistung in einer umgekehrt u-förmigen Kurve beschreibt.

Die *Yerkes-Dodson-Kurve* beschreibt, dass bei zu niedriger Aktivierung (Unterforderung) die Leistung unter dem Potenzial bleibt. Bei mittlerem, optimalem Aktivierungsniveau wird die beste Leistung erreicht. Bei zu hoher Erregung (Überforderung) fällt die Leistung wieder ab.

Folglich ist es für viele Leistungssituationen erstrebenswert, die eigene Erregung so regulieren zu können, dass sie genau im optimalen Bereich liegt – nicht zu angespannt, aber auch nicht zu entspannt. Atemtechniken, bewusste Zielsetzung und Visualisierung sind effektive Werkzeuge, um sich selbst in den leistungsoptimalen Aktivierungszustand zu bringen oder zu halten.

In Abbildung 8.1 sehen Sie eine grafische Darstellung der Yerkes-Dodson-Kurve, auch Yerkes-Dodson-Gesetz genannt. Es beschreibt den Zusammenhang zwischen Aktivierung (beziehungsweise Anspannung) und Leistung – in einer umgekehrt u-förmigen Funktion. Bei zu geringer Aktivierung (zum Beispiel Müdigkeit, Langeweile) ist die Leistungsfähigkeit niedrig. Der Körper ist unterfordert, der Geist nicht fokussiert. Bei mittlerem Erregungsniveau liegt man im leistungsförderlichen Bereich. Hier ist der Körper hellwach, aber nicht überaktiviert. Konzentration, Kraft und Technik greifen optimal ineinander. Bei zu hoher Aktivierung (zum Beispiel Nervosität, Überforderung) nimmt die Leistungsfähigkeit wieder ab. Gedanken rasen, Muskeln verspannen sich – Fehler häufen sich.

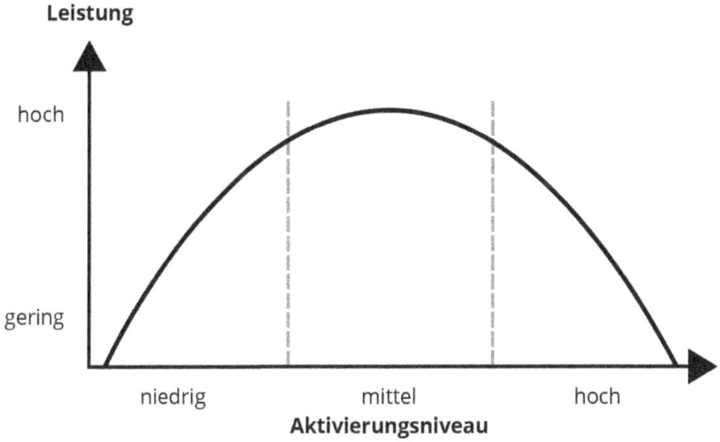

Abbildung 8.1: Die Yerkes-Dodson-Kurve

Mittlerweile existieren auch differenzierte Modelle wie beispielsweise das der »Individual Zones of Optimal Functioning«, das auch berücksichtigt, dass unterschiedliche Personen ein unterschiedliches Aktivierungsniveau für ihre beste Leistung benötigen. Es postuliert, dass die beste Leistung dann erreicht werden kann, wenn die Erregungszustände eines Athleten oder einer Athletin innerhalb einer individuellen »optimalen Zone« liegen (siehe Abbildung 8.2). Die Implikationen, die sich daraus ableiten lassen, gehen jedoch weiterhin in eine sehr ähnliche Richtung wie die des Yerkes-Dodson-Gesetzes.

Zwar ist der Verlauf der Yerkes-Dodson Kurve für die meisten Menschen ähnlich – persönlichkeitsbedingt, individuell und sportartspezifisch können sich die Spannungsniveaus am Leistungsgipfel jedoch deutlich unterscheiden. Abbildung 8.2 veranschaulicht das anhand dreier verschiedener Sportler.

Während manche Sportlerinnen und Sportler unter starkem Druck regelrecht aufblühen, brauchen andere eher Ruhe und Struktur:

- ✔ **Sportler 1 (links):** Leistet am besten bei niedriger Anspannung – zum Beispiel in einer ruhigen Umgebung, ohne große äußere Erwartungen.

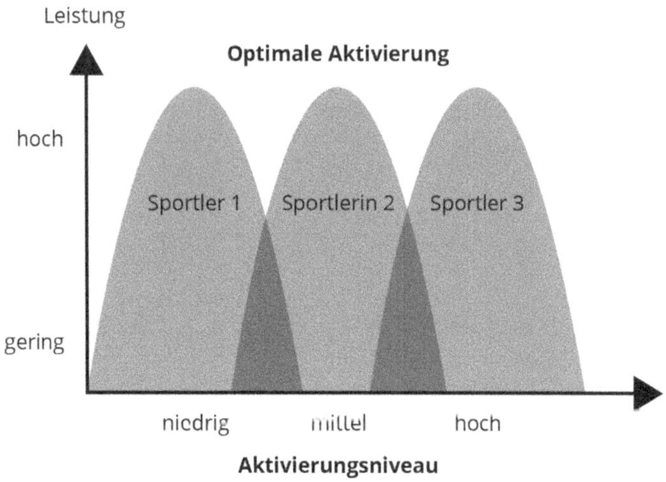

Abbildung 8.2: Individuelle Unterschiede im Verlauf der Yerkes-Dodson-Kurve

- ✔ **Sportlerin 2 (Mitte):** Erreicht ihre besten Leistungsvoraussetzungen bei mittlerem Erregungsniveau – hier ist sie wach, fokussiert, aber nicht überreizt.
- ✔ **Sportler 3 (rechts):** Kommt erst unter hoher Anspannung richtig in Fahrt – etwa vor großem Publikum oder wenn viel auf dem Spiel steht.

In diesem Abschnitt übertragen Sie diese Erkenntnis auf Ihre Praxis: Wir zeigen Ihnen Wege, wie Sie Ihre mentale Spannung einordnen und sie mit unterstützenden Vorgehensweisen bewusst regulieren können.

Mentale Stärke heißt auch, sich so zu regulieren, dass man sich in ein Aktivierungsniveau bringt beziehungsweise sich in dem hält, das die Voraussetzung für optimale Leistungen schafft.

Ihre Leistungszone erkennen und steuern: Unterforderung, optimales Erregungsniveau und Überforderung

Nachdem Sie zuvor schon reflektiert haben, wie Sie auf Druck reagieren, geht es jetzt darum, Ihre persönliche Leistungszone besser zu verstehen. Denn Leistung entsteht nicht im Leerlauf – aber für die meisten Menschen auch nicht unter maximalem Druck. Sie entsteht genau dazwischen.

✔ Unterforderung

Wenn der Puls ruhig bleibt und der Geist abschweift, könnte sich eine Art mentale Trägheit einstellen:

- Vielleicht zeigt sich das durch Langeweile, nachlassenden Fokus oder eine geringe Körperspannung.
- Die Motivation lässt womöglich nach (»Das wird schon!«).
- Eine gewisse Sorglosigkeit breitet sich im Spiel oder Training aus.

Typisch wäre dann ein Gedanke wie: »Ich war körperlich anwesend – aber mit dem Kopf nicht dabei.«

✔ Überforderung

Wird die innere Spannung zu groß, kann sie schnell blockierend wirken – vor allem in entscheidenden Momenten: Gedanken könnten sich im Kreis drehen, Bewegungen wirken verkrampft oder hektisch.

- Möglicherweise kommt das Gefühl auf, nicht richtig durchatmen zu können, die Hände werden feucht und der Kopf fühlt sich leer an.
- Es entsteht der Eindruck, die Kontrolle zu verlieren.

Typisch für diesen Zustand wäre ein Satz wie: »Ich wusste, was ich tun soll – hatte aber keine Kontrolle über meine Handlungen.«

✔ Optimales Erregungsniveau

Zwischen diesen beiden Polen – Unter- und Überforderung – liegt eine besondere Zone: das optimale Erregungsniveau (siehe Abbildung 8.1), eine Aktiviertheit, mit der sportliche Leistungen am leichtesten zu erbringen sind, sodass Sportlerinnen und Sportler im Nachhinein berichten: »Ich habe nicht mehr nachgedacht – es lief fast wie von selbst.«

Den eigenen optimalen Aktivierungsbereich definieren

Stellen Sie sich eine Skala vor mit einem Pol an jedem Ende. Der eine Pol ist gedanklicher Leerlauf oder Schlaf, der andere ist maximales Stresserleben. Ihr ganz persönlicher, optimaler Aktivierungsbereich liegt rund um die Mitte dieser Skala. Ein Zustand, in dem Sie konzentriert, präsent und gleichzeitig flexibel reagieren können, also somit auch Ihr optimaler Bereich, um leistungsfähig zu sein. Diesen

Aktivierungsbereich zu erkennen und ihn im richtigen Moment auch gezielt zu erreichen, ist eine der zentralen Fertigkeiten mentaler Selbstführung im Sport.

Was für die eine Person die perfekte Aktiviertheit ist, kann für jemand anderen schon Überforderung bedeuten. Es gibt keine allgemeingültige Formel, Sie müssen diesen Bereich für sich selbst finden.

Selbstcheck: Was macht Ihre Bestform-Momente aus?

Erinnern Sie sich an einen oder mehrere Momente, in denen Sie in Bestform waren. Versuchen Sie möglichst intensiv in diese Erinnerung einzutauchen. Möglicherweise gibt es sogar Videoaufzeichnungen, die Ihnen dabei helfen können. Stellen Sie sich die folgenden Fragen:

1. **Wie reagiert Ihr Körper in Bestform-Momenten?**

   Spüren Sie eher eine angenehme Spannung oder eine gewisse Lockerheit? Ist Ihr Puls ruhig oder leicht erhöht? Wie fühlt sich Ihre Atmung an?

2. **Wie denken Sie in diesen Situationen?**

   Sind Sie wach und aufmerksam, aber nicht überfokussiert? Denken Sie klar – ohne sich in Details zu verlieren?

3. **Welche Grundhaltung spüren Sie innerlich?**

   Fühlen Sie sich mutig, sicher, zielgerichtet? Oder eher angespannt, gehetzt oder abwartend?

Reflexionsimpuls: Denken Sie an eine Situation, in der Sie mental oder sportlich »voll im Spiel« waren:

- ✔ Wie war die Umgebung?
- ✔ Welche Vorbereitung hat Ihnen geholfen?
- ✔ Welche Emotionen waren präsent?
- ✔ Wie haben Sie in dieser Situation auf Druck oder Unruhe reagiert?

Nachdem Sie nun Ihren persönlichen Stress und Ihren optimalen Aktivierungsbereich besser einschätzen können, geht es im nächsten Schritt um die gezielte Steuerung: Wie können Sie sich gezielt regulieren, um in diesen Bereich zu kommen?

Im weiteren Verlauf dieses Kapitels stellen wir Ihnen eine Auswahl bewährter Techniken vor. So können Sie unterschiedliche Zugänge ausprobieren und herausfinden, welcher am besten zu Ihnen passt.

Über diesen QR-Code erhalten Sie den Selbstcheck »Bestform-Momente« als ausführbares PDF. Der Inhalt entspricht dem Text aus dem Buch und führt Sie Schritt für Schritt durch die Reflexion.

Techniken zur individuellen Regulierung

Im nächsten Schritt geht es darum, Ihr inneres Gleichgewicht bewusst zu steuern: durch Techniken, die Ihnen helfen können, vom »Zuviel« oder »Zuwenig« zurück in Ihre Mitte zu finden.

Denn mentale Stärke heißt nicht, sich ständig im Optimalzustand zu befinden – sondern den Weg dorthin zu kennen, und ihn auch in schwierigen Momenten gehen zu können.

In den folgenden Abschnitten lernen Sie eine Auswahl bewährter Methoden kennen:

- ✔ einfache, aber wirkungsvolle Atemtechniken
- ✔ muskuläre Entspannung nach Jacobson
- ✔ meditative Verfahren zur inneren Klärung
- ✔ kreative Übungen zur mentalen Flexibilität

Probieren Sie aus, was Ihnen guttut und erlauben Sie sich, Neues zu testen. Oft genügt ein bewusster Atemzug, eine kurze innere Sammlung oder ein kleiner Perspektivwechsel, um wieder handlungsfähig zu sein. Möglicherweise entdecken Sie dabei etwas, das nicht nur funktioniert, sondern Sie nachhaltig stärkt.

Atemtechniken – Der direkte Weg zur Selbstregulation

Vielleicht kommen Ihnen ein paar Punkte in diesem Abschnitt bekannt vor, denn wie im Kapitel zu Achtsamkeit (siehe Kapitel 3) bereits beschrieben, ist der Atem eine kraftvolle Quelle für Präsenz. Im Rahmen der Achtsamkeit geht es vor allem darum, die Atmung zu beobachten – als Zugang zur bewussten Wahrnehmung im Hier und Jetzt.

In diesem Abschnitt steht ein anderer Fokus im Vordergrund: Ihre aktive Steuerung der Atmung. Ihr Atem ist damit nicht mehr nur Ziel Ihres Fokus, sondern Sie dürfen ihn auch aktiv beeinflussen – egal ob zur Aktivierung vor einem Wettkampf, zur Beruhigung in einer kritischen Phase oder zur Regeneration danach.

Atemtechniken sind gute Beispiele dafür, wie eng Körper und Psyche zusammenarbeiten. Sie können das autonome Nervensystem, also biologisch angelegte körperliche Strukturen, durch gezielte Atemübungen direkt beeinflussen. Die Wirkung der tiefen und langsamen Bauchatmung beeinflusst beispielsweise den dafür wichtigen Vagusnerv, der durch das Zwerchfell verläuft. Beim Ein- und Ausatmen wird er mechanisch stimuliert, wobei vor allem eine verlängerte Ausatmung eine deutliche Aktivierung bewirkt. Diese Stimulation führt zur Aktivierung des Parasympathikus, also des Bereichs unseres vegetativen Nervensystems, der für Ruhe- und Erholungsreaktionen verantwortlich ist. Messbar zeigt sich dies unter anderem in einer verbesserten Herzratenvariabilität, die als physiologischer Marker für Stressresistenz und Regeneration gilt.

Auch wenn Sie keine Smartwatch oder andere Sensoren zur Verfügung haben, können Sie sehr schnell und einfach erkennen, wie gut dieser Mechanismus funktioniert: Am Hals oder am Handgelenk können Sie mit den Fingern spüren, wie sich Ihr Puls verlangsamt, wenn Sie Atemtechniken durchführen.

In Kapitel 3 lesen Sie mehr zur Atmung als Weg zur Achtsamkeit; in Kapitel 9 erfahren Sie, wie Sie Atmung als Strategie zur Selbstregulation einsetzen können.

Nasenatmung – Der unerkannte Hebel für Leistung

Wer unter Druck schnell ermüdet, unkonzentriert wird oder körperlich nicht sein volles Potenzial abrufen kann, denkt bei der Ursachenforschung vermutlich nicht als Erstes an die Nase. Dabei zeigt sich in zahlreichen Studien und Praxisbeispielen: Die Qualität der Atmung entscheidet über Energie, Fokus und Ausdauer.

Beim Einatmen durch die Nase werden Teile des Gehirns stimuliert, die für Emotionen (in der Amygdala), Erinnerungen (im Hippocampus) und Reaktionsfähigkeit zuständig sind. Diese Wirkung entsteht, weil das olfaktorische System (Riechhirn) aktiviert wird – es ist direkt mit dem limbischen System verbunden.

Beim Atmen durch den Mund oder beim Ausatmen bleibt dieser Effekt aus oder fällt deutlich schwächer aus (vgl. Abbildung 8.3).

Das bedeutet für Sie: Wer durch die Nase einatmet, schärft nicht nur seine Wahrnehmung, sondern stärkt auch seine emotionale Stabilität und die Gedächtnisleistung.

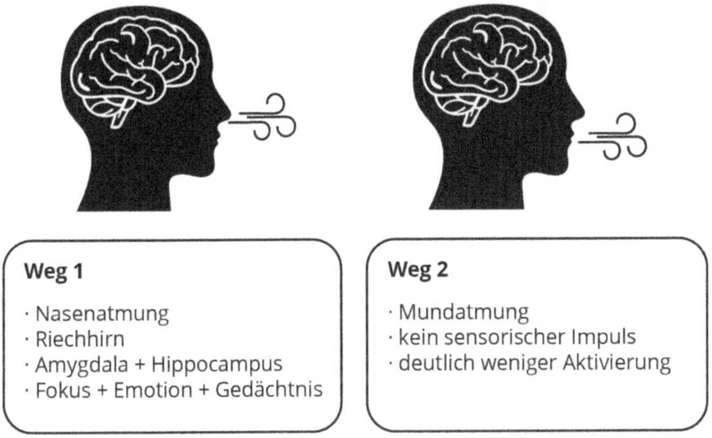

Abbildung 8.3: Darstellung Wirkung der Nasenatmung und Mundatmung

Ein beeindruckendes Beispiel stammt von dem bereits in Kapitel 3 erwähnten amerikanischen Wissenschaftsjournalisten James Nestor. Er trainierte 10 Tage lang ausschließlich mit Nasenatmung und stellte fest, dass sich seine Ausdauerleistung verbesserte, der Ruhepuls sank und er sich insgesamt wacher fühlte. Als er im Vergleich dazu zehn Tage nur durch den Mund atmete, stieg sein Blutdruck, seine Schlafqualität verschlechterte sich deutlich und er fühlte sich dauerhaft erschöpft.

Auch in der sportmedizinischen Forschung zeigt sich, dass Nasenatmung:

- ✔ die Sauerstoffaufnahme effizienter gestaltet,
- ✔ die Herzfrequenzvariabilität verbessert (ein Marker für Belastbarkeit)
- ✔ und die CO_2-Toleranz erhöht – ein entscheidender Faktor für Ausdauerleistung.

Im Leistungssport spielt deshalb gezieltes Atemtraining eine immer größere Rolle.

Nasenatmung macht den Unterschied! Testen Sie es selbst:

Schließen Sie beim nächsten Training bewusst den Mund und atmen Sie nur durch die Nase. Anfangs ungewohnt, doch oft schon nach wenigen Minuten spüren Sie mehr Fokus, bessere Ausdauer oder auch – falls angezielt – eine schnellere Regeneration. Am besten, Sie kontrollieren einmal Ihre Atmung beim Aufwärmen oder in der ersten Belastungshälfte bewusst über die Nase und beobachten Sie, wie Ihr Körper reagiert. Vielleicht entdecken Sie einen der einfachsten, aber effektivsten Hebel für mehr Leistung.

Five Ways to improve Your Breathing with James Nestor. Über diesen QR-Code gelangen Sie zu dem Video »Fünf Wege, Ihre Atmung zu verbessern!« mit James Nestor. Im Fokus stehen einfache Atemgewohnheiten mit Wirkung auf Ausdauer, Regeneration und Fokus.

Der natürliche »Nasenzyklus« – Ein unbemerkter Taktgeber

Unsere Nasenatmung verläuft nicht immer symmetrisch: In einem natürlichen Rhythmus von etwa zwei bis acht Stunden dominiert abwechselnd das linke oder das rechte Nasenloch den Luftstrom. Dieses Phänomen wird *Nasenzyklus* genannt – ein biologisches Wechselspiel, das mit Veränderungen in der Nasenschleimhaut und dem vegetativen Nervensystem zusammenhängt. Der Rhythmus steht in Verbindung mit der Aktivität der beiden Gehirnhemisphären (vgl. Abbildung 8.4):

- ✔ Ist das **linke Nasenloch** aktiver, dominiert tendenziell die rechte Gehirnhemisphäre – unter anderem zuständig für Intuition, Kreativität und emotionale Wahrnehmung.
- ✔ Ist das **rechte Nasenloch** dominanter, ist meist die linke Gehirnhemisphäre aktiver – unter anderem zuständig für Sprache, Logik und Konzentration.

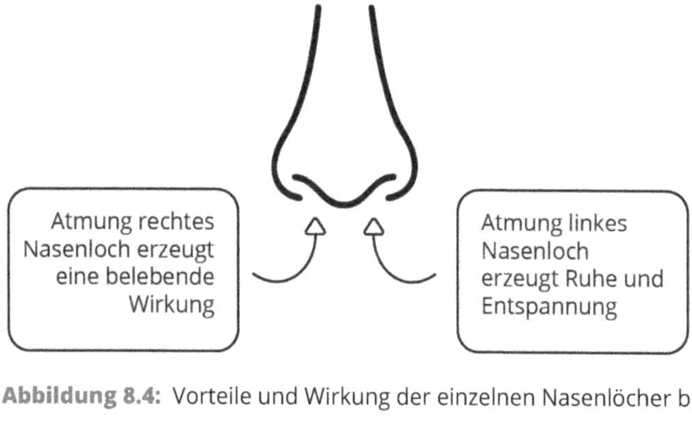

Abbildung 8.4: Vorteile und Wirkung der einzelnen Nasenlöcher bei der Atmung

Warum entstehen beim Nasenzyklus diese zeitlichen Unterschiede?

Der Nasenzyklus ist individuell und wird durch viele Faktoren beeinflusst:

- ✔ Stressniveau und vegetativer Zustand
- ✔ Körperhaltung (Seitenlage, Sitzen, Schlafen)
- ✔ Alter, Geschlecht, Gesundheit
- ✔ Tageszeit/zirkadianer Rhythmus

Diese Zusammenhänge lassen sich bewusst nutzen:

- ✔ Möchten Sie klarer denken oder sich fokussieren? Dann atmen Sie gezielt einige Male durch das rechte Nasenloch.
- ✔ Möchten Sie zur Ruhe kommen oder Spannungen abbauen? Dann atmen Sie bewusst durch das linke Nasenloch.

Probieren Sie es aus:

Schließen Sie mit dem Finger jeweils ein Nasenloch und atmen Sie drei- bis fünfmal langsam und gleichmäßig durch die andere Seite. Achten Sie darauf, was sich verändert – im Körper, im Kopf, im Gefühl.

Wechselatmung: Balance für Körper und Kopf

Die Wechselatmung ist eine Jahrtausende alte Technik aus der Yogatradition, die auch aus heutiger neurophysiologischer Sicht bestätigt wird. Durch den gezielten Wechsel der Atmung zwischen dem linken und dem rechten Nasenloch lassen sich, wie bereits beschrieben, beide Gehirnhemisphären unterschiedlich aktivieren.

Der Effekt: Die Gehirnaktivität wird ausbalanciert, der Fokus geschärft, gleichzeitig stellt sich eine innere Ruhe ein. Das vegetative Nervensystem wird gezielt beeinflusst – eine wertvolle Unterstützung vor intensiven Wettkämpfen oder generell nach emotional belastenden Situationen.

Anleitung: So führen Sie die Wechselatmung durch

Nehmen Sie eine bequeme aufrechte Sitzposition ein. Ihre Wirbelsäule ist lang, Ihre Schultern entspannt.

1. **Legen Sie Zeige- und Mittelfinger der rechten Hand zwischen die Augenbrauen. Sie benutzen den Daumen und den Ringfinger zum Wechseln der Nasenlöcher.**

2. **Verschließen Sie das rechte Nasenloch mit dem Daumen und atmen Sie links ein – ruhig, tief, bewusst.**

3. **Halten Sie drei bis vier Sekunden die Luft an.**

4. **Öffnen Sie das rechte Nasenloch, verschließen Sie das linke mit dem Ringfinger und atmen Sie rechts aus.**

5. **Dann rechts wieder einatmen, Luft wieder drei bis vier Sekunden anhalten und über das linke Nasenloch ausatmen.**

6. **Fahren Sie mit diesem Wechsel fort – für ein bis drei Minuten.**

Wichtig: Forcieren Sie den Atem nicht. Es geht nicht um Tiefe oder Länge, sondern um gleichmäßige, achtsame Atemzüge.

Über diesen QR-Code gelangen Sie zu einer Videoanleitung zur Wechselatmung. Sie sehen Schritt für Schritt, wie die Übung korrekt ausgeführt wird. Die Atemtechnik unterstützt Fokus, innere Balance und Regulation des Nervensystems.

Wann wenden Sie Wechselatmung an?

- ✔ Vor dem Training, um den Fokus zu klären
- ✔ Vor dem Schlafen, um innere Unruhe zu regulieren
- ✔ Vor Prüfungen oder Wettkämpfen, um präsenter, zentrierter und klarer zu sein
- ✔ Nach Konflikten, um das Nervensystem wieder zu beruhigen

Die Atmung ist eine der wichtigsten Körperfunktionen und im Gegensatz zu anderen Faktoren wie Herzfrequenz oder Blutdruck können Sie sie bewusst steuern.

Wenn ein Nasenloch zu stark blockiert ist:

- ✔ Erzwingen Sie nichts. Probieren Sie die Übung stattdessen mit dem besser durchgängigen Nasenloch – auch das wirkt regulierend.
- ✔ Alternativ können Sie sich auf gleichmäßiges, bewusstes Atmen durch beide Nasenlöcher konzentrieren – das Prinzip der inneren Balance wirkt auch ohne das bewusste Verschließen, jedoch weniger intensiv.
- ✔ Vorbereitung: Ein Glas warmes Wasser, eine Nasendusche, ein kurzer Spaziergang an der frischen Luft oder ein Nasenpflaster können helfen, die Nasenatmung zu erleichtern.

Die Art Ihrer Atmung beeinflusst sowohl Ihre Energie als auch Ihre mentale Klarheit. Wenn Sie beim nächsten Training oder in einer kritischen Spielsituation das Gefühl haben, »neben sich zu stehen«, denken Sie in einer Pause an diesen leisen, aber kraftvollen Weg zur Selbststeuerung: durch die Nase atmen – im Wechsel.

Coherent Breathing – In den Zustand innerer Kohärenz atmen

Die Atmung ist einer der direktesten Zugänge zu unserem inneren Gleichgewicht. Eine besonders effektive Methode zur Stressregulation und mentalen Zentrierung ist die sogenannte kohärente Atmung, im Englischen als *Coherent Breathing* oder *Resonance Breathing* bekannt.

Diese Technik reduziert die Atemfrequenz gezielt auf sechs Atemzüge pro Minute – das bedeutet, ca. fünf Sekunden einatmen und fünf Sekunden ausatmen. So entsteht ein Rhythmus, bei dem Herzschlag, Atmung und Nervensystem synchron schwingen – ein Zustand, der auch als »Herzkohärenz« bezeichnet wird.

Was genau passiert dabei?

Der Rhythmus unseres Herzschlags ist nicht so exakt wie der eines Metronoms. Die zeitlichen Abstände zwischen den Schlägen variieren – das ist normal und gesund. Diese Schwankung wird *Herzratenvariabilität* genannt. Je flexibler unser Herz reagiert, umso besser können wir physiologisch mit Herausforderungen umgehen.

Durch langsames, gleichmäßiges Atmen steigern Sie die Herzratenvariabilität und fördern so die Aktivität des parasympathischen Nervensystems, das für Ruhe,

Regeneration und Gelassenheit zuständig ist. Die Folge: Klarheit, Ruhe, verbesserte Emotionskontrolle und stabilere Stressreagibilität.

Bei regelmäßigem Üben des Coherent Breathing kann ab ungefähr drei Minuten kohärenter Atmung eine innere Stille einkehren – ausgeruht, ruhig, aber dennoch bereit und aufnahmefähig.

Anleitung: So praktizieren Sie Coherent Breathing:

1. **Finden Sie einen ruhigen Ort:** Setzen oder legen Sie sich bequem hin.
2. **Entspannen Sie Ihren Körper:** Schließen Sie die Augen. Lassen Sie Schultern, Kiefer und Bauch locker.
3. **Atmen Sie ein:** Atmen Sie durch die Nase tief in den Bauch ein, langsam zählend bis fünf oder sechs.
4. **Atmen Sie aus:** Atmen Sie durch die Nase aus, ebenfalls langsam zählend bis fünf oder sechs.
5. **Wiederholen Sie mehrfach:** Bleiben Sie in diesem Rhythmus für fünf bis zehn Minuten. Wenn Sie ungeübt sind, beginnen Sie mit vier Sekunden und steigern sich langsam.

In welchen Situationen ist Coherent Breathing besonders hilfreich?

- ✔ **Vor dem Wettkampf:** Um Nervosität zu beruhigen und den Fokus zu schärfen.
- ✔ **In Pausen oder Timeouts:** Zur schnellen Regeneration und mentalen Neuausrichtung.
- ✔ **Nach einem Fehler oder Rückschlag:** Um emotionale Balance wiederherzustellen.
- ✔ **Am Abend:** Um vom Tagesmodus in die Regeneration zu wechseln.

Empfehlungen zur Integration in den Alltag:

- ✔ **Regelmäßige Praxis:** Bereits fünf Minuten täglich zeigen spürbare Wirkung.
- ✔ **Soforthilfe:** Nach ausreichender Übung in belastenden Situationen als »Atemanker« einsetzbar.
- ✔ **Routinen:** In Kombination mit bereits bestehenden Routinen (zum Beispiel Vorbereitungsroutine oder Cool-down nach dem Training).

Zum erleichterten Einstieg bieten verschiedene kommerzielle Apps Coherent Breathing mit akustischer oder visueller Unterstützung an.

Coherent Breathing ist einfach, wissenschaftlich fundiert und sofort wirksam. Für viele Sportlerinnen und Sportler ist es ein wichtiges Tool geworden, um Drucksituationen mit Klarheit und Präsenz zu begegnen.

James Nestor – Coherent Breathing praktisch erklärt. Über diesen QR-Code gelangen Sie zu einem weiteren Video mit James Nestor. Er stellt einfache Atemübungen vor, die Gesundheit und Regulation unterstützen. Das Video zeigt, wie Coherent Breathing zur Beruhigung und Fokussierung eingesetzt werden kann.

Anwendungsbeispiele für den Alltag

Sie können auch im Alltag alle in diesem Buch beschriebenen Atemtechniken für das innere Gleichgewicht gezielt einsetzen – je nach Situation und Ziel:

- ✔ **Vor dem Einschlafen:** Coherent Breathing hilft, gedanklich zur Ruhe zu kommen. Wer regelmäßig abends übt, schläft tiefer und wacht erholter auf.
- ✔ **In stressigen Momenten (zum Beispiel bei Prüfungen oder Konflikten):** Bewusst die Nasenatmung oder andere Atemtechniken zum Reset nutzen.
- ✔ **Beim Pendeln zum Arbeitsplatz, in Wartesituationen oder nach belastenden Nachrichten:** Wechselatmung unterstützt dabei, emotionale Klarheit zu bewahren.

Bewusste Atmung können Sie auch zur Aktivierung nutzen.

Viele Übungen, die Sie in diesem Buch kennenlernen, sollen Ihnen helfen, sich zu regulieren. In den meisten Fällen haben Personen in Drucksituationen das Bedürfnis, ihre innere Anspannung im Sinne einer Beruhigung nach unten zu regulieren. Deshalb zielen auch die meisten vorgestellten Techniken auf Entspannung ab. Das gilt auch für viele Atemtechniken.

Aber: Die Atmung eignet sich ebenso zur Aktivierung.

Die Grundidee ist genauso einfach wie bei den entspannenden Atemtechniken, nur die Schwerpunkte werden verschoben:

- ✔ Das Verhältnis von Ausatmung zu Einatmung wird umgekehrt, das heißt, die Einatmung bekommt mehr Anteil am Atemzyklus, die Ausatmung wird verkürzt.
- ✔ Die Einatmung erfolgt bewusst tief und intensiv (zum Beispiel über zwei bis vier Sekunden).

Typische Einsatzgebiete sind Situationen vor Prüfungen, Wettkämpfen, Meetings, sportlichen Leistungen oder auch am Morgen beim Start in den Arbeitstag, um sich dadurch wacher und leistungsfähiger zu fühlen.

Wir empfehlen, aktivierende Atmung zum Einstieg unter Anleitung zu trainieren, da die richtige Dosierung und die richtige Atemtiefe dabei eine wichtige Rolle spielen.

Atemregulation braucht keine Matte, keinen Raum, keine Hardware. Nur Ihre Aufmerksamkeit und ein paar bewusste Atemzüge. Trainieren Sie Ihre Selbstregulation wie Ihre Muskulatur – dann werden Atmung und Präsenz zu verlässlichen Verbündeten in Drucksituationen.

Regelmäßigkeit schlägt Intensität.

Ein paar gezielte, ruhige Atemzüge täglich – am besten zur selben Zeit beziehungsweise in vergleichbaren Situationen – wirken oft tiefer als umfangreiche Sessions. Es geht nicht um spektakuläre Effekte, sondern um Verlässlichkeit: ein täglicher Moment, in dem Sie Ihren Atem spüren, den Fokus sammeln und den Tag bewusst unterbrechen. So wird aus einer Technik eine Gewohnheit und aus Gewohnheit mentale Stärke. Denn meist braucht es anfangs etwas Disziplin, bis sich eine neue Praxis als feste Routine in Ihrem Alltag etabliert hat.

Atemtechniken – Wirkung auf die mentale Stärke

Atmung wirkt so einfach und selbstverständlich, dass sie im Alltag oft nur wenig Wertschätzung genießt. Aber gerade diese Punkte sind es, die Atmung für mentale Stärke so wertvoll machen. In Tabelle 8.1 sehen Sie eine Übersicht über die Wirkung von Atemtechniken auf die Bausteine mentaler Stärke.

Baustein der mentalen Stärke	Wirkung durch Atemtechniken
Fokus	Atemtechniken wie zum Beispiel Coherent Breathing fördern die geistige Zentrierung und helfen, Ablenkungen auszublenden. Die Aufmerksamkeit wird auf den Atem gelenkt – ein innerer Anker für den Moment.
Kompetenzüberzeugung	Die bewusste Steuerung des Atems vermittelt Kontrolle – ein Gefühl von »Ich kann Einfluss nehmen«. Das stärkt das Vertrauen in die eigene Fähigkeit, mit Drucksituationen souverän umzugehen.
Wille	Atemtechniken wirken als Selbstregulationstool in herausfordernden Momenten. Sie helfen, emotionale Impulse zu steuern und bewusst weiterzumachen, statt impulsiv aufzugeben.

Tabelle 8.1: Wirkung von Atemtechniken auf die Bausteine mentaler Stärke

Der Klassiker: Progressive Muskelentspannung

Entspannungsübungen aktivieren nachweislich den Parasympathikus – also den Teil des autonomen Nervensystems, der für Regeneration, Erholung und innere Ruhe zuständig ist. Eine der bekanntesten und wissenschaftlich am besten untersuchten Methoden ist die *Progressive Muskelentspannung* (kurz PME).

Diese Methode wurde bereits 1934 vom US-amerikanischen Arzt und Forscher Edmund Jacobson entwickelt. Seine zentrale Beobachtung: Anspannung im Körper geht immer mit psychischer Anspannung einher und umgekehrt. Durch das gezielte Anspannen und anschließende Entspannen bestimmter Muskelgruppen lässt sich nicht nur die körperliche Spannung reduzieren, sondern auch der Stress im Gehirn abbauen. Jacobson sah Entspannung als das natürliche Gegenmittel zu Erregung – sie ist Prävention und Heilmittel zugleich.

Der Neurobiologe Marcus Täuber beschreibt in seinem Buch *Gedanken als Medizin,* dass PME zu den wirksamsten Methoden zur Stressreduktion zählt. Auch Studien des berühmten deutschen Professors für Psychologie und Psychotherapeuten Klaus Grawe sowie von Anthony Jorm zeigen, wie stark PME bei Ängsten wirkt – ihre Befunde weisen aus, dass PME teilweise so effektiv wie Medikamente oder Psychotherapie ist. Täuber schreibt: »PME ist bei Angststörungen – von Panik bis Zahnarztphobie – genauso wirksam wie Medikamente oder psychologische Interventionen.«

Wie die PME wirkt

Die PME nutzt den Körper als Zugangstor zur Psyche. Indem Sie gezielt Spannung erzeugen und lösen, entsteht eine Gegenbewegung zur Stressreaktion. Im Gehirn wird die Erregungskaskade unterbrochen, der Körper schaltet auf Regeneration – oft spürbar innerhalb weniger Minuten.

Durch die Wahrnehmung des Kontrasts zwischen Anspannung und Entspannung wird außerdem die Selbstwahrnehmung geschärft – ein zentraler Aspekt in der Stresskompetenz.

Anleitung: PME für Sportlerinnen und Sportler (Langform)

In dieser Anleitung wird der erste Abschnitt (Entspannung der Arme und Hände) einer ausführlichen Form der PME vorgestellt. Sie können diese Form nutzen, um die Methode zu testen. Am leichtesten ist es, wenn Ihnen eine andere Person den Text vorliest.

Nehmen Sie zum Üben eine Entspannungsposition ein. Wenn Sie noch keine Erfahrungswerte oder besondere Einschränkungen haben, empfehlen wir Ihnen zum Einstieg die Liegeposition auf dem Rücken mit ausgestreckten Armen und Beinen. Wenn es Ihnen wichtig ist, die PME in möglichst vielen Alltagssituationen einsetzen zu können, können Sie mit zunehmender Routine (meist bereits nach wenigen Einheiten) damit anfangen, in eine bequeme Sitzposition zu wechseln, zum Beispiel auf einem Stuhl mit Arm- und Rückenlehne.

Vorbereitung

Setzen/legen Sie sich so bequem wie möglich hin. Schließen Sie wenn möglich die Augen und lenken Sie Ihre Aufmerksamkeit nach innen. Achten Sie darauf, dass Ihre Position stabil ist und dass Sie sich sicher fühlen. Lockern Sie noch einmal Muskulatur, die möglicherweise angespannt sein könnte, zum Beispiel Kiefer, Nacken und Schultern, Hände und Finger. Entspannen Sie sich, so gut Sie können.

Abschnitt 1: Entspannung der Arme und Hände (ca. fünf Minuten)

Nachdem Sie sich entspannt haben, ballen Sie die rechte Faust, ballen Sie sie fester und fester, und beobachten Sie dabei die Spannung. Halten Sie die Faust für drei normale Atemzüge geballt, und fühlen Sie die Spannung in der rechten Faust, in der Hand, im Unterarm.

Und nun entspannen Sie drei normale Atemzüge lang. Lassen Sie die Finger der rechten Hand locker werden und beobachten Sie den unterschiedlichen Eindruck.

Lassen Sie sich völlig gehen und versuchen Sie, sich am ganzen Körper für drei normale Atemzüge zu entspannen.

Noch einmal: Die rechte Faust fest ballen. Die Spannung halten und für drei normale Atemzüge beobachten.

Nun lassen Sie los, entspannen Sie sich für drei normale Atemzüge; Ihre Finger strecken sich wieder und Sie merken den Unterschied.

Machen Sie das Gleiche mit der linken Faust. Ballen Sie die linke Faust, während der restliche Körper sich entspannt, dann ballen Sie die Faust fester und fühlen Sie die Spannung für drei normale Atemzüge.

Und nun entspannen Sie für drei normale Atemzüge. Genießen Sie wieder den Unterschied.

Wiederholen Sie noch einmal: Spannen Sie die linke Faust für drei normale Atemzüge stark an.

Entspannen Sie und fühlen Sie den Unterschied für drei normale Atemzüge. Überlassen Sie sich einige Zeit dieser Entspannung (ca. zehn Sekunden).

Ballen Sie beide Fäuste fester und fester, beide Fäuste ganz fest, die Unterarme ganz gespannt, und beobachten Sie Ihre Empfindungen für drei normale Atemzüge.

Und nun entspannen Sie; strecken Sie die Finger und fühlen Sie die Entspannung für drei normale Atemzüge. Fahren Sie fort, die Hände und Unterarme zu entspannen, entspannen Sie immer mehr (ca. zehn Sekunden).

Beugen Sie beide Ellenbogen, und spannen Sie den Bizeps für drei normale Atemzüge. Fester und fester spannen und die Spannungsgefühle beobachten.

Die Arme wieder strecken, entspannen und für drei normale Atemzüge auf den Unterschied achten. Nun breitet sich die Entspannung aus (ca. zehn Sekunden).

Noch einmal: Spannen Sie den Bizeps für drei normale Atemzüge an; die Spannung halten und genau beobachten.

Strecken Sie die Arme aus und entspannen Sie mehrere Sekunden; entspannen Sie, so gut Sie können, mehrere normale Atemzüge lang.

Nun strecken Sie die Arme aus, drücken Sie sie so fest auf die Unterlage, dass Sie eine große Spannung in den Trizepsmuskeln an der Rückseite der Oberarme spüren; strecken Sie die Arme und fühlen Sie die Spannung für drei normale Atemzüge.

Und nun wieder entspannen. Arme wieder bequem ablegen. Lassen Sie die Entspannung sich weiter ausbreiten. Die Arme fühlen sich angenehm schwer an, während Sie für drei normale Atemzüge entspannen.

Noch einmal die Arme strecken und für drei normale Atemzüge auf die Unterlage drücken, damit Sie die Spannung in den Trizepsmuskeln fühlen; drücken Sie ganz fest für drei normale Atemzüge. Fühlen Sie die Spannung.

Und jetzt entspannen Sie. Konzentrieren Sie sich auf reine Entspannung in den Armen ohne jegliche Spannung. Legen Sie die Arme ganz bequem ab und entspannen Sie weiter und weiter, weiter und weiter. Selbst wenn Sie glauben, Ihre Arme seien nun völlig entspannt, versuchen Sie, noch einmal ein wenig weiterzugehen; versuchen Sie, ein immer tieferes Gefühl der Entspannung zu erreichen (ca. 20 Sekunden).

Abschluss: Aktivierung

Wenn Sie Ihre Übung beenden möchten, hören Sie nicht sofort auf. Nehmen Sie sich ein paar Sekunden Zeit für den Übergang und einen klaren Endpunkt. Wenn Sie PME als Einschlafhilfe nutzen, sind die nachfolgenden Instruktionen nicht notwendig. Sie können diesen Abschnitt überspringen und Ihren entspannten Zustand nutzen, um langsam in den Schlaf überzugleiten.

Zählen Sie rückwärts von 5 auf 0. Wenn Sie bisher die Augen geschlossen hatten, öffnen Sie sie erst am Ende des Countdowns. Lenken Sie bei jeder Zahl Ihren Fokus wieder mehr weg von Ihrem Körper und Ihrer Entspannung hin zu Ihrer Umgebung. Sie können tiefes, intensives Einatmen dafür nutzen, um wieder wacher und präsenter zu werden. Am Ende des Countdowns öffnen Sie die Augen und geben sich ein paar Sekunden Zeit, um wieder anzukommen. Wenn Sie nach Ende des Countdowns noch mehr Aktivierung brauchen, bewegen Sie sich durch den Raum, atmen Sie dabei tief ein; strecken, dehnen und mobilisieren Sie Ihre Gliedmaßen. Sie werden sich dann erholt und erfrischt fühlen, hellwach und ruhig.

Wenn Ihnen der erste Abschnitt der PME zugesagt hat, können Sie bei einer anderen Gelegenheit weitere Körperregionen hinzufügen:

Abschnitt 2: Entspannung des Gesichts mit Nacken, Schultern und oberem Rücken

Abschnitt 3: Entspannung der Brust, des Bauches und des unteren Rückens

Abschnitt 4: Entspannung der Lenden, Schenkel und Waden

Abschnitt 5: Vollkommene Körperentspannung

Sie finden die Anleitungen zur Langform der PME in schriftlicher Form und als Audiodatei, indem Sie den folgenden QR-Code scannen.

Progressive Muskelentspannung (PME, Langform). Scannen Sie den QR-Code und finden Sie die komplette Langform der Progressiven Muskelentspannung auf der Grundlage von Jacobson in schriftlicher Form und als Audiodatei.

Anleitung: PME für Sportlerinnen und Sportler (Kurzform)

Wenn Sie die PME auf Basis der Langform gut beherrschen, können Sie diese Stück für Stück verkürzen, zum Beispiel indem Sie nur noch mit ausgewählten Muskelgruppen arbeiten. Achten Sie dann darauf, dass Sie die nachfolgenden Punkte konsequent in jedem Durchgang umsetzen.

- ✔ **Position:** Setzen oder legen Sie sich bequem hin.
- ✔ **Ablauf:** Spannen Sie nacheinander einzelne Muskelgruppen für fünf bis sieben Sekunden an (zum Beispiel Fäuste, Arme, Schultern, Gesicht, Bauch, Beine, Füße). Nur so weit, dass Sie die Spannung gut spüren – ohne Verkrampfung.
- ✔ **Entspannen:** Nach jeder Muskelgruppe bewusst lösen – mindestens 20 bis 30 Sekunden nachspüren, bevor Sie zur nächsten Muskelgruppe übergehen.
- ✔ **Atmung:** Bleiben Sie währenddessen ruhig und gleichmäßig im Atemfluss.
- ✔ **Nach der Einheit** aktivieren Sie sich wieder (Strecken, Bewegung, frische Luft einatmen) – falls Sie es nicht speziell vor dem Einschlafen einsetzen.
- ✔ **Wiederholen:** Machen Sie ein bis zwei Durchgänge oder nutzen Sie PME gezielt in Spielpausen oder nach intensiven Trainingssituationen als mentalen »Reset«.

Aktivieren Sie die Muskeln nur bis zur deutlich spürbaren Spannung, nicht bis zur Verkrampfung.

Wann ist PME besonders sinnvoll?

- ✔ Vor dem Einschlafen – um schneller zur Ruhe zu kommen
- ✔ In Spiel- oder Trainingspausen – um Fokus und Körperspannung zu regulieren (Aktivierung vor dem nächsten Spiel- oder Trainingseinsatz nicht vergessen!)
- ✔ Bei Nervosität vor wichtigen Momenten, wenn dafür Zeit bleibt – zum Beispiel vor Medienauftritten
- ✔ Nach belastenden Situationen zur Entspannung

Die PME ist ein kraftvolles Werkzeug, um den eigenen Körper als Verbündeten im Umgang mit Druck zu erleben. Regelmäßig trainiert kann sie Sportlern wie Nicht-Sportlern helfen, die innere Balance zu finden und damit auch die Kontrolle über die eigene Leistungsfähigkeit zu verbessern.

PME – Wirkung auf die mentale Stärke

Ähnlich wie Atementspannung hat PME viele positive Einflüsse auf Ihren Organismus, insbesondere auf Ihr Gehirn und auf das Nervensystem. Die wichtigsten Aspekte mit Blick auf die drei Bausteine mentaler Stärke sind in Tabelle 8.2 für Sie zusammengefasst:

Baustein der mentalen Stärke	Wirkung durch Progressive Muskelentspannung
Fokus	Der strukturierte Ablauf (Anspannen – Lösen – Nachspüren) stärkt die Fähigkeit zur gezielten Aufmerksamkeit. Abläufe werden verlangsamt, was Klarheit und Präsenz fördert.
Kompetenzüberzeugung	Das bewusste Erleben der eigenen Körperkontrolle und der Wechselwirkung zwischen Anspannung und Entspannung fördert das Gefühl: »Ich kann meinen Zustand aktiv beeinflussen.«
Wille	PME trainiert das Dranbleiben an einer inneren Übung – auch wenn der Kopf abschweifen will. Wer regelmäßig PME praktiziert, stärkt seine Ausdauer und innere Disziplin.

Tabelle 8.2: Wesentliche Einflüsse von PME auf die Bausteine mentaler Stärke

Cool bleiben, wenn's zählt – Mentale Vorbereitung auf Druckmomente

Stressige Wettkampfmomente sind unvermeidlich – doch mit den richtigen mentalen Werkzeugen können Sie lernen, gelassen und souverän zu reagieren. In diesem Buch haben Sie bereits drei bewährte Strategien in Kombination kennengelernt:

- ✔ Visualisierung
- ✔ Selbstgespräch (Self Talk)
- ✔ Zielarbeit mit der WOOP-Methode

Sie helfen Ihnen dabei, innere Sicherheit aufzubauen – selbst dann, wenn der Druck von außen zunimmt.

Im Folgenden lernen Sie weitere Methoden kennen, die Ihnen helfen, in Druckmomenten souverän zu bleiben und zu agieren.

Konstruktiver Umgang mit Fehlern

In der Nachbereitung von Drucksituationen besonders wichtig: *Kultivieren Sie einen konstruktiven Umgang mit Fehlern.*

Oft kommen Sportlerinnen und Sportler mit einem klaren Wunsch ins sportpsychologische Coaching: »Ich will diesen Fehler nie wieder machen.« Bevor Sie sich eventuell vorschnell ein Ziel setzen, lohnt sich – nach einer Reflexionszeit – eine Antwort auf die Frage: War das nicht nur ein Fehler, sondern auch eine Erfahrung?

Es kommt auf die Perspektive an. Wenn Sie zum Beispiel einen riskanten Pass spielen, der nicht ankommt, fühlt sich das in einer wichtigen Spielsituation für die meisten Menschen wie ein Fehler an. Das heißt, häufig entsteht auch ein ungutes Gefühl oder Unsicherheit. Aber neben dem gefühlten Fehler ist es auch eine Information und die Chance auf eine Lernerfahrung. Woran lag es, dass der Pass nicht ankam? Was können Sie beim nächsten Mal anders oder besser machen? Was bedeutet das für Ihr Training und Ihre Spielvorbereitung? Vielleicht war die Entscheidung in der Sekunde richtig, aber das Timing oder die Positionierung nicht optimal.

Erst wenn Sie denselben Pass in identischer Weise wieder und wieder spielen und er jedes Mal zum Ballverlust führt, entsteht daraus eine problematische, nämlich festgefahrene Fehlerform: Sie wiederholen trotz bekannter Probleme ein problematisches Entscheidungs- und Verhaltensmuster.

Diese beiden Perspektiven zu unterscheiden, ist wichtig, um mentale Lernprozesse gezielt zu aktivieren. Statt sich selbst abzuwerten, können Sie gezielt reflektieren:

- ✔ Was habe ich dazu beigetragen, dass die Situation so verlaufen ist?
- ✔ Was wollte ich erreichen? Was hat mich in dem Moment geleitet?
- ✔ Wie kann ich die Situation beim nächsten Mal anders angehen?

Fehler können Hinweise auf Optimierungsmöglichkeiten sein. Wer sie als solche erkennt, gewinnt mit vielen vermeintlichen Rückschlägen an Erfahrung. Es ist kein Zufall, dass die Spiel- und Videoanalyse in den vergangenen Jahren so an Bedeutung gewonnen hat. Neben der rasanten technischen Entwicklung hat man in den Spielsportarten zunehmend erkannt, wie viel Nutzen aus einer konsequenten Fehler-, oder besser: Potenzialanalyse, gezogen werden kann.

Eine junge Mittelstürmerin ärgert sich nach einem Spiel über einen erfolglosen Abschluss aus kurzer Distanz. Sie sagt sich: »Ich habe die falsche Entscheidung getroffen. Das war ein Fehler.« Doch in ihrer Reflexion erkennt sie: Der Pass kam mit Effet, ihr Standfuß war nicht stabil, die Torfrau rückte schnell heraus. Es war keine einfache Situation. Sie analysiert den Ablauf und überlegt: »Was kann ich beim nächsten Mal anders machen?« – etwa den Schuss früher ansetzen oder in Ruhe kontrollieren.

Die einstige »Fehlentscheidung« wird durch solche Überlegungen zur Ressource.

Ihre mentale Lernschleife aktivieren

1. **Situation notieren:** Schreiben Sie eine Situation auf, die Sie bisher als Fehler eingeordnet haben.
2. **Analyse:** Was ist wirklich passiert? Welche inneren oder äußeren Faktoren spielten eine Rolle?
3. **Neue Strategie:** Was würden Sie beim nächsten Mal anders machen? Welche Entscheidung ergibt sich daraus?
4. **Wiederholen Sie gedanklich die neue Version** – visualisiert und bestärkend.

Nutzen Sie für Ihre Lernschleife die gleichen Mittel wie die Profis: Verwenden Sie Video- und Audiomaterial, wenn Sie darauf zugreifen oder selbst Aufnahmen erstellen können. Mit Smartphones und Tablets ist das kein großer Aufwand. Mithilfe dieser zusätzlichen und oft objektiveren Perspektive lassen sich erstaunliche Erkenntnisse gewinnen. Das Gleiche gilt für den Austausch mit Mitspielern, Trainern, Vertrauenspersonen. Jede Perspektive, die Sie nutzen können, birgt die Chance auf zusätzliche wertvolle Erkenntnisse.

Kann man überhaupt etwas »richtig« machen – oder zeigt sich das erst im Rückblick? Im Grunde bewerten wir Handlungen immer erst nach dem Ergebnis. Doch in dem Moment, in dem Sie entscheiden, tun Sie das mit dem bestmöglichen Wissen und Gefühl, das Ihnen zur Verfügung steht.

Das bedeutet: Sie können nie mit Sicherheit wissen, ob eine Handlung »richtig« ist – wohl aber, ob sie sorgfältig, bewusst und situationsangemessen war. Wer mentale Stärke entwickelt, sollte sich Folgendes klar machen: Auch wenn nicht alles gelingt – Sie wachsen mit jeder Erfahrung. Und dieses Vertrauen in den eigenen Weg ist oft mehr wert als jedes perfekte Ergebnis.

Nicht alles, was nicht zum gewünschten Ergebnis führt, ist ein Fehler. Aber alles, was Sie nicht reflektieren, bleibt ohne Wirkung. Je mehr Verständnis Sie entwickeln, umso mehr können Sie von solchen Situationen profitieren. Genau hier setzt ein Bereich des mentalen Wachstums an.

Warum Fehler keine Endpunkte sind

Im Sport wie im Leben sind Fehler unvermeidlich. Gleichzeitig dienen sie häufig als Anfang eines wichtigen Lernprozesses – auch wenn er manchmal schmerzhaft ist. Das Entscheidende ist nicht der Fehler selbst, sondern der Umgang damit. Daher: Lernen Sie, Fehler umzudeuten!

Die Methode, Erfahrungen und Situationen umzudeuten und den Kontext beziehungsweise die Perspektive darauf zu verändern, nennt man *Reframing*: Der Begriff stammt aus dem Englischen und bedeutet »einen neuen Rahmen geben«.

Das bedeutet nicht, dass man die Tatsachen verdrängen will oder soll. Es geht vielmehr darum, sich von kleinteiligem Denken zu lösen und das große Ganze zu betrachten. Fehler können so zu Lernmomenten werden.

Es gab in den vergangenen Jahrzehnten diverse wissenschaftliche Hinweise darauf, dass Personen, die Fehler als Entwicklungschance wahrnehmen, langfristig mehr Durchhaltevermögen und höhere Motivation sowie bessere sportliche Leistungen zeigen. Wir wollen Ihnen beispielhaft eine dieser Studien etwas ausführlicher erläutern: Eine kontrollierte Vergleichsstudie von Brown, Mason und Singh (2016) untersuchte den Effekt gezielter Fehlerkorrektur bei Studierenden eines fortgeschrittenen Physikkurses.

Die Teilnehmenden wurden in zwei Gruppen eingeteilt:

- ✔ **Interventionsgruppe:** Diese Gruppe erhielt einen konkreten Anreiz, ihre Fehler aus der Zwischenprüfung zu korrigieren. Sie konnten dabei bis zu 50 Prozent der verlorenen Punkte zurückerlangen, indem sie ihre Fehler reflektierten und schriftlich überarbeiteten.
- ✔ **Kontrollgruppe:** Diese Gruppe erhielt keinen solchen Anreiz und hatte keine Möglichkeit zur Punkteverbesserung durch Fehleranalyse.

In der Abschlussprüfung zeigte sich: Studierende der Interventionsgruppe schnitten bei wiederholten Aufgaben signifikant besser ab als jene der Kontrollgruppe – insbesondere diejenigen, die zuvor schlechter abgeschnitten hatten. Besonders auffällig war, dass ohne einen konkreten Anreiz viele Studierende – auch leistungsstarke – ihre Fehler nicht als Lernchance nutzten. Erst durch die gezielte Aufforderung zur Fehlerreflexion verbesserten sich ihre Ergebnisse – ein starker Hinweis darauf, dass mentales Reframing durch aktives Fehlermanagement lernförderlich wirkt und potenziell zur Entwicklung eines konstruktiven Mindsets beiträgt.

Die Autorinnen und Autoren dieser Studie folgern: Fehler als Entwicklungschance zu nutzen, ist keineswegs selbstverständlich – es braucht gezielte Impulse. Die Integration solcher Anreize kann langfristig die Fähigkeit zur Selbstregulation und die Leistung in anspruchsvollen Lernfeldern fördern.

Studie Improving performance. Über diesen QR-Code gelangen Sie zu einer wissenschaftlichen Studie aus der Lernforschung. Untersucht wird, wie gezielte Anreize zur Fehlerkorrektur die Leistung verbessern. Die Ergebnisse zeigen, dass bewusstes Nacharbeiten von Fehlern nachhaltiges Lernen fördert.

Auch im Leistungs- und Profisport sind Fehler unvermeidlich. Gerade bei Herausforderungen auf höchstem sportlichem Niveau entscheiden Details über Erfolg und Misserfolg. Wegweisend für die langfristige Entwicklung ist, wie Sportlerinnen und Sportler mit Fehlern und Misserfolgen umgehen:

- ✔ **Fehler als Lernchance:** Wer einen misslungenen Versuch nicht als persönliches Scheitern wertet, sondern als Hinweis auf Entwicklungspotenzial, bleibt innerlich stabil und wachstumsorientiert.
- ✔ **Mentale Stärke durch Reflexion:** Das bewusste Nachbereiten von Fehlern – zum Beispiel mit Videoanalyse, Selbstgespräch oder Coaching – fördert die Resilienz und verbessert die Fähigkeit, sich auf neue Herausforderungen einzustellen.
- ✔ **Langfristige Leistungsentwicklung:** Reframing bedeutet, in Fehlern eine Möglichkeit zu sehen, klüger, schneller oder präziser zu werden. Diese Haltung stärkt Motivation, Ausdauer und die Bereitschaft, dranzubleiben – auch bei Rückschlägen.

Wir können auch das Wort *Fehler* selbst reframen. Wie? Das Wort Fehler ist ein Anagramm. Das heißt, dass durch Umstellen der Buchstaben ein völlig neues Wort entsteht.

»F – E – H – L – E – R« können Sie so in »H – E – L – F – E – R« verwandeln.

Reframing-Techniken: Den Blick bewusst lenken

Fehler tun weh und genau deshalb prägen sie sich ein. Doch wie Sie über einen Fehler denken, entscheidet maßgeblich darüber, ob Sie innerlich blockieren oder wachsen. Reframing hilft dabei, eine neue, hilfreichere Perspektive einzunehmen – ohne etwas zu beschönigen, aber mit Blick nach vorn:

1. **Vom »Versagen« zur Variante**
   - **Statt:** »Ich habe versagt.«

- **Neu:** »Ich habe eine Variante ausprobiert, die nicht funktioniert hat, und genau daran arbeite ich jetzt im Training.«

2. **Vom »Fehler« zur Feedbackschleife**
   - **Statt:** »Ich darf diesen Fehler nie wieder machen.«
   - **Neu:** »Ich habe eine Rückmeldung erhalten, die mir zeigt, worauf ich beim nächsten Mal achten kann.«
3. **Von »Ich bin nicht gut genug« zur Ressourcenorientierung**
   - **Statt:** »Ich habe es nicht drauf.«
   - **Neu:** »Ich sehe, wo ich noch wachsen kann – das ist mein Entwicklungspunkt.«

Beispiel 1 – Handballerin nach einem Gegentor:

Nach einem schnellen Konter kassiert die Torhüterin ein Gegentor. Anstatt sich zu ärgern oder zu grübeln, sagt sie sich:

»Die Gegnerin hat gut geworfen – ich bin beim nächsten Mal schneller unten.«

Beispiel 2 – Läufer bei einem missglückten Start:

Ein 400-Meter-Läufer verpasst den optimalen Start. Anstatt innerlich zu blockieren, fokussiert er sich neu:

»Egal – das war nur ein Schritt von vielen.«

Er findet seinen Rhythmus zurück und macht das Beste aus dem Moment.

Ihre Reframing-Reflexion: Vom Fehler zum Fortschritt

Fehler sind wertvoll – wenn Sie ihnen die Chance geben, es zu sein. Nehmen Sie sich ein paar Minuten Zeit für diese kleine Übung:

1. **Rückblick:**

   Notieren Sie drei Situationen aus Ihrer sportlichen Vergangenheit, in denen Sie etwas als Fehler erlebt haben.

2. **Neue Perspektive:**

   Überlegen Sie zu jeder Situation:

   - Was hätte ich aus Sicht eines Trainers oder einer Teamkollegin gesagt?
   - Was kann ich aus der Situation lernen?
   - Wie könnte ich den Gedanken reframen?

3. **Persönliches Reframing:**

   Formulieren Sie zu jeder Situation einen neuen, stärkenden Satz. Beispiele:

   - »Ich war mutig, etwas auszuprobieren.«
   - »Ich habe einen Hinweis bekommen, woran ich arbeiten kann.«
   - »Ich darf wachsen – genau an diesem Punkt.«

4. **Integration:**

   Lesen Sie Ihre Sätze laut. Spüren Sie nach: Wie fühlt sich dieser neue Blick an? Was verändert sich innerlich?

Wiederholen Sie Ihre förderlichen Neubewertungen (die stärkenden Reframes) regelmäßig – besonders vor Wettkämpfen oder in Phasen der Selbstzweifel.

Musik als Werkzeug mentaler Flexibilität

Musik ist für viele ein alltäglicher und genussvoller Begleiter. Aber sie ist auch ein direkter Zugang zu unserem Nervensystem. Im Gehirn existiert kein isoliertes Zentrum für Musikverarbeitung. Vielmehr sind verschiedene Bereiche gleichzeitig beteiligt: Der auditive Kortex verarbeitet Klänge, während auch das Broca-Areal – ein Sprachverarbeitungszentrum – sowie motorische und visuelle Regionen beteiligt sind. Letztere erklären, warum beim Musikhören oft innere Bilder entstehen, etwa von einem Konzert oder einer früheren Situation, in der man das Stück gehört hat.

Wie wir Musik empfinden, kann individuell sehr unterschiedlich sein. Was Musik in uns auslöst, hängt unter anderem stark von unseren persönlichen Erfahrungen ab. Ein und dasselbe Musikstück kann bei unterschiedlichen Personen völlig unterschiedliche Gefühle hervorrufen – abhängig davon, welche Erinnerungen damit verbunden sind.

Über Rhythmus, Melodie und Harmonie beeinflusst Musik unter anderem das limbische System, das auch für emotionale Reaktionen zuständig ist. Das limbische System und die Basalganglien sind funktionell und anatomisch eng miteinander verknüpft – insbesondere über sogenannte limbisch-motorische Schleifen, die emotionale, motivationale und motorische Prozesse integrieren.

So erklärt sich auch, warum Musik nicht nur emotional berührt, sondern auch körperlich bewegt – im wahrsten Sinne des Wortes.

Das limbische System steuert in Zusammenarbeit mit den Basalganglien emotionale und vegetativ-motorische Reaktionen: Herzschlag, Hormonausschüttung, Atmung – aber auch instinktive Bewegungen wie Flucht oder Erstarren bei Gefahr. Es ist damit eine Art biologisches Schaltzentrum für Reizverarbeitung, Handlungsimpulse und emotionale Bewertung. Musik greift genau hier ein: Sie kann das limbische System regulieren und damit direkten Einfluss auf unsere innere und äußere Reaktion auf Herausforderungen nehmen.

Wie Musik auf Körper und Geist wirkt

Studien zeigen: Musik kann die Herzfrequenz beeinflussen und die Herzratenvariabilität verbessern, den Cortisolspiegel senken und das subjektive Stressempfinden reduzieren. Gleichzeitig fördert sie die Ausschüttung von Dopamin – einem Botenstoff, der mit Freude, Motivation und Lernbereitschaft in Verbindung steht. Je nach Tempo, Tonlage und Rhythmus wirkt Musik beruhigend, aktivierend oder fokussierend. Aber auch Endorphine, die oft als körpereigene Schmerzmittel bezeichnet werden, das »Kuschelhormon« Oxytocin und der Stimmungs- und Schlafregulator Serotonin können signifikant durch Musik beeinflusst werden.

In Tabelle 8.3 finden Sie nochmal die Wirkungen von Musik auf die Bausteine mentaler Stärke im Überblick.

Baustein der mentalen Stärke	Wirkung durch Musik
Fokus	Musik mit gleichmäßigem Rhythmus kann die Aufmerksamkeit bündeln und helfen, Ablenkungen auszublenden.
Kompetenzüberzeugung	Bekannte, emotional positiv besetzte Musik stärkt das Selbstbild und fördert die Erinnerung an frühere Erfolgsmomente. Musik wirkt wie ein mentaler Anker für Zuversicht.
Wille	Dynamische, rhythmische Stücke steigern die Aktivierungs- und Anstrengungsbereitschaft – ideal in Momenten, in denen Mut, Entschlossenheit und Durchhaltevermögen gefragt sind.

Tabelle 8.3: Wirkungen von Musik auf die Bausteine mentaler Stärke

Beispiele für die praktische Anwendung im Sport

- ✔ **Vor dem Wettkampf:** Musik zur Zentrierung oder Aktivierung (je nach Bedarf). Ideal: eine persönliche Playlist mit »Power Songs«.
- ✔ **Nach Misserfolgen oder emotionalen Turbulenzen:** Musik zur Emotionsregulation – ruhig, instrumental, gegebenenfalls mit positiver Erinnerung verknüpft.
- ✔ **Im Rehabilitationsprozess:** Musik unterstützt die Motivation und strukturiert Bewegungsabläufe – in der Physiotherapie längst Standard, im mentalen Heilungsprozess oft unterschätzt.
- ✔ **In Fokustrainings:** Klangumgebungen mit klaren, rhythmischen Strukturen können helfen, den Geist zu stabilisieren.

Die Wirkung von Musik ist individuell. Entscheidend ist, dass Sie Ihre eigene Resonanz spüren – was beruhigt, was stärkt, was blockiert. Testen Sie bewusst verschiedene Stücke in typischen Situationen. Notieren Sie, welche Musik Ihnen hilft, sich mental flexibel zu regulieren.

Erstellen Sie drei persönliche Playlists:

1. **Fokus – Für Momente der Konzentration**

   Für diese Playlist eignen sich insbesondere Lieder oder Musikstücke, die einen gleichmäßigen Rhythmus und eine klare Struktur haben. Viele Menschen bevorzugen für Fokus auch eher Musik ohne Gesang, da der Text von den eigenen Botschaften ablenken kann. Auch Lieder, die man mit bestimmten Aufgaben oder Bewegungen verknüpft, sind hier sehr gut geeignet.

2. **Motivation – Für Aktivierung und Leistungsbereitschaft**

   In dieser Playlist finden sich häufig eher schnelle, laute, aktivierende Stücke. Manchmal kann auch die Emotion wichtiger sein als die Dynamik des Liedes an sich. Wenn Sie ein Lied mit einem großen Erfolgserlebnis oder starken Emotionen verknüpfen, ist es möglicherweise genau das richtige für diese Playlist. Alles, was Ihnen zu guter Laune und Tatendrang verhilft, kann passend sein.

3. **Regeneration – Zur Beruhigung und mentalen Entlastung**

   Hier finden sich Musikstücke, die Ruhe und Souveränität ausstrahlen. Der Charakter ist eher langsam und mit wenig Komplexität. Es sind häufig Songs, die uns guttun, uns ein Gefühl von Wärme, Sicherheit und Geborgenheit geben.

So wird Musik zu einem Werkzeug Ihrer mentalen Flexibilität – jederzeit einsetzbar, individuell anpassbar und wissenschaftlich fundiert wirksam. Die Gestaltungshinweise in den jeweiligen Playlists stellen lediglich Empfehlungen dar. Durch die großen Unterschiede bei Vorerfahrungen und Vorlieben sollten Sie bei der Wahl Ihrer Musik darauf vertrauen, was sich für Sie gut und stimmig anfühlt.

Musik reguliert Emotionen und innere Zustände. Kreativität geht einen Schritt weiter: Sie eröffnet neue Denk- und Handlungsmöglichkeiten, wenn vertraute Lösungen nicht mehr greifen.

Kreativität: Die besondere Ressource mentaler Stärke

Kreativität heißt Lösungen suchen und finden. Wenn von mentaler Stärke die Rede ist, denken wir in diesem Buch zuerst an Fokus, Wille und Kompetenzüberzeugung. Doch es gibt eine weitere Qualität, die diesen drei Faktoren einen zusätzlichen Schub verschaffen, weil sie neue Möglichkeiten eröffnet: Kreativität.

Kreative Sportlerinnen und Sportler gelten oft als unberechenbar und können einen entscheidenden Unterschied ausmachen – weil sie das Unerwartete in ein Match oder einen Wettkampf bringen. Sie sind mutig, treffen manchmal ungewöhnliche Entscheidungen, denken außerhalb von Standardmustern und überraschen damit Gegner und Publikum gleichermaßen.

Kreativität ist ein psychologisches Potenzial, das in jedem Menschen angelegt ist und nur darauf wartet, durch systematisches Training gestärkt und weiterentwickelt zu werden.

Warum kreative Handlungen im Sport wirken

Im sportlichen Kontext bedeutet Kreativität

- ✔ Bekannte Abläufe neu kombinieren
- ✔ Lösungen außerhalb des Lehrbuchs finden
- ✔ Überraschungsmomente erzeugen
- ✔ Kalkulierbare Risiken eingehen – mit Mut und Intelligenz

Gerade unter Druck oder bei stark standardisierten Wettkampfsituationen machen kreative Impulse oft den Unterschied zwischen Erfolg und Misserfolg.

Kreativ sein bedeutet, gewohnte Wege zu verlassen. Dabei geht es nicht in erster Linie darum, anders sein zu wollen, sondern um die Fähigkeit, andere Möglichkeiten zu erkennen als die meisten Menschen.

Ab dem Alter von etwa sechs Jahren beginnt die Kreativität bei vielen Menschen abzunehmen. Der Grund: In Schule, Ausbildung und auch im Leistungssport gilt oft nur eine vorher festgelegte Lösung als richtig – kreative Lösungen werden eher selten gefördert, eventuell sogar bestraft. Doch gerade im Sport braucht es Personen, die flexibel denken, aus Routinen ausbrechen und neue Wege zulassen. Kreativität ist trainierbar – mit gezielter Aktivierung von Aufmerksamkeit, Perspektivwechsel und mentalem Spielraum.

Kreativitätstest: Was fällt Ihnen alles zu einem Regenschirm ein?

Anleitung:

Nehmen Sie sich vier Minuten Zeit. Listen Sie alle Ideen auf, was man mit einem Regenschirm machen kann – egal wie verrückt, ungewöhnlich oder unlogisch sie erscheinen. Wichtig: Quantität vor Bewertung.

Danach vergleichen Sie Ihre Ideen mit der Originalitätsliste aus dem Zusatz-PDF (siehe nachfolgender QR-Code):

- ✔ Wie viele Ihrer Ideen stehen **nicht** auf der Liste?
- ✔ In wie viele Kategorien lassen sich Ihre Ideen einteilen?
- ✔ Wie viele »verrückte« Ideen haben Sie bewusst zugelassen?

Wenn Sie systematisch mit den vorangehenden Fragen arbeiten wollen, können Sie daraus die nachfolgend beschriebenen Kennzahlen ableiten. Sie repräsentieren unterschiedliche Facetten von Kreativität

- ✔ Anzahl = Ideenfluss
- ✔ Vielfalt der Kategorien = Flexibilität
- ✔ Seltenheit der Ideen = Originalität

Originalitätscheck. Dieser QR-Code führt Sie zu einer Originalitätsliste, mit der Sie Ihre eigenen Ideen einordnen und vergleichen können. Sie erkennen, wie ausgeprägt Ihr Ideenfluss, Ihre Flexibilität und Ihre Originalität aktuell sind.

Kreativität im Wettkampf: Reflexionsübung

Erinnern Sie sich an eine konkrete Wettkampfsituation (zum Beispieleinen Elfmeter, ein Zweikampf, einen Konter im Kampfsport), in der Sie schnell entscheiden mussten.

Fragen zur mentalen Nachbereitung:

- Welche Entscheidung haben Sie getroffen?
- Welche weiteren Optionen wären möglich gewesen?
- Welche davon wären überraschend, aber effektiv gewesen?

Diese Reflexion fördert zunächst im Rückblick Ihre kreative Variabilität. Dadurch üben Sie auch Kreativität für künftige Situationen.

Die Grundlagen kreativer Entfaltung

Kreative Prozesse brauchen bestimmte mentale und soziale Bedingungen, damit sie ihr Potenzial entfalten:

- **Freiheit:** Keine Angst, Fehler zu machen
- **Vertrauen:** Wertschätzung von ungewöhnlichen Ansätzen
- **Zeit:** Raum für spielerisches Denken
- **Sicherheit:** Ein Klima, in dem Abweichung nicht bestraft wird
- **Stimulation:** Vielfalt an Ideen, Reizen, Eindrücken

Nicht alle Bedingungen müssen erfüllt sein, damit kreatives Denken möglich ist. Aber jede Bedingung erhöht die Wahrscheinlichkeit dafür.

Beschreiben Sie Trainings- oder Wettkampfbedingungen, in denen Sie sich besonders kreativ erleben:

- Welche Bedingungen sind das genau?
- Wie könnten Sie die Rahmenbedingungen anpassen, um vergleichbar kreatives Verhalten zukünftig zu fördern?

Kreativität ist mentale Stärke im Spielmodus. Sie ist die Fähigkeit, neue, nützliche und ungewöhnliche Lösungen zu generieren und sie dann mutig umzusetzen. Sie erfordert geistige Offenheit, Perspektivwechsel und die Bereitschaft, zu scheitern.

Im Sport ist Kreativität ein wichtiger Erfolgsfaktor – nicht nur im Match oder Wettkampf, sondern auch im Training, in der Regeneration und in der mentalen Verarbeitung. Wer kreative Denkwege nutzt, handelt flexibler und bleibt auch unter Druck handlungsfähig. Wie sich das auf die Bausteine mentaler Stärke auswirken kann, ist abschließend noch einmal kompakt in Tabelle 8.4 dargestellt.

Baustein der mentalen Stärke	Wirkung durch Kreativität
Fokus	Kreative Aufgaben trainieren die flexible Steuerung der Aufmerksamkeit – der Blick weitet sich für neue Möglichkeiten, statt sich zu verengen.
Kompetenzüberzeugung	Wer kreative Lösungen ausprobiert, sammelt Selbstwirksamkeitserfahrungen und stärkt das Vertrauen in die eigene mentale Beweglichkeit.
Wille	Kreatives Denken erfordert Mut zur Entscheidung. Es fördert Risikobereitschaft, Gestaltungswillen und das Dranbleiben trotz Unsicherheiten.

Tabelle 8.4: Einfluss von Kreativität auf die Bausteine mentaler Stärke

Der Gleichgewichtsfokus – Perspektivwechsel auf Augenhöhe

Gerade nach besonders herausfordernden oder frustrierenden Momenten richtet sich unser Blick fast automatisch auf das, was nicht funktioniert hat: der Fehler, die verpasste Chance, die unangenehme Emotion. Das erleben wir im Sport, im Berufsleben und oft auch im privaten Alltag. Doch diese einseitige Perspektive lässt wichtige Informationen ungenutzt – nämlich das, was trotz allem gut war oder daraus entstehen kann.

Der *Gleichgewichtsfokus* hilft Ihnen, diese beiden Seiten bewusst wahrzunehmen: Sie arbeiten mit einer erlebten Situation, die Sie als negativ oder belastend bewerten, und gleichen sie gedanklich mit möglichen positiven Aspekten aus. Nicht durch Schönreden, sondern durch ehrlichen Perspektivwechsel.

So funktioniert die Übung:

1. **Wählen Sie eine Situation, die Sie als frustrierend oder misslungen erlebt haben.**
2. **Markieren Sie auf einem gedachten Balken (vgl. Abbildung 8.5), wie stark negativ diese Situation für Sie war (zum Beispiel auf einer Skala von –10 bis +10 – Ihr »X« liegt also weit links).**

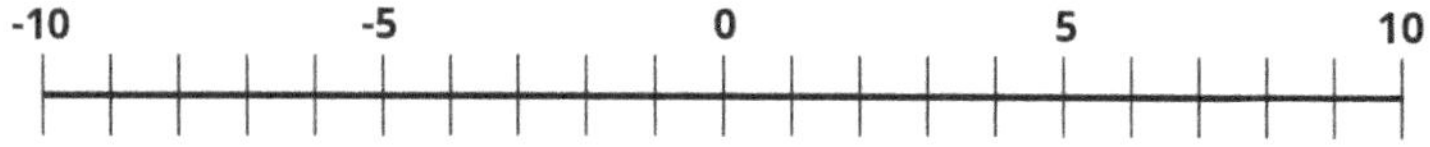

Abbildung 8.5: Bipolare Skalierung

Die bipolare Skala von –10 bis +10 hilft Ihnen, innere Zustände zwischen zwei Gegensätzen einzuordnen – zum Beispiel zwischen »völlig erschöpft« und »überdreht«. Der Nullpunkt steht dabei für ein inneres Gleichgewicht. Diese Skala schafft ein feineres Gespür für Ihre aktuelle Verfassung. So erkennen Sie besser, ob Sie eher Aktivierung oder Beruhigung brauchen, und können Ihre mentale Strategie gezielt anpassen (zum Beispiel Musik, Atmung oder Bewegung).

3. **Notieren Sie unter dem negativen Bereich, was konkret schieflief oder warum die Situation schwierig war.**

4. **Setzen Sie das positive »X« genau so weit rechts, um sich zu fragen: Was könnte an dieser Situation auch hilfreich, lehrreich oder langfristig positiv gewesen sein?**

   Notieren Sie in diesem Plus-Bereich:

   - Was ist daran sinnvoll?
   - Was könnten Sie daraus lernen?
   - Was könnte sich daraus Positives entwickeln?
   - Was daran könnte Sie vielleicht sogar stärker gemacht haben?

   Beispielfragen für Ihren Gleichgewichtsfokus:

   - Welche guten Seiten zeigt mir diese Situation?
   - Was an diesem Moment hat mich weiterentwickelt?
   - Was könnte daraus langfristig Positives entstehen?
   - Was lerne ich über mich, wenn ich so reagiere?
   - Welche Fähigkeiten habe ich trotzdem gezeigt?

Diese Übung schult Ihre Fähigkeit, auch in für Sie schwierigen Situationen nicht nur Probleme zu erkennen, sondern auch Ressourcen wahrzunehmen und sie nutzbar zu machen. Es geht nicht darum, sich naiv alles schönzureden. Ziel dieser Übung ist es, sich in die Lage zu versetzen und bewusst zu entscheiden, worauf Sie Ihre Aufmerksamkeit richten.

Reflexionsimpuls:

Welche fünf Erkenntnisse nehmen Sie aus dieser Übung mit? Notieren Sie diese auf einem separaten Blatt – oder in Ihrem Trainingsjournal.

Neuroplastizität – Warum Wiederholung wirkt

Unser Gehirn ist formbar und trainierbar – ein Leben lang. Diese Eigenschaft wird als *Neuroplastizität* bezeichnet. Der Begriff setzt sich zusammen aus »Neuro« (für Nerven beziehungsweise Nervensystem) und »Plastizität« (für Formbarkeit). Gemeint ist die Fähigkeit des Gehirns, sich strukturell und funktionell zu verändern – je nachdem, wie wir denken, fühlen und handeln.

Was bedeutet das konkret für herausfordernde Situationen? Jede mentale Reaktion und jeder Verarbeitungsvorgang hinterlässt biologische Spuren im Nervensystem. Wenn sich über Monate und Jahre bestimmte Muster eingeschlichen haben, reagieren Menschen in stressigen Momenten immer wieder auf dieselbe Weise. Es entsteht ein Automatismus, unabhängig davon, ob er hilfreich ist oder nicht. Zum Beispiel:

- ✔ Ein Fehler? »Ich kann das nicht.«
- ✔ Ein Rückstand? »Das war's.«
- ✔ Ein unkonzentrierter Moment? »Schon wieder typisch von mir.«

Diese inneren Reaktionen wirken harmlos, doch sie hinterlassen Spuren im Gehirn, vor allem dann, wenn sie immer wieder genutzt werden. Denn: Jede wiederholte Reaktion – ob bewusst oder unbewusst – festigt neuronale Verbindungen.

Das bedeutet: Wer oft negativ denkt, gewöhnt sein Gehirn daran und reagiert beim nächsten Mal mit hoher Wahrscheinlichkeit wieder genauso.

Genau dieses Prinzip können Sie auch positiv nutzen – für Ihre mentale Stärke.

Eine Spielerin oder ein Spieler etwa, die oder der sich nach einem »Fehler« (einer gemachten Erfahrung, aus der die Person lernen kann) immer wieder aufrichtet, stärkt genau jene Gehirnnetzwerke, die für Resilienz und Handlungsfähigkeit zuständig sind. Wer dagegen regelmäßig in Zweifel, Wut oder Lähmung verfällt, verstärkt diese Muster.

Was Sie wiederholt denken, fühlen oder tun, wird leichter – weil Ihr Gehirn sich darauf einstellt. Das sind nicht nur abstrakte mentale Vorgänge, sondern dahinter stecken physisch greifbare Veränderungen der neuronalen Verbindungen und des Stoffwechsels.

Oder anders ausgedrückt: Ihr Gehirn trainiert mit – ob Sie wollen oder nicht. Deshalb lohnt es sich, die Richtung bewusst zu wählen.

Wie Erwartung und Fokus Ihre Realität formen

Sie erinnern sich: Sie haben bereits erfahren, dass unser Gehirn nicht einfach die Welt abbildet – sondern sie konstruiert. Wahrnehmung ist keine objektive Kamera- oder Tonaufnahme, sondern ein aktiver Prozess, der von inneren Faktoren wie Aufmerksamkeit, Erwartung, Vorerfahrung und Bewertung beeinflusst wird.

Ihre Erwartung beeinflusst, wie Sie etwas erleben. Ihr Fokus entscheidet, welchen Aspekten Sie Aufmerksamkeit schenken.

Die Rolle von Wiederholung, Erwartung und Fokus

Wenn Sie sich zum Beispiel vor einem Wettkampf innerlich ausmalen, wie Sie scheitern, aktiviert Ihr Gehirn diese Erfahrung – mit allen körperlichen Folgen:

Anspannung, Unsicherheit, Rückzug. Wenn Sie sich hingegen immer wieder vorstellen, wie Sie mit Ruhe, Präsenz und Selbstvertrauen auftreten, entsteht eine deutlich positivere innere Landkarte und Aktivierung und damit ein anderes Handlungsmuster.

Allein durch mentale Vorstellung lässt sich die Aktivität im motorischen Gehirn verändern – fast so, als würde der Körper die Situation tatsächlich erleben. Fokus, Wiederholung und Erwartung formen nicht nur Ihre Wahrnehmung, sondern auch Ihre neuronale Architektur.

Drei Prinzipien mentaler Steuerung:

- ✔ **Positive Vorbereitung:** Erwartung beeinflusst Motivation und Bewertung: Ob Sie mit Zuversicht oder Zweifel an eine Situation herangehen, prägt Ihre innere Haltung.
- ✔ **Hilfreicher Fokus:** Fokus steuert Wahrnehmung und Handlung: Was Sie sehen wollen, wird Ihnen sichtbarer erscheinen und alles andere rückt in den Hintergrund.
- ✔ **Konsequente Vertiefung:** Wiederholung festigt neuronale Muster: Was Sie häufig denken, wird zu einem inneren Programm.

In Tabelle 8.5 finden Sie einige Beispiele für typische Herausforderungen und Steuerung des Fokus.

Herausforderung	Beispiel im Sport	Fokus
Drucksituation	Elfmeter in der Nachspielzeit bei Gleichstand	Ausführung statt Ergebnis
Unsicherheit	Unklarer Spielverlauf – niemand dominiert das Spiel	Annehmen der Unsicherheit, kleine und kontrollierbare Entscheidungen treffen
Ungewohnte Umgebung	Auswärtsspiel in fremdem Stadion mit lautem Publikum	Zentrierung durch Atemtechnik oder Anker setzen
Emotionale Turbulenz	Frust über eine Fehlentscheidung des Schiedsrichters	Innerer Dialog: Reiz regulieren, Perspektive wechseln
Entscheidungskonflikt	Ballbesitz vor dem Tor: schießen oder abspielen?	Klarer Zielimpuls oder kurzes Selbstgespräch zur Entscheidungsfindung

Tabelle 8.5: Herausforderungen und Fokus

Sie haben nicht nur einen Körper, der trainiert werden will – sondern auch ein Gehirn, das jeden Gedanken, jede Vorstellung und jede Bewertung als Trainingsreiz aufnimmt. Ob Sie diesen Reiz bewusst setzen oder dem Zufall überlassen, entscheidet darüber, ob Ihr Gehirn zu Ihrem stärksten Verbündeten wird – oder zu Ihrem größten inneren Gegner.

Mentale Stärke entsteht durch Veränderungen im Gehirn. Es ist wichtig, diese Veränderungen gezielt zu nutzen und zu beeinflussen – jeden Tag.

Erlebter Stress gehört zum Sport wie Training und Wettkampf. Doch mit kreativen Ideen und den richtigen Techniken können Sie Ihren Stress nicht nur bewältigen, sondern sogar als Treibstoff für Ihre Leistung nutzen. Atemtechniken, Meditation und mentale Vorbereitung sind Ihre Werkzeuge, um in den entscheidenden Momenten ruhig, fokussiert und motiviert zu bleiben.

Synaptische Plastizität – wie das Gehirn lernt. Über diesen QR-Code gelangen Sie zu einem Video über synaptische Plastizität. Es zeigt, wie Synapsen Signale verstärken oder abschwächen können. Diese Anpassungsfähigkeit ist die Grundlage von Lernen und Gedächtnis.

IN DIESEM KAPITEL

Die Zusammenhänge zwischen Ihrem körperlichen und Ihrem mentalen Zustand

Warum Schlaf und Ernährung eine wichtige Energiequelle für mentale Stärke darstellen

Hilfreiche und einfache Regeln und Methoden, um über den Tag die notwendige Energie zu erhalten

Kapitel 9
Ernährung und Schlaf für mentale Stärke nutzen

Die alte Weisheit »Du bist, was du isst« trifft auch auf die mentale Stärke zu. Eine ausgewogene Ernährung beeinflusst nicht nur die körperliche Leistungsfähigkeit, sondern auch – auf direktem und indirektem Weg – Denkprozesse, Stimmung und Konzentrationsfähigkeit. Uns ist es wichtig, darauf hinzuweisen, dass es uns im Folgenden nicht um Ernährungsideologie geht. Insbesondere wollen wir niemanden für das kritisieren, was er als Genuss erlebt. Genuss hat schließlich auch eine psychologische Qualität. Wir stützen uns hier auf medizinische und ernährungsphysiologische Erkenntnisse und sind letztlich sicher, dass es gerade bei der Ernährung immer eine Frage des Maßes ist.

Der Zusammenhang zwischen Ernährung und mentaler Stärke

Eine Vielzahl wissenschaftlicher Studien belegt, dass eine nährstoffreiche Ernährung die kognitive Leistung fördert und die mentale Belastbarkeit erhöht. Dabei wirkt sie unmittelbar auf das hormonelle Gleichgewicht, den Blutzuckerspiegel und die Neurotransmitter-Produktion – zentrale Stellschrauben für mentale Stärke.

Tabelle 9.1 gibt einen ersten Überblick zu mehreren relevanten Ernährungsbausteinen, beschreibt ihre Wirkung und in welchen Nahrungsquellen sie enthalten sind. Bedenken Sie, dass Vitamin D3 vor allem durch Sonnenlicht im Körper produziert wird und der Bedarf nicht allein durch Ernährung gedeckt werden kann. Auf ärztlichen Rat kann Vitamin D3 durch Nahrungsergänzung zugeführt werden.

Ernährungsbausteine	Funktion	Enthalten zum Beispiel in
Omega-3-Fettsäuren	Fördern die Gehirnfunktion, wirken entzündungshemmend und unterstützen die neuronale Kommunikation.	Lachs, Walnüsse, Leinsamen
Komplexe Kohlenhydrate	Stabilisieren den Blutzuckerspiegel aufgrund der Ballaststoffe und liefern gleichmäßige Energie für das Gehirn.	Vollkornprodukte, darunter auch Quinoa und Buchweizen
Vitamin D3	Essenziell für Stimmung, Testosteronregulation, Insulinsensitivität und Immunfunktion. In Kombination mit Vitamin K2 und Magnesium besonders wirkungsvoll. Mit einer zusätzlichen Fettquelle werden die Vitamine leichter vom Körper aufgenommen.	Fette Seefische (zum Beispiel Hering, Lachs, Thunfisch, Makrele, Aal), Eigelb, Butter, Käse
Magnesium	Unterstützt eine Vielzahl an Enzymprozessen – wichtig unter anderem für Nervenfunktion, Schlafqualität und Stressresistenz.	Sonnenblumenkerne, Kürbiskerne, Leinsamen, Sesam, Hülsenfrüchte, Nüsse, Haferflocken, Vollkornbrot, Bananen, Fisch, Bitterschokolade
B-Vitamine (vor allem B6, B12), Zink, Selen und Jod	Unterstützen das Nervensystem, die Schilddrüse und dadurch die mentale Regeneration.	Nüsse, Samen, Hülsenfrüchte, Blattgemüse, Algen
Probiotika und fermentierte Lebensmittel	Regulieren unter anderem die Darm- beziehungsweise Verdauungsaktivität. Diese beeinflusst über die sogenannte Darm-Hirn-Achse Fokus, Stimmung und Stresstoleranz.	Kefir, Joghurt, Sauerkraut, Kimchi, Miso, fermentierter Buchweizen

Ernährungsbausteine	Funktion	Enthalten zum Beispiel in
Proteine und Aminosäuren	Notwendig zur Bildung von Serotonin und Dopamin. Wichtig ist auch die Aufnahme von Tryptophan, das indirekt Einfluss auf die Stimmung und den Schlaf-Wach-Rhythmus hat.	Eier, Linsen, Sonnenblumenkerne, Erbsenprotein, Geflügel
Adaptogene Pflanzenstoffe	Können Stressresistenz erhöhen und Cortisol regulieren.	zum Beispiel Ginseng

Tabelle 9.1: Wichtige Ernährungsbausteine für mentale Stärke, ihre Funktionsweise und Quellen

Vermeiden Sie Energieräuber der mentalen Stärke:

- ✔ **Zucker und Koffein im Übermaß** können zu Leistungsschwankungen und instabilem Blutzuckerspiegel führen, dadurch zu Leistungseinbrüchen und Schlafproblemen.
- ✔ **Industriell verarbeitete Lebensmittel** können auf Dauer Entzündungswerte erhöhen und nach dem Verzehr Müdigkeit auslösen.

Beachten Sie deshalb diese drei einfachen Faustregeln:

1. **Vermeiden Sie hochverarbeitete Lebensmittel als Standardernährung.**
2. **Nehmen Sie wenige ausgewogene und in die Tagesstruktur gezielt integrierte Mahlzeiten zu sich.**
3. **Vermeiden Sie ein Übermaß an tierischen Nahrungsmitteln. Achten Sie auf pflanzlich dominierte Kost mit natürlichen Fetten.**

Halten Sie Ihre Ernährung möglichst bunt – je vielfältiger Ihre Nahrungsmittel sind, desto besser wird Ihr Körper mit allen wichtigen Nährstoffen versorgt.

Flüssigkeit – Der unterschätzte Schlüssel zu mentaler Stärke

Die Nahrungsmittelindustrie bietet ein großes Spektrum an Getränken mit unterschiedlichen Geschmacksrichtungen und betont auch den Zusatznutzen durch enthaltene Vitalstoffe. In Fachkreisen wird darüber viel und kontrovers diskutiert.

Softdrinks, Energydrinks oder generell künstlich gesüßte Getränke sind bei vielen Menschen beliebt. Wenn Sie Ihren Körper jedoch gezielt mit Flüssigkeit versorgen wollen, sind sie wenig hilfreich oder sogar kontraproduktiv.

Im Kern geht es bei der Flüssigkeitszufuhr nur um eines: um Wasser.

Wasser ist – nach Sauerstoff – die wichtigste Substanz, die Sie zu sich nehmen. Das merken Sie nicht nur in der Muskulatur und den Organen, sondern auch im Gehirn und im Nervensystem. Während ein erwachsener Mensch bis zu zwei Wochen ohne Nahrung überleben kann, führt ein völliger Wassermangel bereits nach wenigen Tagen zum Tod. Doch auch schon eine leichte Dehydration, also Flüssigkeitsmangel, kann schnell spürbare Auswirkungen auf Konzentration, emotionale Stabilität und körperliche Leistung haben.

Wasser ist Leben: Wasser ist so entscheidend, da unser Körper zu großen Teilen daraus besteht:

- ✔ Ihre Muskeln zu 75 Prozent
- ✔ Ihr Blutplasma zu 90 Prozent
- ✔ Ihre Lunge zu 80 bis 85 Prozent
- ✔ Ihr Gehirn zu 76 Prozent
- ✔ Selbst Ihre Knochen noch zu 25 Prozent!

Die hier angegebenen Werte stellen lediglich Richtgrößen dar. Sie variieren je nach Quelle und individueller Körperzusammensetzung.

Bereits ein Flüssigkeitsverlust von sehr wenigen Prozent des Körpergewichts kann die mentale Leistungsfähigkeit messbar senken. Betroffene klagen über Kopfschmerzen, Reizbarkeit, Konzentrationsstörungen und Erschöpfung – oft, ohne zu wissen, dass der Grund schlicht Wassermangel ist.

Scannen Sie diesen QR-Code und erfahren Sie in kompakter Form mehr über die Bedeutung des Wassers in unserem Körper, aber auch generell für Ihr Leben.

Ihren Wasserhaushalt optimieren Sie am besten durch eine wasserreiche Ernährung. Statt allein auf das Trinken zu setzen, sollten Sie Ihre Flüssigkeitsaufnahme auch über die Nahrung erhöhen. Etwa 70 Prozent Ihrer Ernährung können aus wasserreichen Lebensmitteln bestehen – das unterstützt nicht nur die Hydrierung, sondern liefert gleichzeitig wertvolle Mikronährstoffe.

Hier ein paar Beispiele für wasserreiche Lebensmittel, aber es gibt noch viele mehr:

- ✔ Eisbergsalat (96 Prozent Wasseranteil)
- ✔ Salatgurken (94 Prozent)
- ✔ Tomaten (93 Prozent)
- ✔ Spinat (92 Prozent)

Je »nasser« und frischer Ihre Ernährung ist, desto besser versorgen Sie Ihren Körper auf zellulärer Ebene.

Wichtig: Trinken Sie regelmäßig und ausreichend Wasser – in welcher Form auch immer.

Wann und wie viel Sie trinken sollten:

- ✔ **Direkt nach dem Aufwachen.** Nach der Nacht ist der Körper leicht dehydriert und voller Stoffwechselrückstände – ein Glas warmes Wasser am Morgen hilft beim Entgiften.
- ✔ **Warten Sie nicht auf Durst.** Wenn Sie Durst verspüren, ist der Körper schon leicht unterversorgt.
- ✔ **Richtwert:** Trinken Sie täglich etwa 0,03 Liter pro Kilogramm Körpergewicht – also rund 1,5 bis 2,5 Liter pro Tag, je nach Körpergröße, Ernährungsweise und Aktivität.
- ✔ **Optimale Praxis:** Alle 20 Minuten ein kleiner Schluck – so bleibt der Wasserhaushalt konstant.

Wasser-Selbstcheck: Wie gut ist Ihre Flüssigkeitsversorgung?

Nutzen Sie diese kurze Selbstreflexion, um Ihre Trinkgewohnheiten unter die Lupe zu nehmen. Beantworten Sie bitte die folgenden Aussagen mit »Ja« oder »Nein«:

1. Ich starte meinen Tag mit einem Glas Wasser, noch bevor ich etwas anderes esse oder trinke.

   Ja__ Nein__

2. Ich trinke regelmäßig über den Tag verteilt und nicht nur, wenn ich Durst habe.

   Ja Nein_

3. Ich schaffe es, mindestens 1,5 Liter Flüssigkeit täglich zu mir zu nehmen.

   Ja__ Nein__

4. Ich esse regelmäßig wasserreiche Lebensmittel wie Gurken, Salat oder Spinat.

   Ja__ Nein__

5. Ich vermeide übermäßigen Konsum von Kaffee, Limonade oder Energydrinks.

   Ja__ Nein__

6. Ich merke selten, dass ich unter Kopfschmerzen, Konzentrationsschwierigkeiten oder plötzlicher Müdigkeit leide.

   Ja__ Nein__

Auswertung:

- ✔ **6 x Ja:** Ihr Körper ist anscheinend bestens versorgt. Weiter so!
- ✔ **4–5 x Ja:** Sie sind auf einem guten Weg, könnten aber noch gezielter auf Ihre Flüssigkeitszufuhr achten.
- ✔ **0–3 x Ja:** Höchste Zeit, Ihre Trinkgewohnheiten zu überdenken. Kleine Änderungen können große Wirkung zeigen.

Über diesen QR-Code können Sie den **Wasser-Selbstcheck** digital durchführen und jederzeit erneut nutzen. So behalten Sie Ihre Trinkgewohnheiten auch im Trainingsalltag, auf Reisen oder im Wettkampfkontext im Blick.

Zucker – Was zu beachten ist

Beim Konsum von Zucker geht es nicht nur um die Zufuhr von potenziell ungesunden Mengen an Kalorien. Seine Wirkung auf Körper, Gehirn und Psyche ist tiefgreifend und wird oft unterschätzt oder ignoriert. Folgende Beispiele zeigen, warum Zucker ein Lebensmittel mit potenziellen Problemquellen ist:

- ✔ **Zucker wirkt unterschiedlich:** Haushaltszucker (Saccharose) besteht aus Glucose und Fructose. Während Glucose sofort Energie liefert, wird Fructose in der Leber zu Fett umgewandelt und begünstigt somit Fettleber, Insulinresistenz und Entzündungen.
- ✔ **Zucker destabilisiert den Blutzuckerspiegel:** Selbst natürliche Quellen wie Honig oder Datteln enthalten hohe Fructose-Anteile. Ohne Ballaststoffe, Fette oder Proteine konsumiert wirken sie ähnlich wie raffinierter Zucker. Die Sättigung bleibt aus oder tritt nur kurzfristig ein und der Heißhunger steigt.
- ✔ **Zucker schafft Gewöhnungseffekte:** Zucker aktiviert das Belohnungssystem im Gehirn. Studien zeigen: Der Dopaminspiegel steigt, die Rezeptoren passen sich an. Das Ergebnis: Toleranzbildung und intensives, schwer kontrollierbares Verlangen nach Süßem (sogenannte Cravings).
- ✔ **Langfristige Folgen und Erkrankungen:** Übermäßiger Zuckerkonsum steht in Verbindung mit vielen Krankheitsbildern, darunter Übergewicht, Typ-2-Diabetes, Alzheimer und Herz-Kreislauf-Erkrankungen.

Eine Vielzahl an Begriffen auf Verpackungen vermitteln den Eindruck natürlicher Süße, wirken aber ähnlich wie raffinierter Zucker.

Wer seine Ernährung bewusst zuckerarm gestaltet, lebt gesünder, verbessert die Konzentrationsfähigkeit und stärkt die Resilienz.

Natürliche Süße – Ist Honig gesünder?

Datteln, Honig oder Ahornsirup gelten als natürliche Alternativen zu Zucker. Doch auch hier gilt: Die Dosis entscheidet und die Kombination mit anderen Nährstoffen bestimmt letztlich die Wirkung im Körper.

- ✔ **Rohhonig** enthält Antioxidantien, Enzyme, Spurenelemente (zum Beispiel Zink, Vitamin C) und wirkt leicht antibakteriell. Er besteht jedoch zu rund 80 Prozent aus Zucker (vor allem Fructose) und führt in hoher Menge zu vergleichbaren Insulin- und Leberreaktionen wie Haushaltszucker. Deshalb Rohhonig am besten nicht pur konsumieren, sondern mit Ballaststoffen kombinieren. Geeignet sind:
  - ein Esslöffel Flohsamenschalen oder Leinsamen in Joghurt mit Honig
  - Nüsse oder gekochte Haferkleie
  - Gemüse-Smoothies (zum Beispiel mit Spinat oder Sellerie), denen nur eine kleine Menge Honig beigefügt wird
- ✔ **Datteln** enthalten zwar auch Fructose, liefern aber gleichzeitig lösliche Ballaststoffe, Polyphenole und Mineralien. Dadurch wird der Verlauf des Blutzuckeranstiegs vergleichsweise abgeflacht. Dennoch sollten auch Datteln nur als besonderes Genussmittel verzehrt werden.

Eine natürliche Quelle macht Zucker nicht automatisch gesünder. Entscheidend sind Qualität, Menge und vor allem: die Kombination mit nährstoffreichen Begleitstoffen.

Süßungsmittel im Vergleich

In Tabelle 9.2 finden Sie Wirkung und Struktur verschiedener Süßungsmittel sowie Empfehlungen im Umgang damit mit Blick auf die mentale und körperliche Leistungsfähigkeit noch einmal im Überblick.

Fructose in freier oder isolierter Form (zum Beispiel in Agavendicksaft, Saft) sollte in der sportlichen Ernährung nur wenig eingesetzt werden. Die Kombination aus Glucose und Fructose kann zwar kurzfristig Energie liefern, führt aber bei Dauerbelastung zu Schwankungen im Stoffwechsel, Leberfettbildung und reduzierter Leistungsfähigkeit. Wenn Sie sie dennoch zu sich nehmen wollen, dann idealerweise gepuffert durch Ballaststoffe, Eiweiß oder Fett.

Süßungsmittel	Zuckerart(en)	Besonderheiten und Wirkung im Körper	Empfehlung (für mentale und körperliche Leistung)
Haushaltszucker (Saccharose)	50 Prozent Glucose, 50 Prozent Fructose	Schneller Blutzucker- und Insulinanstieg; Fructose belastet die Leber; keine Mikronährstoffe.	Möglichst wenig verzehren
Rohhonig	ca. 43 Prozent Fructose, 30 Prozent Glucose	Enthält Antioxidantien, Enzyme und Spurenelemente, aber ähnlich hohe Zuckerwirkung wie Saccharose.	In kleinen Mengen und am besten mit Ballaststoffen kombinieren
Datteln	Glucose, Fructose, Saccharose (natürlich gebunden)	Ballaststoffe verlangsamen Aufnahme, enthalten Polyphenole und Mineralien.	Teil einer ausgewogenen Ernährung. Zur schnellen Energiezufuhr auch als Snack vor dem Training denkbar.
Ahornsirup	Überwiegend Saccharose	Etwas Mangan und Zink, aber ähnlich wie Zucker verarbeitet. Schneller Peak.	Sparsam verwenden
Agavendicksaft	Bis zu 90 Prozent Fructose	Sehr hohe Leberbelastung; kaum Mikronährstoffe	Nicht zu empfehlen
Erythrit/Xylit (Zuckeralkohole)	Keine Glucose/ Fructose	Keine Blutzuckerwirkung; eventuell Gefahr der Unverträglichkeit (Blähungen, Durchfall)	Bei niedriger Dosierung unproblematisch
Stevia	Kein Zucker, pflanzlich	Süßt stark ohne Blutzuckeranstieg; keine Kalorien; keine Mikronährstoffe	Bei normaler Dosierung meist unproblematisch
Frischer Obstsaft	Fructose, Glucose	Keine Ballaststoffe; hoher Zuckerpeak; »flüssiger Zucker« bei großen Mengen	Maximal 150 ml/ Tag, besser: ganze Früchte
Smoothie (gemischt)	Fructose, Glucose, Ballaststoffe	Im Vergleich zu Saft ist püriertes Obst oft die bessere Wahl. Allerdings geht beim Mixen ein Teil der natürlichen Faserstruktur verloren, was die Zuckeraufnahme beschleunigen kann.	Mit Gemüse und Eiweiß kombinieren. Sonst nur begrenzt empfehlenswert.

Tabelle 9.2: Überblick über die Auswirkungen verschiedener Süßungsmittel

Weil Zucker Ihre Stimmung, Konzentration, das Energielevel und sogar Ihre mentale Stärke untergraben kann, lohnt es sich, aktiv gegenzusteuern.

Im Folgenden finden Sie zehn bewährte Strategien, die Ihnen helfen, Ihre Ernährung gezielt, auch im Sinne der mentalen Stärke, auszurichten. Jeder dieser Punkte bietet dafür einen konkreten Hebel – dafür nicht zuletzt zur Unterstützung Ihrer Gesundheit.

Zehn Ernährungsprinzipien für mentale Stärke und körperliche Gesundheit

Die folgenden zehn Prinzipien basieren auf fachlichen Empfehlungen und Studien der letzten Jahre zu leistungsförderlicher Ernährung – mit Fokus auf mentale Stärke.

1. **Ausreichend trinken – Idealerweise 1,5 bis 2,5 Liter Wasser pro Tag**

   Schon ein Flüssigkeitsmangel von nur ein bis zwei Prozent kann die Konzentrations- und Leistungsfähigkeit messbar senken. Ausreichend Wasser unterstützt das Nervensystem, die Thermoregulation und den Zellstoffwechsel. Besonders empfehlenswert: gefiltertes, mineralstoffreiches Wasser.

2. **Viel frisches Gemüse und Obst**

   Bunte, frische Lebensmittel versorgen den Körper mit Antioxidanzien, Vitaminen und Spurenelementen. Diese schützen das Nervensystem vor oxidativem Stress und unterstützen die zelluläre Energieproduktion.

3. **Im Zweifelsfall glutenfrei statt vollkornbasiert**

   Vollkornprodukte liefern zwar wichtige Ballaststoffe und Energie, enthalten jedoch oft auch Gluten – ein Eiweiß, das bei vielen Menschen die Verdauung beeinträchtigen kann. Wer sensibel reagiert, profitiert von glutenfreien Alternativen wie Hirse, Buchweizen oder Quinoa.

4. **Gesunde Fette – Mit Fokus auf Omega-3-Fettsäuren**

   Omega-3-Fettsäuren unterstützen die Gehirnfunktion, wirken entzündungshemmend und fördern die neuronale Kommunikation. Gute Quellen sind Wildlachs, Algenöl, Walnüsse und Chiasamen.

5. **Hochwertige Proteine**

   Eiweiße sind essenziell für die Bildung von Neurotransmittern wie Serotonin und Dopamin. Gleichzeitig tragen sie zur Muskelregeneration und hormonellen Balance bei. Empfehlenswert: pflanzliche Proteine (Linsen, Erbsenprotein) und ausgewählte tierische Quellen (Eier, Fisch).

6. **Verzehr von Zucker und stark verarbeiteten Lebensmitteln minimieren**

   Industriell verarbeitete Produkte können auf Dauer zu Entzündungen, kurzfristig zu Energieabfällen führen. Insbesondere zugesetzter Zucker sollte vermieden werden. Natürliche Alternativen wie Datteln, Rohhonig (Manuka) oder dunkle Schokolade (ab 85 Prozent Kakaoanteil) sind weniger nachteilig.

7. **Pflanzenbasierte Ernährung priorisieren**

   Pflanzliche Lebensmittel wie Gemüse, Hülsenfrüchte, Nüsse und Samen liefern eine Vielzahl an Vitalstoffen, die nachweislich Entzündungsprozesse reduzieren, das Immunsystem stärken und die mentale Leistungsfähigkeit fördern. Studien zeigen, dass ein hoher Anteil pflanzlicher Ernährung das Risiko für Herz-Kreislauf-Erkrankungen und für kognitiven Abbau reduziert.

   Das bedeutet nicht, dass ein vollständiger Verzicht auf tierische Produkte nötig ist! Hochwertiges Fleisch aus artgerechter Haltung, Fisch mit hohem Omega-3-Gehalt oder Eier können ein sinnvoller Ernährungsbaustein sein, wenn sie bewusst und maßvoll konsumiert werden.

8. **Ballaststoffe für Darm und Hirn**

   Ballaststoffe nähren die Darmflora, regulieren den Blutzucker und unterstützen die Bildung wichtiger Neurotransmitter über das Mikrobiom. Sie unterstützen dadurch unseren Organismus dabei, im Rhythmus zu bleiben.

9. **Essen mit Rhythmus**

   Drei bis vier strukturierte Mahlzeiten am Tag sorgen für einen stabilen Blutzuckerhaushalt und entlasten die Verdauung. Reduzieren Sie daher Snacks und Zwischenmahlzeiten.

10. **Achtsam essen – Bewusst, langsam und ohne Ablenkung**

    Wer langsam, präsent und mit Genuss isst, verbessert die Verdauung und die Sättigungsregulation. Essen wird so zur mentalen Trainingszeit: für Fokus, Genuss und Selbstregulation.

Einige Anbieter auf dem Markt liefern über die Analyse einmaliger Blutuntersuchungen mithilfe von künstlicher Intelligenz konkrete Empfehlungen für Ihre Ernährung. Dies kann eine Option sein, aus der Vielzahl der verfügbaren Möglichkeiten und Informationen einen eigenen Weg für eine leistungsförderliche Ernährung zu finden.

Ernährung liefert nicht nur Energie für den Körper. Sie ist – auf direktem oder indirektem Weg – ein Baustein für mentale Balance, Fokus und Regeneration. Wer bewusst isst und trinkt, stärkt nicht nur den Körper, sondern das gesamte System aus Geist, Emotionen und Leistungskraft – also die mentale Stärke.

Die Bedeutung von Schlaf für die mentale Stärke

Mentale Stärke entsteht durch Wille, Kompetenzüberzeugung und Fokus. Alle diese Quellen benötigen Energie. Diese ziehen Sie nicht nur aus unserer Ernährung, sondern auch aus Regeneration. Der wichtigste Hebel dafür ist Schlaf. Während Sie schlafen, läuft im Körper ein fein abgestimmtes Instandhaltungsprogramm ab:

- ✔ Das Gehirn speichert Informationen ab und bereinigt Unwichtiges.
- ✔ Emotionen werden sortiert, Belastungen meist verarbeitet.
- ✔ Muskelzellen regenerieren sich, Nervenzellen strukturieren sich um.
- ✔ Wichtige Hormone (Melatonin, Wachstumshormone, Testosteron) werden reguliert.

Der Schlaf ist somit die Voraussetzung dafür, dass Sie Ihr Leben mit voller Kraft gestalten können.

Praxisreflexion: Wie gut schlafen Sie?

Beantworten Sie diese Aussagen bitte mit »Ja« oder »Nein«:

1. Ich wache meist ohne Wecker auf und fühle mich erholt.
2. Ich brauche unter 20 Minuten zum Einschlafen.
3. Ich schlafe mindestens sieben Stunden – regelmäßig.

4. Ich wache nachts selten auf.
5. Ich fühle mich mental leistungsfähig – auch am Nachmittag.
6. Ich habe feste Einschlaf- und Aufstehzeiten – auch am Wochenende.
7. Ich verzichte abends auf Bildschirmzeit oder nutze Blaulichtfilter.
8. Ich trinke am Abend selten Alkohol.
9. Ich habe das Gefühl, mein Schlaf trägt zu meiner Regeneration bei.

Auswertung:

✔ **8–9 x Ja:** Ihr Schlaf und Ihre Schlafroutinen scheinen gut zu funktionieren – ein echter Performance-Booster!

✔ **4–7 x Ja:** Es gibt Potenzial für Verbesserungen. Kleine Änderungen können hier viel bewirken.

✔ **0–3 x Ja:** Schlaf könnte aktuell ein Engpass für Ihre mentale Stärke sein. Versuchen Sie, neue, noch nicht ausprobierte Ansatzpunkte zu finden.

Über diesen QR-Code können Sie die **Schlafreflexion** digital durchführen und in regelmäßigen Abständen wiederholen. So erkennen Sie Veränderungen Ihrer Schlafqualität über die Zeit und machen Ihre Regeneration gezielter steuerbar.

Was Schlafmangel bewirkt

Bereits eine einzige verkürzte Nacht kann spürbare Effekte haben, regelmäßiger Schlafmangel kann zu permanenter Unausgeglichenheit und reduzierter Belastbarkeit führen. In Tabelle 9.3 sehen Sie die Wirkung von Schlafmangel auf die mentale Stärke.

Schlaf ist kein passiver Zustand, sondern ein hochaktiver neurologischer Prozess – zentral für mentale Klarheit, Fokus und emotionale Stabilität.

Folge von Schlafmangel	Bezug zu mentaler Stärke
Verminderte Reaktionsfähigkeit	Tempoverlust, erhöhter Stress
Erhöhte Amygdala-Aktivität	Schnellere emotionale Reaktionen (zum Beispiel Wut)
Reduzierte Willenskraft	Mehr Ablenkung, weniger Selbstregulation
Geringere Frustrationstoleranz	Schnelleres Überforderungsgefühl
Schlechtere Gedächtnisleistung	Lern- und Strategiedefizite
Verminderte Konzentrationsfähigkeit	Fehleranfälligkeit, Ablenkbarkeit

Tabelle 9.3: Unmittelbare Folgen von Schlafmangel und ihr Bezug zu Faktoren mentaler Stärke

Kobe Bryant und der Wert des Schlafs: Der legendäre US-amerikanische Basketballspieler Kobe Bryant galt lange Zeit als Inbegriff von Disziplin und harter Arbeit. Er glaubte zunächst, mit nur vier Stunden Schlaf auszukommen, um mehr Zeit ins Training zu investieren. Doch später erkannte er, dass seine mentale und körperliche Leistungsfähigkeit durch Schlafmangel stark beeinträchtigt wurde. Bryant änderte seine Routine, legte mehr Wert auf Regeneration und betonte später: »Schlaf ist der wichtigste Teil des Trainings.«

Welcher Schlaftyp sind Sie?

Finden Sie heraus, ob Sie eine Lerche, eine Taube oder eine Eule sind.

Jeder Chronotyp bringt unterschiedliche Stärken und Schwächen mit sich. Wenn Sie Ihren inneren Rhythmus kennen, können Sie Ihre mentale und körperliche Leistung gezielter steuern.

Beantworten Sie folgende Aussagen und notieren Sie Ihre Antworten (a, b oder c).

Wenn ich im Urlaub keinen Wecker stelle, schlafe ich eher:

a) bis 6–7 Uhr

b) bis 8–9 Uhr

c) bis nach 9 Uhr

Meine höchste mentale Leistungsfähigkeit habe ich:

a) morgens zwischen 6 und 10 Uhr

b) mittags zwischen 11 und 15 Uhr

c) abends zwischen 17 und 22 Uhr

Einschlafen fällt mir am leichtesten:

a) vor 22 Uhr

b) zwischen 22 und 23:30 Uhr

c) nach Mitternacht

Ich kann morgens ohne Wecker:

a) gut aufstehen und bin schnell fit

b) aufstehen, brauche aber etwas Zeit, um ganz wach zu werden

c) kaum wach werden

Wenn ich in der Schule oder bei der Arbeit um 8 Uhr starte, bin ich meistens:

a) voll konzentriert

b) einigermaßen wach

c) noch sehr müde

Mehrheitlich A – Morgenmensch (sogenannte Lerche): Früh aktiv und vormittags topfit

Sie sind früh aktiv und erreichen Ihre geistige Höchstform oft bereits am Vormittag. Ihre Leistungskurve fällt zum Nachmittag hin ab. Versuchen Sie, wichtige Aufgaben in die erste Tageshälfte zu legen.

Bevorzugte Einschlafzeit: vor 22 Uhr.

Mehrheitlich B – Neutraltyp (sogenannte Taube): Anpassungsfähig und rhythmusstabil.

Ihre innere Uhr ist weder besonders früh noch besonders spät getaktet. Sie können sich in viele Zeitrhythmen gut einfügen – brauchen aber trotzdem feste Routinen. Achten Sie auf regelmäßige Schlafzeiten, damit Ihre Leistungsfähigkeit konstant bleibt.

Bevorzugte Einschlafzeit: zwischen 22 und 23:30 Uhr.

Mehrheitlich C – Abendmensch (sogenannte Eule): Abends konzentriert, morgens müde

Ihre Energie steigt am späten Tag – viele Aufgaben fallen Ihnen abends leichter. Frühtermine sind für Sie oft eine Herausforderung. Achten Sie auf bewusste Abendgestaltung und ausreichend Schlafzeit.

Bevorzugte Einschlafzeit: nach 23:30 Uhr.

Licht, Alter, Lebensstil und Beruf wirken auf Ihren Schlaf ein. Ihr Schlaftyp ist biologisch gesteuert, aber auch änderbar!

Die optimale Schlafdauer hängt von der individuellen Veranlagung, dem Aktivitätsniveau und dem Lebensalter ab. Als allgemeine Orientierung gilt:

- ✔ **Gesunde Erwachsene:** sieben bis neun Stunden pro Nacht.
- ✔ **Leistungssportlerinnen und -sportler:** Häufig acht bis zehn Stunden – zusätzlich kann ein kurzer Powernap von 20 bis 30 Minuten mittags regenerativ wirken.
- ✔ **Jugendliche:** Oft neun bis elf Stunden, da Körper und Gehirn sich noch im Umbau befinden. Auch bei Jugendlichen kann ein kurzer Powernap regenerativ wirken.

Der Tiefschlaf regeneriert den Körper, der REM-Schlaf das Gehirn – beide Phasen sind essenziell für ganzheitliche Erholung.

Jetzt wissen Sie, wie wichtig Schlaf für Ihre mentale Stärke ist – aber wie genau lässt er sich verbessern? Die folgenden Strategien helfen Ihnen dabei.

Acht Strategien für einen besseren Schlaf

Guter Schlaf beginnt nicht erst im Bett, sondern über den Tag verteilt – durch bewusste Entscheidungen und gute Routinen. Die folgenden Maßnahmen sind wissenschaftlich überprüft und haben sich in der Praxis besonders bewährt:

1. **Feste Schlafroutine – auch am Wochenende**

   Gehen Sie möglichst zur gleichen Zeit ins Bett und stehen Sie zur gleichen Zeit auf. Ihr Biorhythmus liebt Konstanz – das fördert die Melatoninproduktion und verbessert die Tiefschlafqualität.

Studien zeigen, dass Einschlafzeiten zwischen 22 und 23 Uhr (Normalzeit) am besten mit der natürlichen Melatoninproduktion harmonieren.

2. **Essen und Koffein richtig timen**

   Essen Sie spätestens 90 bis 120 Minuten vor dem Zubettgehen und vermeiden Sie schwere Mahlzeiten am Abend. Späte Mahlzeiten halten den Verdauungstrakt aktiv – der Körper kommt nicht zur Ruhe. Vermeiden Sie Koffein nach 14 Uhr – seine Wirkung kann bis zu acht Stunden anhalten.

3. **Raumklima und Dunkelheit**

   Eine Temperatur zwischen 16 und 18 °C sowie vollständige Dunkelheit fördern die Ausschüttung des Schlafhormons Melatonin. Lichtquellen – auch kleine – stören diesen Prozess.

4. **Bildschirme am Abend meiden**

   Smartphones und Laptops strahlen in der Standardeinstellung Blaulicht aus, das die innere Uhr aus dem Takt bringen kann. Nutzen Sie – wenn vorhanden – den integrierten Blaulichtfilter oder eine für Sie angepasste Brille mit Filter. Am besten verzichten Sie in der letzten Stunde vor dem Schlafen ganz auf Smartphone, Laptop oder andere Bildschirme.

5. **Abendrituale etablieren**

   Hilfreiche Rituale können unterschiedlich gestaltet werden. Wichtig ist, dass Sie sie regelmäßig, am besten täglich, in Ihre Abläufe integrieren. Ein kurzer Spaziergang, sanftes Stretching, Tagebuch schreiben oder eine Atemübung helfen, den Tag zu verarbeiten und gedanklich abzuschalten. So fällt das Einschlafen leichter.

6. **Mentale Entspannung fördern**

   Nutzen Sie geführte Meditationen, eine Atemreise oder Bodyscan-Übungen. Diese aktivieren den Parasympathikus und reduzieren Cortisol. Auch das Lesen in einem Buch kann den Entspannungsprozess unterstützen. Insbesondere nach belastenden oder entscheidungsintensiven Gesprächen am Abend benötigt Ihre Psyche Entlastung vor dem Schlafengehen.

7. **Schlaftracking sinnvoll nutzen**

   Bei Schlafproblemen kann es Ihnen anfänglich nutzen, Ihren Schlaf zu tracken, um zu beobachten, in welchen Schlafphasen die Schwierigkeiten besonders auftreten oder um allgemein zu sehen, wie viel man schläft. Hierfür gibt es verschiedene Möglichkeiten, die jedoch in der Fachliteratur kritisch diskutiert werden, auch weil die notwendige Hardware Strahlungen aussendet. Sinnvolle Alternative: Regelmäßigkeit und Reflexion mithilfe eines Schlaf-Tagebuchs.

8. **Für körperliche Ermüdung sorgen**

   Wer sich tagsüber wenig bewegt oder mehrfach unbewusst ruht, baut abends weniger »Schlafdruck« auf. Bewegung, frische Luft und kleine Belastungen helfen, abends schneller zur Ruhe zu kommen. Auch eine Entspannung durch eine warme Dusche kann helfen.

Ein gezielter Kurzschlaf – richtig getimt und begrenzt – hilft, die Energie über den Tag zu halten, ohne den Nachtschlaf zu stören. Studien zeigen, dass *Powernaps* zudem die Konzentration, Reaktionsgeschwindigkeit und Stimmung verbessern können.

So funktioniert's:

- ✔ **Optimale Dauer:** 10 bis maximal 30 Minuten (längere Naps führen oft zu Schlafträgheit)
- ✔ **Beste Zeit:** Zwischen 13 und 15 Uhr – wenn der Biorhythmus ein natürliches Tief erreicht
- ✔ **Ort:** Ruhig, möglichst dunkel, bequem – Schlafmaske und Ohrstöpsel können helfen.
- ✔ **Tipp:** Wer direkt nach dem Nap Aktivierung benötigt, kann vor dem Einschlafen einen kleinen Espresso trinken (»Coffee Nap«) – das Koffein wirkt erst nach ca. 20 Minuten und hilft beim Aufwachen.

Besonders bei Leistungssportlerinnen und -sportlern kann ein Powernap die Erholung zwischen Trainingseinheiten fördern – sowohl körperlich als auch mental. Richtig geplant, steigern Powernaps die Tagesperformance, fördern emotionale Stabilität und behindern den Nachtschlaf nicht.

Ein erholsamer Schlaf braucht jedoch nicht nur akustische Ruhe – auch elektromagnetische Einflüsse können Ihre Regeneration stören.

Das Problem: Viele Menschen nutzen ihr Smartphone als Wecker und platzieren es nachts nur wenige Zentimeter vom Kopf entfernt. Auch im Standby-Modus können Geräte elektromagnetische Felder aussenden. Studien deuten darauf hin, dass diese Felder die Ausschüttung des Schlafhormons Melatonin beeinflussen und die Tiefschlafqualität mindern können. Schlafsensible Personen berichten von Einschlafproblemen, unruhigem Schlaf oder morgendlicher Erschöpfung.

Unsere Empfehlung:

✔ **Abstand schafft Erholung:** Legen Sie Ihr Smartphone mindestens zwei Meter vom Bett entfernt ab – noch besser in ein anderes Zimmer.

✔ **Flugmodus aktivieren:** Schalten Sie WLAN und Bluetooth über Nacht aus oder nutzen Sie den Flugmodus.

✔ **Altbewährtes nutzen:** Verwenden Sie einen analogen Wecker – ganz ohne Funktechnologie – oder ein Lichtwecker-Modell, das mit einem sanften Sonnenaufgang das natürliche Aufwachen unterstützt.

✔ **Router nachts abschalten:** Wer noch einen Schritt weitergehen will, kann den WLAN-Router nachts ganz ausschalten. Viele Geräte bieten dafür eine Zeitprogrammierung an.

7-Tage-Schlafplan: Besser schlafen, klarer denken

Dieser Schlafplan kann Ihnen helfen, neue Routinen zu testen und herauszufinden, was für Sie persönlich wirkt. Probieren Sie ihn eine Woche lang aus und beobachten Sie, was sich verändern kann.

Ziel: Innerhalb einer Woche die eigenen Schlafgewohnheiten verbessern – strukturiert, einfach und alltagstauglich.

Tag 1: Rhythmus finden

Gehen Sie heute zu einer – für die nächsten Tage festen – Uhrzeit ins Bett. Planen Sie Ihre ideale Aufstehzeit – mit dem Ziel, sieben bis maximal neun Stunden Schlaf zu ermöglichen. Notieren Sie in dieser Woche an jedem Morgen, wann Sie ungefähr eingeschlafen sind.

Tag 2: Wasserhaushalt und Elektrolyte

Trinken Sie mindestens zwei Liter Wasser über den Tag verteilt. Nehmen Sie am Morgen und am Abend jeweils ein Glas warmes Wasser – abends kann es auch ein beruhigender Kräutertee sein. Bei regelmäßigem Harndrang in der Nacht trinken Sie vor dem Zubettgehen nur wenige Schlucke.

Tag 3: Digitale Abendruhe

Reduzieren Sie heute die Bildschirmzeit in der letzten Stunde vor dem Schlafengehen. Verzichten Sie idealerweise am Abend ganz auf Smartphone, Tablet oder Fernseher.

Tag 4: Abendritual einführen

Führen Sie ein einfaches Abendritual ein – zum Beispiel eine Atemübung, leichtes Dehnen oder Tagebuch-Reflexion.

Tag 5: Rechtzeitiges Essen

Achten Sie heute darauf, spätestens zwei bis drei Stunden vor dem Zubettgehen zu essen.

Tag 6: Schlafumgebung optimieren

Überprüfen Sie Ihr Schlafzimmer: Ist es kühl genug (16–18 °C)? Gibt es Lichtquellen, die Sie entfernen oder abdecken können? Ist es ruhig genug – oder helfen Ohrenstöpsel?

Tag 7: Rückblick und Ausblick

Reflektieren Sie bitte Ihre Woche:

- ✔ Was hat sich spürbar verbessert?
- ✔ An welchen Punkten sehen Sie noch umsetzbare Verbesserungsmöglichkeiten?
- ✔ Welche Veränderungen könnten Sie dauerhaft etablieren?

Die Pyramide der mentalen Stärke

Mentale Stärke ist das Ergebnis mehrerer aufeinander aufbauender beziehungsweise miteinander interagierender Elemente. Die Pyramide in Abbildung 9.1 zeigt, wie mentale Leistungsfähigkeit ganzheitlich verstanden werden kann.

Die Pyramide besteht aus den Basiselementen Atmung, Schlaf und Ernährung.

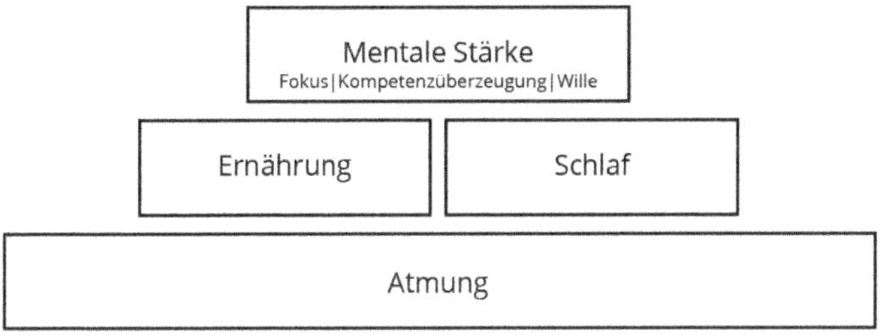

Abbildung 9.1: Pyramide der mentalen Stärke mit den Elementen Atmung, Ernährung und Schlaf als Unterbau

Ganz unten in der Pyramide steht die *Atmung*. Sie ist der unmittelbare Hebel zur Selbstregulation: Jeder Mensch kann sie jederzeit bewusst beeinflussen. Die Atmung steuert den Stresspegel, beruhigt das Nervensystem und wirkt sich direkt auf die emotionale Stabilität aus.

Schlaf und Ernährung beeinflussen Ihre Hormonbalance, Ihre kognitive Leistungsfähigkeit und Ihre Fähigkeit zur Regeneration. Wer zu wenig schläft oder sich unausgewogen ernährt, wird über kurz oder lang mentale Einbußen erleben – unabhängig vom Training oder der Willenskraft.

Diese drei Pyramidenelemente bilden den körperlich-emotionalen Unterbau mentaler Stärke. Sie wirken im Hintergrund – aber ihre Stabilität entscheidet darüber, ob Sie Ihr volles Potenzial überhaupt aktivieren können.

Kompetenzüberzeugung, Fokus und Wille stehen im Zentrum des Modells zur mentalen Stärke, das in diesem Buch Anwendung findet. Aber Sie brauchen das Fundament aus Atmung, Schlaf und Ernährung, um dauerhaft stabil zu bleiben.

Mentale Stärke ist also keine reine Kopfsache. Sie ist das Ergebnis eines integrativen Prozesses körperlicher, emotionaler und kognitiver Faktoren. Wer sich mental weiterentwickeln möchte, arbeitet am besten auch an seinen Lebensgewohnheiten – Tag für Tag.

IN DIESEM KAPITEL

Warum Sportverletzungen die mentale Stärke vor ganz besondere Herausforderungen stellt und wie Sie damit umgehen können.

Mentale Stärke: ein wichtiger Teil der Verletzungsprävention

Nehmen Sie die Herausforderung einer Verletzung mit Unterstützung bewährter Strategien und Methoden an

Gestalten Sie den Verlauf einer Rehabilitation konstruktiv

Kapitel 10
Mentale Stärke nach Verletzungen – Der Weg zurück auf das Spielfeld

Psychische Prozesse nach Sportverletzungen beeinflussen nicht nur das Wohlbefinden in der Verletzungszeit, sondern auch die Therapie und die Heilung selbst – sowohl über körperlich-physiologische Mechanismen als auch über das Verhalten. Verletzte Sportlerinnen und Sportler sind damit nicht nur Patienten, sondern gleichzeitig psychologisch geforderte Akteure, die ihre mentale Stärke sowohl in der Zeit der Rekonvaleszenz als auch beim Wiedereinstieg in Training und Wettkampf besonders benötigen. Denn eine Verletzung ist nicht nur ein körperliches Ereignis. Sie betrifft auch das Selbstbild, die Motivation und das Vertrauen in den eigenen Körper. Mental starke Sportlerinnen und Sportler wissen: Der Heilungsprozess beginnt nicht erst mit der Rehabilitation, er beginnt bereits vorher – im Kopf.

Psychische Prozesse während der Rehabilitation können als Ressource oder als Risiko wirken – je nach individueller Verarbeitung, Unterstützung und professioneller Begleitung. Für eine erfolgreiche Rehabilitation ist daher nicht nur medizinisches und physiotherapeutisches Fachwissen notwendig – auch (sport-) psychologisches Know-how kann maßgeblich den Prozess begünstigen.

Mentale Einflussfaktoren vor und nach einer Verletzung

Verletzungen können, abhängig von der Schwere der Verletzung sowie vom Umfang der Rehabilitation, für Athletinnen und Athleten einen tiefen Einschnitt in ihre Karriere und ihr Leben darstellen. Die psychischen Belastungsreaktionen resultieren aus der körperlichen Beeinträchtigung und der Zwangspause selbst, daneben aber auch aus einem Verlust von Selbstverständlichkeit und Vertrauen in den eigenen Körper. Sportliche oder auch alltägliche Abläufe, die bislang automatisiert und ohne Nachdenken abliefen, werden unmöglich oder sind mit Schmerz verbunden.

Beispiele für häufige Belastungsreaktionen nach Sportverletzungen:

- ✔ **Schock und Ungläubigkeit** (»Das kann nicht sein, mir passiert so etwas nicht!«)
- ✔ **Ärger und Frustration**, wenn der Unfall vermeidbar erscheint oder durch Fremdeinwirkung zustande kam
- ✔ **Angst** vor Schmerzen, Operationen oder vor dem Verlust sportlicher Karriereperspektiven
- ✔ **Niedergeschlagenheit oder depressive Verstimmungen,** wenn klar wird, dass eine längere Pause unvermeidbar ist, sich der Genesungsprozess unerwartet verlängert oder es zu Rückschlägen bei den Rehabilitationsfortschritten kommt.

Diese Reaktionen sind nicht pathologisch. Sie sind Teil einer normalen psychischen Verarbeitung eines bedeutsamen Einschnitts in den Karriereverlauf. Für den weiteren Verlauf ist es wichtig, ob und wie es gelingt, diese Reaktionen in adaptive Coping-Strategien zu überführen. Bleiben Betroffene langfristig in negativen Mustern verhaftet, kann dies die Rehabilitation stören oder sogar zu weiteren gesundheitlichen Problemen im mentalen Bereich führen.

Für Profi- oder Spitzensportler kann eine längere Verletzungsphase die eigene Identität infrage stellen. Das gilt vor allem bei denjenigen, die sich nahezu ausschließlich über den Sport und die erbrachten Leistungen sowie den Status definieren. In der Sportpsychologie wird in diesen Fällen von einer Mono-Identität gesprochen. Betroffene fragen sich dann beispielsweise:

- ✔ Wer bin ich noch, wenn ich meinen Sport nicht mehr ausüben kann?
- ✔ Wie kann ich meinen Lebensunterhalt bestreiten?

Für einen leidenschaftlichen Freizeitsportler bedeutet es zumindest eine Einschränkung der Lebensqualität, der Alltagsgestaltung und der Ausgleichsmöglichkeiten – bis hin zum Kontakt mit dem sozialen Umfeld. Eine Verletzung, egal ob sie im Sport oder außerhalb entstanden ist, hat Auswirkungen auf fast alle Lebensbereiche.

Selbstverständlich sind die Auswirkungen einer leichten Zerrung auf Funktionstüchtigkeit und Lebensgestaltung deutlich geringer als die eines Kreuzbandrisses. Daher sind die hier vorgestellten Techniken besonders ab einer Verletzungs- und Rehabilitationszeit ab vier Wochen zu empfehlen.

Der Erfolg einer Rehabilitation ist nicht allein von physischen Entwicklungen abhängig. Mentale Prozesse und zwischenmenschliche Interaktion können den Heilungsverlauf ebenfalls entscheidend beeinflussen. Es entstehen komplexe Wechselbeziehungen zwischen der physischen, psychologischen und sozialen Ebene. Wenn ein Mensch Angst vor Schmerzen oder einer Wiederverletzung hat, meidet er bestimmte Bewegungen oder Aufgaben. Wenn ein Mensch zunehmend Gefühle von Hoffnungslosigkeit oder Hilflosigkeit entwickelt, trainiert er wahrscheinlich weniger konsequent. Umgekehrt kann eine optimistische, stabile psychische Haltung den Rehabilitationserfolg und eine selbstbewusste Rückkehr wahrscheinlicher machen und den Wiedereinstieg in die Wettkämpfe erleichtern.

Die psychologischen Mechanismen in der Prävention und Rehabilitation von Sportverletzungen weisen große Schnittmengen zu Konzepten von Stress und kritischen Lebensereignissen auf. Verletzungen entstehen meist plötzlich, oft bei der unmittelbaren Durchführung einer sportlichen Handlung. Das heißt, sie sind nicht vorhersagbar.

Dennoch gibt es bestimmte Faktoren, die eine Verletzung wahrscheinlicher machen beziehungsweise das Risiko einer schweren Verletzung erhöhen. Dazu zählt beispielsweise ein erhöhtes Stress- oder Beanspruchungserleben im Wettkampf- und Trainingsalltag, Gefühle von Erschöpfung oder Unausgeglichenheit. Relevant werden diese normalerweise erst, wenn sie über einen längeren Zeitraum auftreten.

Ausgewählte psychologische Modelle im Kontext Sportverletzung

Transaktionales Stress- und Coping-Modell nach Richard Lazarus

Richard Lazarus postuliert, dass bei jeder potenziellen Stresssituation eine unbewusste kognitive Bewertung von wahrgenommener Bedrohung (hier: Schwere und Konsequenzen der Verletzung) und wahrgenommenen Ressourcen (hier: Was hilft mir, um die Reha erfolgreich zu gestalten und schnell wieder gesund zu werden?) gegeben ist. Wenn wahrgenommene Bedrohung und Ressourcen in einem Verhältnis liegen, das zwar als herausfordernd, aber als machbar erlebt wird, steigen die Chancen, den Prozess aktiv und optimistisch zu gestalten. Wenn die Faktoren der kognitiven Bewertung dazu führen, dass die Herausforderung als zu groß oder gar katastrophal erlebt wird, führt das zu dysfunktionalem Stresserleben, häufig verbunden mit einem Gefühl von Hilflosigkeit.

Self-Efficacy nach Albert Bandura

Wie Sie in Kapitel 2 schon erfahren haben, ist die Self-Efficacy-Theorie nach Albert Bandura der wissenschaftliche Hintergrund für die Kompetenzüberzeugung, die in diesem Buch eine so wichtige Rolle spielt. Auch bei Sportverletzungen ist sie ein zentraler Faktor. Die Überzeugung, selbst Einfluss auf den Rehabilitationsverlauf zu haben, ist ein wichtiger Prädiktor für eine erfolgreiche Genesung. Praktisch bedeutet das: Wer davon überzeugt ist, mit konsequentem Training und mentalen Techniken bald wieder sportliche Spitzenleistungen erbringen zu können, zeigt höhere Anstrengungsbereitschaft und lässt sich auch von Rückschlägen nicht entmutigen.

Erregungsregulation nach Robert Yerkes und John D. Dodson

Das Modell der Erregungsregulation von Yerkes und Dodson zeigt, dass es für Situationen oder Phasen mit Herausforderungscharakter ein individuell unterschiedliches optimales Erregungslevel gibt. Sie haben es schon in Kapitel 8 kennengelernt. Das optimale Erregungslevel liegt nach Yerkes und Dodson in einem mittleren Bereich. Emotionale Übererregung kann beispielsweise Schmerzen verstärken, den Muskeltonus erhöhen und dadurch Heilungsprozesse negativ beeinflussen. Untererregung führt zu mangelndem Engagement. Ein mittleres Aktivierungsniveau sollte folglich angestrebt werden.

Dass subjektives Wohlbefinden Einfluss auf körperliche Zustände nehmen kann, ist sehr naheliegend. Beispielsweise lässt sich zeigen, dass Stresserleben zu einer Übersäuerung, also einer verstärkten Einlagerung von Laktat, der Muskulatur führen kann. Laktatmessung wiederum ist ein wichtiges Instrument zur Steuerung von Trainingsbelastungen. Stresserleben macht folglich die Muskulatur weniger belastbar beziehungsweise verletzungsanfälliger. Es gibt aber auch abstraktere Zusammenhänge zwischen den oben genannten Faktoren und Sportverletzungen. So kann beispielsweise eine psychische Belastung zu Konzentrationsproblemen und infolgedessen zu unsauberen Bewegungsabläufen führen. Auch dadurch erhöht sich das Verletzungsrisiko.

Mentale Herausforderungen für die Rehabilitationsphase

Ein erster Tipp für verletzte Sportlerinnen und Sportler: Akzeptieren Sie die aktuelle Situation. Solange Sie mit der Situation hadern, können Sie sich nicht adäquat auf die Rehabilitation einlassen.

Eine Rehabilitation verläuft meist nicht linear vom Verletzungseintritt bis zur vollständigen Genesung. Es gibt Fortschritte, aber auch Rückschläge. Jede Phase erfordert Geduld, Disziplin und mentale Stärke. Mit zunehmender Dauer erleben viele den Druck, bald wieder fit sein zu müssen – durch Erwartungen von außen und von sich selbst. Viele Sportlerinnen und Sportler berichten von Momenten tiefer Verunsicherung im Rehabilitationsprozess. Sie fragen sich zum Beispiel, ob sie auf dem richtigen, das heißt schnellsten Weg sind, ob die betreuenden Fachkräfte alles richtig machen, ob sie den Anschluss an die Konkurrenz verlieren könnten oder auch ob sie beim Trainer nach der Verletzung noch den gleichen Status genießen.

Während der Rehabilitation müssen nicht nur körperliche, sondern auch mentale Barrieren überwunden werden. Psychische Belastungsreaktionen von Leistungssportlern wie Niedergeschlagenheit, das Erleben von Ungeduld und Ärger, aber auch existenzielle Ängste und die Angst um die weitere körperliche Unversehrtheit sind in der Literatur gut dokumentiert. Lange Verletzungszeiten wirken zermürbend und können den Sinn des eigenen leistungssportlichen Engagements infrage stellen. Insbesondere, wenn die Rehabilitation weitgehend allein, also ohne andere Sportler, absolviert werden muss, können Gefühle der Einsamkeit und der Isolation auftreten.

Die mentalen Phänomene einer Rehabilitation nach einer Sportverletzung verändern sich in der Regel im Laufe der Zeit. Dadurch werden verschiedene Phasen durchlaufen, die durch verschiedene emotionale und kognitive Herausforderungen gekennzeichnet sind. Frühere Modelle gingen von starren Phasen der psychischen Verarbeitung aus – heute überwiegt die Sicht auf ein dynamisches, stressanaloges Bewältigungssystem.

Im Mittelpunkt stehen drei sich wechselseitig beeinflussende Komponenten:

- ✔ die Kognition (zum Beispiel Bewertung der Verletzung)
- ✔ die Emotion (zum Beispiel Frustration oder Hoffnung)
- ✔ das Verhalten (zum Beispiel Therapietreue)

Moderiert wird dieses Zusammenspiel durch stabile Persönlichkeitsfaktoren, den körperlichen Rehabilitationszustand, biologische Reaktionen sowie durch wichtige Personen im sozialen und sportlichen Umfeld.

Die mentale Belastung nach einer (Sport-)Verletzung spielt sich auf drei Ebenen ab:

- ✔ **Emotionale Ebene:** Längerfristige Sportverletzungen können depressive Verstimmungen, Frustration, Angst und Verunsicherung hervorrufen und diese wiederum den Heilungsverlauf negativ beeinflussen. Während leichte depressive Symptome bei bis zur Hälfte der Betroffenen auftreten, ist klinisch relevante Depression deutlich seltener, jedoch von großer Relevanz. Studien legen unterschiedliche Zahlen vor, etwa jede oder jeder Zehnte scheint davon betroffen. Der emotionale Verlauf variiert stark je nach Phase der Rehabilitation und dem Grad der körperlichen Einschränkung.
- ✔ **Gedankliche Ebene:** Gedankliche Reaktionen betreffen vor allem das Selbstbild und die Einschätzung des Rehabilitationsprozesses. Verletzte fühlen sich nicht nur körperlich geschwächt, sondern oft auch in ihrem Selbstwert erschüttert – besonders dann, wenn sich ihre Identität stark über den Sport definiert. Subjektive Bewertungen der Rehabilitation, frühere Erfahrungen und das Gefühl von Kontrolle prägen die Motivation und das Verhalten der Verletzten maßgeblich.
- ✔ **Verhaltensebene:** Im Vergleich zu inneren Prozessen ist das Verhalten während der Rehabilitation wenig untersucht. Es gibt jedoch erste Hinweise darauf, dass eine hohe Internalisierung – also eine persönliche Überzeugung von Sinn und Ziel der

Therapie – die Mitarbeit verbessert. Interessanterweise zeigen Hobbysportler hier eher stärkere Eigenmotivation, während Leistungssportler die Rehabilitation häufiger als fremdgesteuert erleben.

Obwohl die Verläufe durch dieses komplexe Zusammenspiel sehr unterschiedlich sein können, gibt es wiederkehrende Muster und Abfolgen, die sich bei vielen verletzten Sportlerinnen und Sportlern wiederfinden. Dafür wird die Zeit rund um eine Verletzung und Genesung in vier Phasen aufgeteilt:

- ✔ Die Akutphase unmittelbar nach der Verletzung
- ✔ Die Phase der Rehabilitationsvorbereitung beziehungsweise Rehabilitationsfindung
- ✔ Die Phase der sportlichen Rehabilitation
- ✔ Die Vorbereitung auf den Wiedereinstieg in Training und Wettkampf

In der *Akutphase* dominieren Schock, Schmerz und Unsicherheit. Sportlerinnen und Sportler verspüren häufig Angst vor einem medizinischen Eingriff oder vor dem langfristigen Verlust ihrer Leistungsfähigkeit. Das gilt insbesondere, solange noch keine verbindliche Diagnose gestellt ist. Dementsprechend sind die betroffenen Personen häufig psychisch wenig stabil. Die zentrale Aufgabe besteht darin, Sicherheit und Vertrauen aufzubauen.

In der darauf folgenden *Phase der Rehabilitationsvorbereitung beziehungsweise Rehabilitationsfindung* ist die Diagnose meist geklärt und erste physiotherapeutische Maßnahmen können beginnen. In diesem Zeitraum kommen bei vielen Sportlerinnen und Sportlern vermehrt Ungeduld und Frustration auf. Der Weg ist noch weit, möglicherweise sogar unüberschaubar, Fortschritte sind kaum sichtbar und das Gefühl des »Ausgebremst-Seins« steht im Vordergrund.

In der *Phase der sportlichen Rehabilitation* finden regelmäßige physiotherapeutische Maßnahmen statt, die Athletinnen und Athleten machen im Regelfall spürbare Fortschritte. Trotzdem läuft die Reha in den seltensten Fällen genau wie geplant. Es kann auch Rückschläge geben, die zu Motivationsschwankungen und Selbstzweifeln führen. In dieser Phase ist es wichtig, eine realistische Erwartungshaltung zu entwickeln beziehungsweise beizubehalten und Instrumente an der Hand zu haben, die bei der Bewältigung von Rückschlägen helfen.

Die letzte Rehabilitationsphase zielt schon sehr konkret auf den *Wiedereinstieg in Training und Wettkampf* ab. Sportlerinnen und Sportler sind in dieser Phase meist körperlich schon wieder auf einem guten Niveau. Häufig kann die Reha auch dazu genutzt werden, sich im Athletikbereich zu verbessern. Der Wiedereinstieg kann aber auch mit neuen Ängsten verbunden sein, zum Beispiel in Bezug auf eine Wiederverletzung oder die Konkurrenzfähigkeit innerhalb eines Kaders beziehungsweise Teams. Daher ist das schrittweise wiedergewonnene Vertrauen in Belastbarkeit und Robustheit des eigenen Körpers besonders bedeutsam.

Aus jeder dieser Phasen ergeben sich klare Implikationen für den Einsatz psychologischer Trainingsformen. Dabei sollten nicht nur die besonderen Merkmale einer Phase an sich, sondern – wie oben bereits angemerkt – individuelle Bedürfnisse und Entwicklungsstände berücksichtigt werden.

In der ersten Phase sind für viele Sportlerinnen und Sportler Verfahren und Gespräche wichtig, die für Stabilität und emotionale Entlastung sorgen. Dazu zählen beispielsweise Entspannungsübungen und Psychoedukation.

Mit dem Einstieg in die Rehabilitation gewinnen dann Verfahren wie Visualisierung und Self Talk an Bedeutung. Sie können während der gesamten Rehabilitationszeit genutzt und die Themen beziehungsweise der Inhalt an die jeweilige Phase angepasst werden. Je länger ein Rehabilitationsprozess dauert, umso wichtiger werden Zielsetzungsstrategien und eine systematische Dokumentation von Fortschritten. Beides hilft sowohl bei der Verlaufsanalyse als auch der Unterstützung der Motivation und des Durchhaltevermögens.

Um in der abschließenden Phase der Rehabilitation das Vertrauen in die eigene Leistungsfähigkeit wiederherzustellen und Wettkampfangst möglichst weit zu reduzieren, werden zunehmend wettkampfnahe Trainingsformen wichtig. Hier können beispielsweise mentales Training mit spezifischen Visualisierungen von Spielsituationen und intensive Selbstinstruktionen für den Umgang mit Belastungen genutzt werden.

In diesen Bereichen sollte die mentale Stärke nach einer Sportverletzung besonders trainiert werden:

- ✔ **Kognitives Fertigkeitstraining:** Dieses Training unterstützt die Wiederherstellung körperlicher Funktionen durch mentale Techniken. Wahrnehmungs- und Konzentrationsübungen fördern das Körperbewusstsein, Visualisierung hilft beim Bewegungsaufbau und Reaktionstraining bei der Vorbereitung auf die sportliche Rückkehr.
- ✔ **Wille und Verhaltenskontrolle:** Ziel- und Volitionstrainings helfen, Motivation zu strukturieren und Rückschläge zu überstehen. Klare Zielsetzungen sowie Strategien gegen Demotivation oder Überforderung verbessern die Compliance und fördern langfristige Rehabilitationserfolge.

- ✔ **Stress- und Emotionsregulation:** Emotionale Belastungen können die Heilung behindern – aber nicht jede negative Emotion ist schädlich. Differenzierte Strategien der Aktivierungsregulation (zum Beispiel Entspannung, Schlafmanagement) und Affektregulation (zum Beispiel Umgang mit Angst) stärken das emotionale Gleichgewicht und beugen Rückfällen vor.

- ✔ **Systemische Ansätze:** Sportverletzungen greifen oft tief in das Selbstbild und die sozialen Rollen von Athletinnen und Athleten ein. Intrapsychisch betrifft dies das Selbstkonzept, interpersonell das Zusammenspiel mit Trainern, Therapeuten und Angehörigen. Ziel ist ein stabiles Netz der Unterstützung, das Widersprüche vermeidet und Sicherheit vermittelt – eine zentrale Voraussetzung für einen erfolgreichen, nachhaltigen Wiedereinstieg.

Wichtige Coping-Strategien

In der Rehabilitationszeit sind mentale Stärke und Strategien, die diese unterstützen, besonders wichtig.

Aber nicht jede Coping-Strategie, auf die Sportler intuitiv zurückgreifen, ist automatisch sinnvoll. Aus manchen kurzfristig entlastenden Strategien etwa kann langfristig problematisches Vermeidungsverhalten entstehen. Verhaltensmuster wie konsequente Verleugnung, sozialer Rückzug oder dauerhaftes Grübeln müssen frühzeitig erkannt und geändert werden, weil diese Muster dazu führen können, dass Beschwerden sich chronifizieren und Stimmung und Leistungsbereitschaft verschlechtern.

Hilfreich ist für viele ein instrumentelles, lösungsorientiertes Coping. Dazu zählen unter anderem planvolles Handeln, Informationssuche sowie das aktive Einholen sozialer Unterstützung und kognitive Umdeutungen, die die Hoffnung und die Bereitschaft zum aktiven Handeln stärken. Diese Strategien wirken positiv auf die Kontroll- und Kompetenzüberzeugung und erhöhen dadurch Therapie-Compliance und Übungskontinuität in der Rehabilitation. Ergänzend spielen kognitive Techniken wie positive Neubewertung und Akzeptanz eine Rolle.

Alle genannten Strategien sind nicht als isolierte Techniken zu betrachten, sondern als Bausteine, die sich im Idealfall ergänzen und gegenseitig verstärken. Ähnliches gilt für gängige mentale Trainingstechniken, die nach einer Verletzung nachweislich nützlich sein können: der gezielte Self Talk, Visualisierung, Verfahren zur Aktivations- und Entspannungssteuerung, strukturierte Zielsetzungs- und Motivationsstrategien, die aktive Suche nach Information und Problemlösung (problemorientiertes Coping) sowie die systematische Nutzung sozialer Unterstützung.

Wie verschiedene Techniken der Selbstgesprächsregulation beziehungsweise des bewussten Self Talks funktionieren, können Sie in Kapitel 7 nachlesen. Im Kontext von Verletzungen dienen sie in der Regel dem Erkennen von dysfunktionalen, hemmenden Gedanken, weil negative, sich wiederholende Selbstgespräche unmittelbar Motivation, Aufmerksamkeit und Bewegungsqualität beeinträchtigen können. Die identifizierten problematischen Gedanken werden dann zu konstruktiven Aussagen umformuliert. Diese werden in der Folge kontinuierlich trainiert und gestärkt.

Insbesondere bei sehr verunsicherten verletzten Athletinnen und Athleten ist es hilfreich, wenn Trainer, Physiotherapeuten oder auch Psychologen bei der Reflexion helfen und bei der Umformulierung der Gedanken unterstützen.

Die Visualisierung wird im Verletzungskontext als komplementäre Technik verstanden: Durch wiederholte, systematische Vorstellung schmerz- und angstfreier Bewegungsabläufe lassen sich motorische Repräsentationen erhalten und optimieren. Die Technik der Visualisierung nach dem Stufenmodell von Hans Eberspächer finden Sie im Kasten »Visualisierung: Das klassische Stufenmodell nach Hans Eberspächer«. Es ist genau in dieser Form auch im Rehabilitationsprozess einsetzbar.

Sie können weitere Varianten der Visualisierung in Kapitel 6 nachlesen. Abweichend von diesen bewegungsorientierten Visualisierungsformen gibt es auch besondere Varianten der Visualisierung, die zur Unterstützung der Rehabilitation genutzt werden können. Diese lernen Sie im Abschnitt »Visualisierungsmöglichkeiten zur Heilungsunterstützung« weiter unten in diesem Kapitel kennen.

Viele verletzte Athletinnen und Athleten geben an, dass sie es als besonders wertvoll empfinden, sich durch Visualisierung trotz physischer Einschränkungen bereits wieder selbstständig und proaktiv mit ihren Bewegungsabläufen beschäftigen zu können. Dies stabilisiert die Ausführungssteuerung, fördert Motivation und kann als Ergänzung zum physischen Training dienen, um messbare Verbesserungen der Beweglichkeit und Funktion herbeizuführen.

Visualisierung: Das klassische Stufenmodell nach Hans Eberspächer

1. Drehbuch erstellen – Detaillierte Beschreibung der Bewegung

Bei der Visualisierung geht es darum, dass sich Sportlerinnen und Sportler den mental zu trainierenden Bewegungsablauf vergegenwärtigen. Dazu stellen sie ihn sich intensiv vor und beziehen dabei möglichst viele Sinnesmodalitäten mit ein – also Sehen, Hören, Fühlen und so weiter.

Im Stufenmodell nach Eberspächer wird der Bewegungsablauf zunächst in Worte gefasst. Es ist wichtig, die für den jeweiligen Sportler, die jeweilige Sportlerin optimale und angemessene Beschreibung individuell auszuformulieren und diese mit der realen Bewegungsausführung abzugleichen. Es geht dabei nicht um Lehrbuchinhalte, sondern um das individuelle Erleben der eigenen Bewegung. Es gibt also keine Standard-Drehbücher.

Im Lauf des Prozesses können bei Bedarf sinnvolle Korrekturen vorgenommen werden. Das daraus entstehende Drehbuch über den gesamten Bewegungsablauf ist die Arbeitsgrundlage für die weiteren Schritte und kann dann per Selbstgespräch eingeprägt werden.

2. Hervorheben der Knotenpunkte

Die nächste Stufe des Modells beschäftigt sich mit der Ausarbeitung der zentralen Punkte des Bewegungsablaufs – die sogenannten Knotenpunkte. Gemeint sind damit die entscheidenden Stellen eines Bewegungsablaufs, die unbedingt durchlaufen werden müssen. Beim Start eines 100-Meter-Sprints könnten das zum Beispiel die verschiedenen Positionen im Startblock sowie der erste aktive Bodenkontakt nach dem Startschuss sein. Aber die Wahl der Knotenpunkte kann genauso individuell unterschiedlich sein wie das zugrunde liegende Drehbuch. Zur guten Handhabung der Knotenpunkte empfiehlt Eberspächer, maximal fünf bis sieben zu benennen.

3. Symbolisches Markieren und Rhythmisieren der Knotenpunkte

Sind die Knotenpunkte klar, werden sie markiert, das heißt, sie bekommen einen bestimmten Namen oder werden in eine Kurzform umgewandelt. Im Startblock könnten sie zum Beispiel lauten: »Auf die Plätze« – »Fertig« – »Schuss« – »Zack«. Das ist wichtig, um die teilweise sehr umfangreichen Informationen des Drehbuchs auf wenige, kompakte Signale zu verdichten. Dadurch wird es möglich, die Vorstellung an die Geschwindigkeit, den Rhythmus und die Dynamik der realen Bewegung anzupassen.

4. Mentales Trainieren der symbolisch markierten und rhythmisierten Knotenpunkte

Im abschließenden Schritt werden die Knotenpunkte mental trainiert. Das heißt, der festgehaltene Ablauf wird durch regelmäßig wiederholte Vorstellung gefestigt. Wichtig ist dabei, dass die Zeit des mentalen Ablaufs der Bewegung der tatsächlichen Zeit für die Ausführung entspricht. Ein positiver Nebeneffekt dieses sprachbasierten Zugangs besteht darin, dass Trainer und Sportler sie auch als Grundlage für ihr Coaching verwenden können.

Entspannungsverfahren werden von vielen verletzten Sportlerinnen und Sportlern auch deshalb als hilfreich wahrgenommen, weil sie unmittelbaren Einfluss auf das erlebte Angstniveau und die Schmerzwahrnehmung haben. Dafür kommen prinzipiell viele unterschiedliche Verfahren in Betracht. Bei unserer Arbeit im Spitzensport kommen im Verletzungskontext oft Verfahren aus dem Bereich Progressive Muskelentspannung (PME) oder Atemtechniken zum Einsatz. Sie sind zum einen leicht erlernbar; zum anderen gelingt es Sportlern durch den starken Körperbezug dieser Verfahren oft, einen schnellen Zugang zu finden. Ausgewählte Varianten dieser Verfahren können Sie unter anderem in Kapitel 8 nachlesen. Vertiefende Impulse zur Übertragung dieser Techniken auf den Alltag sowie zur Stärkung der Resilienz stehen Ihnen ergänzend über einen QR-Code zur Verfügung, der zum Online-Kapitel »Resilienz im Alltag – Wenn das Leben den Spielplan ändert« führt.

Das Arbeiten mit Zielen kann im Verletzungskontext ebenfalls als mentale Strategie zur Anwendung kommen. Wie und mit welchen Formen von Zielen Sie dabei arbeiten können, haben Sie in Kapitel 4 bereits kennengelernt. Die Flexibilität von Zielen sollte im Verlauf der Reha unbedingt beachtet werden. Rückschläge sind – wie bereits erläutert – normal und sollten nicht als Scheitern, sondern als Teil des Prozesses verstanden werden. Dementsprechend dürfen sich Rückschläge auch auf Ziele auswirken. Diese sollten – ob mit Rückschlägen oder ohne – regelmäßig überprüft und angepasst werden.

In Tabelle 10.1 finden Sie eine Übersicht über hilfreiche psychologische Trainingsverfahren, die sich bei Sportverletzungen bewährt haben.

Verfahren	Nutzen
Visualisierung	Fördert Bewegungslernen, stabilisiert bereits gelernte Bewegungen, stärkt Selbstvertrauen, wirkt angstlösend.
Entspannungstechniken	Reduzieren Angst und Stress, fördern Schmerztoleranz.
Self Talk/ Selbstgesprächsregulation	Fördert positive Selbstgespräche und Kontrolle über innere Dialoge.
Zielsetzungsstrategien	Machen Fortschritte sichtbar, verhindern Motivationsabfall.

Tabelle 10.1: Einsatzmöglichkeiten psychologischer Trainingsverfahren im Kontext einer Sportverletzung

Eine besondere Form des Coping: Soziale Unterstützung

Sozialer Support wird im Kontext Sportverletzungen von vielen wissenschaftlichen Autoren und Experten in der Praxis als ein zentraler Ressourcenfaktor beschrieben. Wie der Begriff schon deutlich macht, ist das eine Strategie, bei der es nicht allein auf Sie selbst ankommt. Sie benötigen dafür ein funktionierendes soziales Umfeld. Potenziell hilfreiche Personen für soziale Unterstützung kommen aus dem Kreis der Trainer, Mitspieler beziehungsweise Trainingskollegen, Familie, Partner und medizinischen Fachkräfte.

Verletzte Athletinnen und Athleten erleben soziale Unterstützung über den gesamten Rehabilitationsverlauf hinweg als bedeutsam:

- ✔ In der Akutphase dient sie vor allem der emotionalen Stabilisierung (Trost, Zuspruch und Reduktion akuter Angst).
- ✔ In den mittleren Abschnitten hilft soziale Unterstützung dabei, Motivation und Übungskontinuität aufrechtzuerhalten.
- ✔ In der Phase des Wiedereinstiegs trägt sie dazu bei, Unsicherheit und Angst vor Wiederverletzung zu mindern und die Rückkehr in Trainings- und Wettkampfsituationen zu erleichtern.

Auch Wertschätzung spielt im Verletzungszeitraum eine große Rolle. In einer Verletzungsphase fehlt eine sonst nützliche Quelle für Selbstwert: die sportliche Leistungsfähigkeit. Diese kann zum Teil durch konstruktive soziale Unterstützung kompensiert werden. Für verletzte Sportlerinnen und Sportler ist es äußerst wichtig, vermittelt zu bekommen, dass man als Mensch auch ohne Wettkämpfe und Training wertvoll ist.

Daneben fungiert soziale Unterstützung als Puffer gegenüber belastenden Folgen der Verletzung. Das führt unter anderem dazu, dass mit einer positiv erlebten sozialen Unterstützung günstigere psychologische Outcomes einhergehen (zum Beispiel mehr Optimismus, geringere Stressreaktionen, mehr subjektive Rehabilitationserfolge). Das liegt unter anderem daran, dass durch soziale Unterstützung die negativen Effekte von verletzungsbezogenen Stressoren abgeschwächt werden können.

BEISPIEL

Es gibt unterschiedliche Formen sozialer Unterstützung:

- ✔ emotionale Unterstützung (mitfühlendes Zuhören, Trost, Zuwendung)
- ✔ instrumentelle oder materielle Unterstützung (praktische Hilfeleistungen, zum Beispiel Assistenz bei Alltagsaufgaben oder Transport)
- ✔ informative Unterstützung (Bereitstellung von fachlichen Informationen, Ratschlägen und Anleitung zur Rehabilitation)
- ✔ bewertende Unterstützung (Feedback, Bestätigung von Fähigkeiten und Leistungseinschätzungen)

Neue Modelle ergänzen teilweise gesellschaftliche Zugehörigkeit als weitere Kategorie. Unterstützer in diesem Bereich sind Personen, die für die Verletzten die Brücke zu wichtigen sozialen Umfeldern darstellen, die sie beispielsweise weiterhin zu Mannschaftsaktivitäten einladen oder über wichtige Entwicklungen informieren.

Visualisierungsmöglichkeiten zur Heilungsunterstützung

Wie Sie in diesem Buch bereits erfahren haben, ist Visualisierung eine mächtige Technik, die unterschiedlich eingesetzt werden kann. Im Folgenden soll es darum gehen, wie mit Visualisierung der Heilungsprozess beschleunigt und das Selbstvertrauen gestärkt werden kann. Dieses Vorgehen mag einigen von Ihnen ungewöhnlich oder fast schon esoterisch vorkommen. Wissenschaftliche Untersuchungen mit verletzten Sportlern und praktische Erfahrungen zeigen jedoch, dass Heilungsvisualisierung eine reale Unterstützung im Rehabilitationsprozess bewirken kann. Bekannt geworden ist das Vorgehen unter den Namen *Healing Imagery*.

Das Gehirn interpretiert mentale Bilder wie reale Erfahrungen. Durch gezielte Vorstellungen kann die körpereigene Regeneration positiv beeinflusst werden. Die Wissenschaft hat belegt: Bei intensiven mentalen Vorstellungen sind sehr ähnliche Bereiche des Gehirns aktiv wie bei tatsächlichem Erleben. Somit gibt es Grund zur Annahme, dass durch eine positive Vorstellung durch das zentrale Nervensystem Prozesse angestoßen werden, die einen positiven Verlauf wahrscheinlicher machen.

Die französischen Forscher Aymeric Guillott und Christian Collet konnten 2008 belegen, dass Visualisierung den Rehabilitationsprozess von Sportlern durch die *zentralnervöse Aktivierung* gezielt unterstützt. Neuronale Anpassungen können Kraftverlusten entgegenwirken und die Rückkehr zur ursprünglichen Bewegungsqualität fördern. Sie unterstützen mit diesen Ergebnissen die Vorgehensweise des Psychoonkologen Carl Simonton, auf den der Begriff der Healing Imagery zurückgeht. Er unterstützte damit bereits in den 1970er-Jahren Krebspatienten in deren Rehabilitation.

Der Physiker, Psychotherapeut und medizinische Hypnotherapeut Gary Bruno Schmid nennt in seinem Buch »Selbstheilung durch Vorstellungskraft« sechs Grundsätze für mentale Selbstheilungsprozesse, die auch für Sportlerinnen und

Sportler in der Rehabilitation zutreffen, die mithilfe innerer Bilder regenerieren wollen:

1. **Entspannung (Trance, Rückzugsort):** Ein sicherer innerer Ort (zum Beispiel eine Lichtung, ein Strand) fördert den Zugang zu unbewussten Ressourcen.
2. **Positive Gewissheit:** Stärkende Überzeugungen (»Mein Körper heilt«) fördern Hoffnung und Zuversicht – die psychologische Basis für Regeneration.
3. **Entmystifizierung der Verletzung:** Wer den Heilungsverlauf versteht, verliert die Angst vor der Verletzung. Visualisierungen fördern Prozesse wie Zellreparatur, Durchblutung und Entzündungshemmung.
4. **Therapiebündnis**: Ein inneres Bündnis zwischen Körper, Geist, Physiotherapie und medizinischer Begleitung wird aufgebaut: »Wir arbeiten zusammen an der Heilung.«
5. **Selbstheilungsmythos**: Die eigene Genesung wird als kraftvolle Geschichte erzählt: Anfang – Krise – Wandlung – Comeback.
6. **Reinigung durch Imagination und Körperanker**: Visualisierungen von Licht, Wärme oder Wasser durchfluten den Körper. Eine unterstützende Berührung verankert das Erleben.

Schmid betont in seinen formulierten Thesen, dass innere Bilder auf neurobiologischer Ebene wirken. Sie verändern die neuronale Aktivität, beeinflussen den Hormonspiegel und modulieren das Immunsystem.

Was eine Visualisierung wirksam macht

Mentale Heilungsbilder entfalten ihre Kraft nicht einfach durch bloße Vorstellung. Besonders wirksam sind sie dann, wenn drei psychologische Elemente zusammenspielen (siehe Tabelle 10.2):

- ✔ Bildhafte Vorstellung
- ✔ Symbolische Bedeutung
- ✔ Positives Gefühl

Diese drei Elemente wirken wie Verstärker. Wenn Sie Ihre inneren Bilder mit Bedeutung versehen und positive Gefühle dabei aktivieren, erhöhen Sie nicht nur Ihre Konzentration, sondern auch die neuronale Verbindung zur verletzten Körperstelle. Das macht eine Visualisierung zu einem relevanten Heilungsimpuls.

Element	Effekt
1. Bildhafte Vorstellung	Ein klares, inneres Bild: etwa Licht, Zellen, Strukturen oder Bewegungen
2. Symbolische Bedeutung	Das Bild steht für etwas Tieferes: zum Beispiel Heilung, Stärke, Regeneration.
3. Positives Gefühl	Ein emotionaler Anker wie Vertrauen, Dankbarkeit oder Freude verstärkt die Wirkung.

Tabelle 10.2: Elemente und Effekte mentaler Heilungsbilder

Drei Visualisierungstechniken für die Heilung

Sie haben bereits das Potenzial von Visualisierung zur Heilungsunterstützung kennengelernt. Nachfolgend werden Sie verschiedene Einsatzmöglichkeiten beziehungsweise Schwerpunkte kennenlernen. Die Grundidee und Vorgehensweise bleibt bei jedem Schwerpunkt zwar vergleichbar, aber durch verschiedene Anpassungen können Sie die vorgestellten Visualisierungstechniken ganz gezielt für das nutzen, was Sie gerade am meisten brauchen.

Zellheilungs-Visualisierung: Aktivierung der inneren Heilkräfte

Die Fähigkeit unseres Körpers, sich selbst zu heilen, ist beeindruckend – besonders dann, wenn sie mental unterstützt wird. Die sogenannte *Zellheilungs-Visualisierung* ist eine gezielte mentale Technik, mit der Sie den biologischen Heilprozess Ihres Körpers bewusst begleiten und verstärken können. Sie basiert auf wissenschaftlichen Erkenntnissen darüber, wie stark Vorstellungskraft unser Nervensystem, Immunsystem und unsere zellulären Reparaturmechanismen beeinflussen kann.

Unter anderem gibt es Hinweise auf positive Zusammenhänge mit der Aktivität der körpereigenen Killerzellen bei einer Immunantwort sowie Zytokinproduktion und Antikörperspiegel. Für die Förderung von Heilungsprozessen nach Operationen existieren vor allen Dingen empirische Belege von Visualisierung in Zusammenhang mit Hypnose. Da beides jedoch auf das Generieren innerer Bilder und Zustände abzielt, darf auch für separierte Visualisierung von einem unmittelbaren Effekt auf Heilungsprozesse ausgegangen werden.

Darüber hinaus gibt es einen weiteren Faktor, der in der Wissenschaft unumstritten belegt ist: Die regelmäßige Durchführung von mentalen Trainingstechniken, insbesondere Visualisierung, reduziert die Stressreaktion unseres Organismus. Damit geht eine bessere Regulation des Cortisolspiegels, neuronaler Aktivierung und diverser weiterer Phänomene im Körper einher, die einen starken Einfluss auf die Bereitschaft und Leistungsfähigkeit unseres Immunsystems haben.

Und so funktioniert das:

Sie stellen sich vor, wie der Körper Schritt für Schritt gesund wird – möglichst gut angepasst an die realen physiologischen Abläufe der Heilung. So wird Ihre Vorstellung zu einem unterstützenden Begleiter der medizinischen Behandlung und wirkt regulierend auf Ihre Psyche.

Ein möglicher Visualisierungsablauf:

Vorbereitung:

Suchen Sie sich einen ruhigen, ungestörten Ort. Setzen oder legen Sie sich bequem hin. Schließen Sie die Augen und atmen Sie einige Male langsam und tief durch die Nase ein und durch den Mund aus. Spüren Sie, wie Sie mit jedem Atemzug mehr zur Ruhe kommen.

Lenken Sie die Aufmerksamkeit auf die betroffene Region:

Konzentrieren Sie sich auf die verletzte oder beanspruchte Körperstelle. Nehmen Sie bewusst wahr, was Sie dort spüren – Druck, Spannung, Wärme oder vielleicht auch Schmerz. Alles darf da sein. Ihr Körper sendet Ihnen Signale.

Visualisieren Sie den Heilungsprozess auf Zellebene:

✔ Bildhafte Vorstellung

Stellen Sie sich nun vor, wie in der betroffenen Region eine präzise und kraftvolle Reparatur beginnt:

- **Muskelfasern:** Sie sehen, wie kleine, verletzte Muskelfasern beginnen, sich langsam und stabil wieder zu verbinden.
- **Zellaktivität:** Ihre körpereigenen Reparaturzellen – wie zum Beispiel die Fibroblasten – wandern gezielt in das verletzte Gewebe und beginnen mit dem Wiederaufbau. Die Zellen arbeiten präzise wie ein eingespieltes Team.
- **Entzündungskontrolle:** Stellen Sie sich vor, wie überschüssige Entzündungsstoffe abtransportiert werden, sodass die Schwellung abnimmt.
- **Durchblutung:** Feine Blutgefäße weiten sich, frisches, sauerstoffreiches Blut fließt in die Region. Nährstoffe, Immunzellen und Energie erreichen den Ort des Geschehens.

Fühlen Sie die Veränderung.

- ✔ Positives Gefühl

  Spüren Sie bewusst, wie sich die Region mit jedem Atemzug stabiler und lebendiger anfühlt. Vielleicht entsteht ein Gefühl von Leichtigkeit, Beweglichkeit oder innerer Kraft. Ihre Vorstellungskraft sendet starke Signale und Ihr Körper hört zu.

BEISPIEL

Ein Fußballspieler mit einem Kreuzbandriss stellt sich vor, wie heilende Energie durch sein Knie strömt, beschädigte Gewebestrukturen repariert und das Gelenk wieder stabilisiert. Eine ausführliche Anleitung gibt es unter dem QR-Code am Ende des Kapitels.

Bewegungsvisualisierung: Zurück zur vollen Kraft

So funktioniert es:

Stellen Sie sich vor, wie Sie die verletzte Körperpartie wieder bewegen können – erst vorsichtig, dann mit voller Kraft.

- ✔ **Bildhafte Vorstellung:** Erleben Sie möglichst realistisch und intensiv, was Ihr Körper leisten kann. Fühlen Sie die Stabilität, Kontrolle und Kraft Ihrer Bewegungen.
- ✔ **Symbolische Bedeutung:** Erleben Sie ein Gefühl von Kontrolle und Handlungssicherheit. Nutzen Sie Erinnerungen an vergangene Erfolge, um die Motivation zu steigern.
- ✔ **Positives Gefühl:** Erleben Sie Vertrauen und Vorfreude!

BEISPIEL

Ein Läufer, der sich eine Muskelverletzung zugezogen hat, stellt sich vor, wie er wieder kraftvoll und dynamisch sprintet – wie sich die Geschwindigkeit anfühlt, die Muskeln arbeiten und der Rhythmus seiner Schritte perfekt abgestimmt ist.

Falls Sie sich nur noch schwer ein normales Bewegungsmuster bei einem verletzten Arm vorstellen können, dann probieren Sie es mithilfe eines Spiegels. Das ist zumindest für Basisbewegungen ohne großen Aufwand machbar. Platzieren Sie den Spiegel so, dass der gesunde Arm für Sie spiegelsymmetrisch an der Position des verletzten Arms sichtbar ist. Führen Sie dann die gewünschte Bewegung mit dem gesunden Arm aus und versuchen Sie, diese sehr bewusst wahrzunehmen. Insbesondere über die optischen Sinnesreize wird Ihrem Organismus die Wahrnehmung vermittelt, dass sich der verletzte Arm ganz normal bewegt, obwohl Sie nur die Spiegelung des gesunden Armes sehen.

Motivierende Erfolgsszenarien: Der mentale Sieg

So funktioniert es:

Stellen Sie sich vor, wie Sie nach Ihrer Genesung erfolgreich zurückkehren, zum Beispiel bei einem Wettkampf oder Spiel.

- ✔ **Bildhafte Vorstellung:** Erleben Sie möglichst realistisch und intensiv, was Ihr Körper leisten kann. Erleben Sie in Gedanken das Gefühl der Beweglichkeit und Stärke.
- ✔ **Symbolische Bedeutung:** Sie meistern alle Herausforderungen auf dem Weg zu einer erfolgreichen Rückkehr. Sie können auch in Zukunft sportlich Erfolge erleben.
- ✔ **Positives Gefühl:** Spüren Sie Dankbarkeit und Motivation.

Wiederholen Sie diese Visualisierung täglich, um Ihr Unbewusstes auf den Erfolg vorzubereiten. Nutzen Sie auch die Vorstellung davon, wie Sie Ihre Hindernisse gemeistert haben.

BEISPIEL

Ein Skispringer, der nach einem Sturz pausieren muss, stellt sich vor, wie er beim nächsten Wettkampf souverän vom Schanzentisch abhebt, in der Luft stabil seinen V-Stil umsetzen kann und am Ende sicher und technisch sauber mit einem Telemark landet.

Bauen Sie diese Strategien in Ihre tägliche Routine ein. Fünf Minuten reichen aus. Wichtig ist die Wiederholung und das Einbeziehen aller Sinne – sehen, fühlen, hören, je nach Typ und Sportart manchmal auch riechen und schmecken (zum Beispiel beim Schwimmen).

Ihre individuelle Regenerationsreise

- ✔ Welche Visualisierung passt sinnvollerweise zu Ihrer aktuellen Rehabilitationsphase?
- ✔ Wie fühlt sich Ihr Körper nach der Anwendung an?
- ✔ Wählen Sie eine der Techniken aus und setzen Sie sich täglich fünf bis zehn Minuten hin, um sie bewusst zu praktizieren.
- ✔ Halten Sie Ihre Fortschritte fest: Notieren Sie, ob sich Ihr Schmerzempfinden und/oder Ihr Wohlbefinden verbessert haben.

Visualisierung ersetzt keinesfalls medizinische Maßnahmen – sie dient als wertvolle Ergänzung zur medizinisch überwachten Rehabilitation. Physiotherapie, ärztliche Behandlungen und gezieltes Training bilden die Grundlage, während mentale Techniken dabei helfen, durch Fokus auf das innere Heilungspotenzial positiv zu beeinflussen und die Regeneration zu fördern.

Viele Menschen sind es nicht gewohnt, den Blick nach innen, insbesondere auf körperliche Vorgänge zu richten. Diese Vorstellung kann deshalb auch als unangenehm empfunden werden. Das ist nicht ungewöhnlich, deshalb sollten Sie sich auch keine Gedanken machen, wenn das bei Ihnen der Fall sein sollte. Allerdings ist diese Art der Visualisierung dann vermutlich für Sie nicht die passende Methode. Sie sollten Ihren Fokus dann auf andere unterstützende Maßnahmen lenken.

Wenn die Vorstellung heilt – Leandro Barreiros außergewöhnliche Erfahrung

Leandro Barreiro, Fußballprofi und Nationalspieler Luxemburgs, stand nach einem Trommelfellriss vor einer klaren ärztlichen Prognose: »Das wird nicht von allein verheilen.« Eine Operation war laut Spezialisten unumgänglich. Doch Leandro entschied sich für einen anderen Weg – nicht anstelle der Medizin, sondern ergänzend. Davon berichtete er auch in mehreren Podcasts und Interviews. Obwohl er zunächst skeptisch gegenüber mentalen Verfahren zur Heilungsunterstützung war, ersetzte er seine morgendliche Meditation konsequent durch eine Visualisierungsübung. Dabei stellte er sich sein Trommelfell als Ladeanzeige vor – ähnlich einem Fortschrittsbalken in einem Computerspiel. Tag für Tag visualisierte er, wie dieser sich schrittweise schloss, dichter wurde, heilte. Für ihn ein einfaches, aber greifbares Bild.

Die Visualisierung wurde zu einem festen Ritual. Konsequent durchgeführt, aber ohne große Erwartungen. In der Sommerpause hatte er die nächste Untersuchung. Hier wartete eine Überraschung: Das Trommelfell war vollständig verheilt. Kein Riss mehr und keine Spur der Verletzung.

Wenn Sie diesen QR-Code scannen, können Sie auf eine **Podcastfolge von »Dialoge ohne Masken«** von Sharon Paschke und Christian Pander zugreifen, in der der Fußballprofi Leandro Barreiro über seine Heilungsvisualisierung spricht.

Selbstvertrauen für die Rückkehr aufbauen

Der Schritt zurück in den Wettkampf ist oft von Unsicherheiten begleitet. Viele Athletinnen und Athleten zweifeln daran, ob sie wieder ihr altes Leistungsniveau erreichen können. Folgende Techniken können das Selbstvertrauen in dieser besonderen Zeit stärken:

1. **Erfolge festhalten:** Schreiben Sie Ihre Fortschritte während der Genesung auf. Kleine Meilensteine – etwa der erste schmerzfreie Sprint – zeigen Ihnen, wie weit Sie gekommen sind.

2. **Positives Selbstgespräch:** Wiederholen Sie stärkende Aussagen wie »Ich bin gut vorbereitet« oder »Ich habe alles getan, was in meiner Macht steht«. Sie können auch ein positives Referenzerlebnis aktivieren: Erinnern Sie sich an frühere Situationen, in denen ein Comeback gelungen ist oder eine Krise überwunden wurde. Diese Erinnerungen sind mögliche emotionale Beweise der eigenen Stärke.

3. **Mentale Simulation der Rückkehr:** Visualisieren Sie, wie Sie Ihr Comeback meistern. Sehen Sie sich selbst stark, fokussiert und erfolgreich auf dem Spielfeld oder in der Arena. Bilden Sie gerne eine Verbindung zu Ihrer persönlichen Motivation: Warum lohnt es sich, zurückzukehren? Für wen oder was wird dieser Weg gegangen? Dieses »Warum« ist ein innerer Anker in Momenten der Zweifel.

Verletzungen markieren oft Wendepunkte im Leben von Sportlerinnen und Sportlern. Sie bremsen, fordern und zwingen zur Reflexion. Doch mit psychologischen Techniken lässt sich dieser Weg nicht nur erleichtern, sondern aktiv gestalten. Und die Entwicklung schreitet auch hier voran: Auf dem Markt existieren bereits innovative Techniken, die Heilungsvisualisierung mit Virtual Reality verbinden. Mentale Rehabilitation bedeutet nicht, passiv auf Genesung zu warten, sondern innerlich mitzuwirken. Das Vertrauen in den eigenen Körper wächst dabei ebenso wie die emotionale Widerstandskraft. Wer diesen Weg bewusst geht, kehrt nicht nur einfach zurück, sondern kann die Voraussetzungen für ein höheres Leistungsniveau schaffen.

Wenn Sie diesen QR-Code scannen, finden Sie weiteren Visualisierungsmöglichkeiten für diverse Verletzungsthemen.

Teil III
Der Top-Ten-Teil

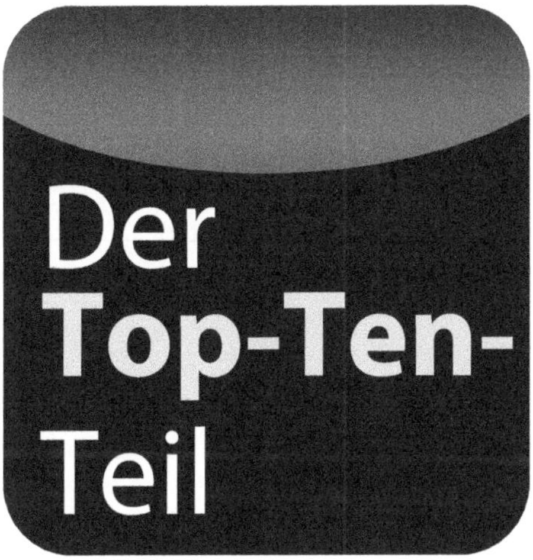

Unter https://www.wiley-vch.de/de/dummies/downloads und diesem QR-Code finden Sie zusätzlich Bonuskapitel zum Download:

- ✔ ein Kapitel zur mentalen Stärke im Wettkampf
- ✔ ein Kapitel zur Resilienz im Alltag
- ✔ ein Kapitel zum Thema Meditation
- ✔ sowie ein persönliches Nachwort der beiden Autoren.

IN DIESEM TEIL …

- Erhalten Sie einen Leitfaden für Denkanstöße und Vorbilder – vielleicht ist er auch eine Inspirationsquelle für Sie.
- Finden Sie Inhalte, die wir Ihnen abschließend ans Herz legen wollen, als kompakte Top-Ten-Übersichten: Von häufigen Fehlern beim Training der mentalen Stärke bis hin zu beeindruckenden Persönlichkeiten des Sports

IN DIESEM KAPITEL

Weitere pragmatische Hinweise für das Training mentaler Stärke

Profitieren Sie von den Erfahrungen vieler Profis und Amateure bei der Arbeit mit mentaler Stärke

Erhalten Sie die Chance, aus Fehlern zu lernen, ohne sie selbst machen zu müssen.

Kapitel 11
Zehn häufige Fehler beim Training mentaler Stärke und wie man sie vermeiden kann

Viele Menschen beginnen voller Enthusiasmus mit dem Training mentaler Stärke, aber kleine Fehler können den Fortschritt ausbremsen. Hier erfahren Sie, welche die häufigsten Stolperfallen sind und wie Sie sie umgehen können:

1. **Unrealistische Erwartungen/Ungeduld:** Zu denken, dass große/ausgeprägte mentale Stärke kurzfristig entsteht, wenn man ein paar Übungen dazu durchführt.

   Lösung: Geduld und regelmäßiger Einsatz der entsprechenden Übungen sind entscheidend. Erwarten Sie nicht sofort Wunder. Das Trainieren mentaler Stärke ist ein Prozess, der seine Zeit braucht, damit er seine Wirkung entfalten kann.

2. **Erzwingen mentaler Stärke:** Der Versuch, das Optimieren des Willens, des Fokus und der Kompetenzüberzeugung zu erzwingen, verlangsamt den Prozess.

Lösung: Vermeiden Sie die Formulierung »Ich muss ...« beim mentalen Trainieren. Viel besser funktioniert, wenn Sie sich selbst sagen »Ich kann ...« oder »Ich will ...«.

3. **Negatives Selbstgespräch (negative Gedanken):** Sich immer wieder selbst zu kritisieren, statt handlungsleitend oder motivierend mit sich selbst zu sprechen beziehungsweise über sich zu denken.

   Lösung: Sich mal *kurz* ärgern ist okay. Aber achten Sie darauf, Ihre positive Seite zu stärken: Stellen Sie eine kleine Liste positiver Sätze (Mantras) zusammen, die Sie immer wieder in Gedanken oder per Selbstgespräch verwenden, wenn's drauf ankommt.

4. **Unregelmäßiges Training:** Immer nur kurz vor den Wettkämpfen oder nur dann zu üben, wenn es nicht läuft.

   Lösung: Das Training mentaler Stärke erfordert meist nicht viel Zeit, aber Regelmäßigkeit. Planen Sie mentale Übungen genauso regelmäßig und systematisch wie physisches Training ein.

5. **Perfektionismus:** Die Erwartung, man müsse bei mentalen Strategien perfekt sein, um Erfolg zu haben, erhöht gleichzeitig bei vielen Menschen die Sorge vor Fehlern.

   Lösung: Immer Perfektion von sich zu erwarten, ist nicht umsetzbar. Die Bereitschaft genügt, abhängig von Tagesform und Trainingsstand sein Bestes zu geben. Akzeptieren Sie Fehler als Teil des Lernprozesses, auch wenn sie einmal zum ungünstigsten Zeitpunkt auftreten.

6. **Vergleich mit anderen:** Fokus auf andere lenkt von der eigenen Entwicklung ab.

   Lösung: Sie und Ihre Entwicklung sind die Messgröße, auch wenn Sie sich durch andere inspirieren lassen oder von ihnen etwas lernen können. Im Kern konzentrieren Sie sich möglichst auf Ihre eigene Reise und Ihre Fortschritte.

7. **Mangelnde Reflexion:** Zu wenig Sichtbarkeit von Erfolgen kann zu Frustration führen.

   Lösung: Führen Sie ein Tagebuch oder nutzen Sie andere Möglichkeiten (zum Beispiel kurze Videos), um Ihre Erfolge sichtbar zu machen, und notieren Sie auch, was Sie besser machen wollen.

8. **Stressige Umgebung:** Kein ruhiger Raum für mentale Übungen.

   Lösung: Trainieren Sie – soweit möglich – anfänglich im geschützten Rahmen, eventuell allein im eigenen Zimmer. Wenn Sie mit den Übungen vertrauter sind, üben Sie sie zunehmend auch in nicht-privater, möglicherweise umtriebiger Umgebung, sodass Sie auch im Rahmen eines Wettkampfs damit arbeiten können.

9. **Ignorieren körperlicher Signale:** Überlastung kann die mentale Stärke beeinträchtigen.

   Lösung: Hören Sie auf Ihren Körper und passen Sie Ihr Training an. Auch wenn in diesem Buch vereinzelt Beispiele beschrieben werden, wie Spitzensportler mit mentaler Stärke körperliche Symptome ignorierten und erfolgreich waren, ist das kein Plädoyer, es genauso zu tun! Der Kopf kann den Körper steuern und unterstützen. Werden aber Signale des Körpers bewusst mittel- und langfristig verdrängt, erhöht sich die Gefahr einer Verletzung oder sogar langfristiger gesundheitlicher Probleme.

10. **Starre Abläufe in der Wettkampfvorbereitung**

    Lösung: Vor einem Wettkampf kann es jederzeit zu unerwarteten Bedingungen kommen (zum Beispiel Verschiebung der Abläufe oder Wettereinflüsse). Wer mit einem starren mentalen Aufwärmprogramm agiert, läuft Gefahr, sein Programm unter veränderten Bedingungen nur in Teilen absolvieren zu können. Das kann zu Verunsicherung und Ärger führen. Gerade in der Wettkampfvorbereitung ist es hilfreich, mehrere kleine Übungseinheiten parat zu haben, um sie in einem definierten Zeitraum flexibel einsetzen zu können.

IN DIESEM KAPITEL

Geht es nicht in erster Linie um Fachwissen, sondern um Inspiration

Werfen Sie einen Blick auf die Gedanken großer Sport-Persönlichkeiten aus vielen Bereichen des Sports

Ideen, die Sie auf Ihrem persönlichen Weg zu mehr mentaler Stärke begleiten oder motivieren können

Kapitel 12
Zehn inspirierende Zitate zur mentalen Stärke

Hier haben wir zehn Zitate von Persönlichkeiten aus dem Sport zusammengestellt, die zeigen, dass mentale Stärke nicht nur eine Eigenschaft, sondern eine bewusste Entscheidung ist. Sie betonen die bedeutsame Rolle von Wille, Fokus und Kompetenzüberzeugung, um das eigene Potenzial dann auszuschöpfen, wenn es darauf ankommt.

1. *»Ich denke, wir haben alle Träume. Aber um Träume wahr werden zu lassen, bedarf es einer Menge Entschlossenheit, Hingabe, Selbstdisziplin und Anstrengung.«* – Jesse Owens

   Dieses Zitat des legendären Leichtathleten betont, dass Erfolg ausgeprägte mentale Kompetenzen, insbesondere den Willen, erfordert.

2. *»Es geht nicht darum, wie hart du schlägst, sondern wie klug du spielst.«* – Roger Federer zitiert Rocky in dem gleichnamigen Film

   Der achtfache Wimbledonsieger betont, dass auf hohem spielerischem Niveau die mentale Stärke entscheidender sein kann als physische Stärke.

3. *»Du kannst den nächsten Schritt nicht gehen, wenn du Angst davor hast, zu stolpern.«* – Cristiano Ronaldo

   Der mehrfache Weltfußballer betont die Bedeutsamkeit des Muts und der Überzeugung in die eigenen Kompetenzen für die sportliche Weiterentwicklung.

4. *»Ich denke nie daran, was ich erreicht habe. Ich denke nur an das, was ich noch erreichen will.«* – Zinedine Zidane

   Der Ausnahmefußballer beschreibt zu seiner aktiven Zeit, dass er seine Motivation daraus zieht, immer neue Ziele zu fokussieren.

5. *»Champions aren't made in Gyms. Champions are made from something they have deep inside them – a desire, a dream, a vision. They have to have the skill, and the will. But the will must be stronger than the skill.«* – Muhammad Ali

   Der sogenannte »Größte (Boxer) aller Zeiten« betont die herausragende Bedeutung der mentalen Stärke, insbesondere des Willens für die sportliche Leistung.

6. *»Selbstvertrauen ist der Schlüssel. Wenn du nicht an dich selbst glaubst, kannst du nicht gewinnen.«* – Billie Jean King (dieser Satz wird auch anderen Sportlern zugeschrieben)

   Die vielseitig engagierte Tennisspielerin und Kämpferin für Frauenrechte im Profisport betont die bedeutsame Rolle der Kompetenzüberzeugung im Sport, möchte den Satz aber auch auf das Leben verstanden wissen.

7. *»Große Dinge kommen aus harter Arbeit und Ausdauer. Keine Ausreden.«* – Kobe Bryant

   Der Basketballstar erinnert uns daran, dass Wille und Fokus essenzielle Pfeiler einer erfolgreichen Sportkarriere sind.

8. *»Wenn du alles gibst, kannst du dir nichts vorwerfen.«* – Dirk Nowitzki

   Der deutsche Basketballer weist darauf hin, dass die kompromisslose und konsequente Einstellung, an die eigenen Grenzen zu gehen, wichtiger ist, als sich mit den Ergebnissen zu beschäftigen.

9. *»Ich arbeite immer daran, mich selbst zu übertreffen.«* – Usain Bolt

   Der schnellste Mann der Welt über 100 Meter betont in seiner aktiven Zeit, dass die ambitionierte individuelle Weiterentwicklung wichtiger ist als der Blick auf die Leistung der Konkurrenz.

10. *»Manchmal brauchst du Rückschläge, um dich daran zu erinnern, wie stark du bist.«* – Serena Williams

    Die Tennisikone betont, dass der Umgang mit Rückschlägen ein wichtiger Teil des Wachstumsprozesses ist.

IN DIESEM KAPITEL

Lernen Sie ein paar potenzielle Vorbilder kennen

Herausforderungen, vor denen diese erfolgreichen Menschen standen und wie sie sie mithilfe Ihrer mentalen Stärke gemeistert haben.

Kapitel 13

Zehn Sportlerinnen und Sportler, die für mentale Stärke stehen

Die nachfolgenden Athletinnen und Athleten können auf herausragende Erfolge in ihrer Karriere zurückblicken. Sie sind besondere Persönlichkeiten mit einzigartigen Leistungen in ihren Disziplinen. Sicherlich gäbe es auch noch viele andere, die wir hier nennen könnten – wir haben uns aber bewusst für diese Athletinnen und Athleten entschieden, weil sie ihre mentale Stärke über viele Jahre belegt haben.

In diesem Abschnitt finden Sie zehn kurze Steckbriefe über die jeweiligen Karrieren und was die jeweilige mentale Stärke ausmacht. Lassen Sie sich von diesen außergewöhnlichen Persönlichkeiten des Leistungssports inspirieren! Aber vergessen Sie nicht: Auch diese Athletinnen und Athleten hatten nicht nur Glanzmomente. Sie alle mussten sportliche Tiefpunkte durchlaufen, Rückschläge und Verletzungen hinnehmen. Die Beispiele zeigen somit auch, dass es möglich ist und gelingen kann, nach erlebten Schwierigkeiten und Hindernissen mit neuer Stärke in den sportlichen Wettkampfalltag zurückzukommen.

Hermann Maier (Ski Alpin) – Der unzerstörbare Herminator

Der Name Hermann Maier ist im alpinen Skirennlauf eine Legende. Seine Karriere ist geprägt von außergewöhnlicher physischer Stärke, spektakulärem Fahrstil, unerschütterlichem Willen und beeindruckender mentaler Widerstandskraft. Der Österreicher gewann viermal den Gesamtweltcup, zwei olympische Goldmedaillen (Super-G und Riesenslalom 1998) sowie drei Weltmeistertitel. Dazu kommen 54 Weltcupsiege. Seine Erfolge sind untrennbar auch mit viel beachteten Comebacks nach schweren Unfällen, einer davon mit dem Motorrad, und großem Selbstvertrauen verbunden. Seine Karriere war keinesfalls ein einziger Siegeszug: Neben schweren Verletzungen schaffte er es in jungen Jahren auch, sich in den Nationalkader Österreichs zurückzukämpfen, obwohl ihn die Trainer als nicht förderungswürdig erachteten und der Verband ihn schon aussortiert hatte.

Als »Wunder von Nagano« ging bei den Olympischen Spielen 1998 sein dramatischer Sturz und die kurz darauf erreichten Erfolge ein: Im Abfahrtsrennen trug es ihn aus der Kurve, er flog 60 Meter (!) durch die Luft, überschlug sich mehrfach und erst der zweite Fangzaun stoppte ihn. Überraschenderweise fügte er sich nur leichte Verletzungen zu, startete drei Tage später im Super-G und wurde Olympiasieger. Wenige Tage danach sicherte er sich auch im Riesenslalom die Goldmedaille. Spätestens dieser bemerkenswerte Triumph nach einem schweren Sturz brachte ihm den Heldennamen »Herminator« ein. Fachleute aus aller Welt werteten die Tatsache, dass er nach diesem traumatischen Sturzerlebnis überhaupt an den Start gegangen ist, als mentale Höchstleistung.

Muhammad Ali (Boxen) – Symbol für Kompetenzüberzeugung

Muhammad Ali gilt als der größte Boxer aller Zeiten. Diesen Ruf verdankt er nicht nur seinen sportlichen Leistungen, sondern auch seiner außergewöhnlichen Persönlichkeit. Noch unter seinem Geburtsnamen Cassius Clay wurde er 1960 Olympiasieger im Halbschwergewicht. Nach dem Olympiasieg sorgte er 1964 für große Bekanntheit, als er den damals als unbesiegbar geltenden Sonny Liston überraschend schlug und Weltmeister im Schwergewicht wurde. Ebenfalls 1964 konvertierte er zum Islam und änderte seinen Namen in Muhammad Ali – ein Schritt, der gleichermaßen politisch wie persönlich motiviert war.

Ali war auch bei seinem Kampfstil bereit, ungewöhnliche Wege zu gehen. Er pflegte einen für einen Schwergewichtsboxer ungewöhnlich leichtfüßigen, somit aber auch energieaufwendigen Stil, der als sein Markenzeichen galt. Seine Aussage »Float like a butterfly, sting like a bee« (Schwebe wie ein Schmetterling, stich wie eine Biene) wurde zum Sinnbild für seinen Stil: Beweglichkeit gepaart mit blitzschnellen, präzisen Schlägen im richtigen Moment. Ali gilt auch heute noch als einer der Meister oder gar Erfinder sogenannter Mind Games beziehungsweise psychologischer Kriegsführung. Mit seiner selbstbewussten, teilweise auch arroganten Ausstrahlung und provozierenden Sprüchen beeinflusste er seine Gegner oft schon vor dem ersten Gong.

Seinen starken Willen und seine Zielstrebigkeit bewies er regelmäßig im Ring, aber auch außerhalb. Unter anderem verweigerte er 1967 aus religiösen und politischen Gründen den Kriegsdienst in Vietnam. Als Konsequenz wurde ihm der WM-Titel aberkannt und für die USA ein Berufsverbot erteilt. Ali war für mehr als drei Jahre suspendiert. Sein Wille war dennoch stark genug, um sich nach der Zwangspause wieder zurückzukämpfen. Sein Comeback im Jahr 1974 wurde unter dem Titel »Rumble in the Jungle« weltberühmt. In einem der berühmtesten Kämpfe der Boxgeschichte bezwang er in Kinshasa den hohen Favoriten George Foreman – nicht zuletzt mit einem taktischen Geniestreich, dem sogenannten »Rope-a-dope«. Er lehnte sich immer wieder scheinbar passiv in die Seile, um dann im richtigen Moment bei versuchten Attacken durch Foreman mit seinen Schlägen gefährlich zu kontern. Der Kampf selbst, der Stil, aber auch seine ganze Karriere und sein Lebenslauf zeigen eindrücklich sein Durchhaltevermögen, seine taktische Intelligenz und sein unerschütterliches Vertrauen in die eigenen Fähigkeiten und Fertigkeiten.

Seine deutlichen Statements in Interviews sind teilweise heute noch viel zitiert als Sinnbild und Orientierung für Menschen, die mentale Stärke anstreben. In seiner Autobiografie schreibt er: »I hated every minute of training, but I said, ›Don't quit. Suffer now and live the rest of your life as a champion‹.« (Ich hasste jede Minute des Trainings, aber sagte mir: Gib nicht auf. Leide jetzt und lebe den Rest deines Lebens als Champion.)

Armand Duplantis (Leichtathletik) – Unermüdliches Streben nach Exzellenz

Armand »Mondo« Duplantis hat den Stabhochsprung in den letzten Jahren revolutioniert und sich als einer der größten Athleten der Leichtathletikgeschichte etabliert. Der schwedisch-amerikanische Ausnahmesportler erhöhte bei der

Weltmeisterschaft in Tokio im September 2025 bereits zum dreizehnten Mal den jeweils von ihm gehaltenen Weltrekord auf 6,30 Meter. Er ist zweifacher Olympiasieger, dreifacher Weltmeister und dreifacher Europameister. Mit weit über 100 Sprüngen über die Sechs-Meter-Marke dominiert er die Stabhochsprungszene seit 2020.

Duplantis' Persönlichkeit zeichnet sich dadurch aus, dass er sich nach Erfolgen nicht ausruht, sondern stets nach neuen Herausforderungen sucht. Er betont immer wieder, dass er nicht gegen andere Athleten, sondern gegen die Latte und sich selbst antritt.

Ein beeindruckendes Beispiel seines starken Willens zeigte Duplantis bei den Olympischen Spielen 2024 in Paris. Nachdem er mit einem Sprung über 6,00 Meter bereits die Goldmedaille gesichert hatte, erhöhte er die Latte auf 6,25 Meter – eine Höhe, die er zuvor noch nie im Wettkampf gemeistert hatte. Im dritten Versuch überwand er diese Höhe und stellte einen neuen Weltrekord auf. Diese Leistung demonstriert nicht nur seine physische Stärke, sondern auch seinen außergewöhnlichen Willen und sein Vertrauen in die eigenen Fähigkeiten. Duplantis verfügt mit seiner mentalen Stärke offensichtlich über den unermüdlichen Antrieb, die Grenzen des Machbaren immer weiter zu verschieben.

Mikaela Shiffrin (Ski Alpin) – Präzision, Perfektion und mentale Resilienz

Mikaela Shiffrin gilt mit über 100 Weltcupsiegen und mehreren Olympiamedaillen als eine der erfolgreichsten Skirennläuferinnen aller Zeiten. Sie dominiert die Szene durch technische Brillanz und Präzision. Ihre mentale Stärke stellt sie immer wieder unter Beweis.

Im November 2024 benötigte sie ihre mentale Stärke nach einem schweren Sturz beim Riesenslalom in Killington (USA) ganz besonders. Sie zog sich dabei unter anderem eine Stichwunde am Bauch zu, deren genaue Entstehung bis heute noch ungeklärt zu sein scheint. Sie kehrte trotz der hohen physischen und psychischen Belastung bereits zwei Monate später in den Weltcup zurück und ihr gelang im Februar 2025 in Sestriere (Italien) ihr 100. Weltcupsieg. Shiffrin sprach in der Zeit danach sehr offen über die psychischen Herausforderungen nach dem Unfall, einschließlich Symptomen einer posttraumatischen Belastungsstörung, die sie überwinden musste, um wieder auf höchstem Niveau zu konkurrieren. Die Symptome zeigten sich unter anderem durch unkontrollierbare Flashbacks (visuelles, kurzes Nacherleben ihrer Stürze). Sie berichtete, dass diese belastenden

Gedanken vermehrt in Momenten der Erschöpfung oder unmittelbar vor dem Start eines Rennens auftraten. Sie beschrieb auch Gedächtnisprobleme und empfand die Rennvorbereitung als deutlich kräftezehrender als zuvor.

Sie überwand letztlich die Schwierigkeiten und fand zu alter Stärke zurück. Diese Stärke führte sie auch bei den Olympischen Spielen 2026 zu höchsten Ehren: Sie gewann die Goldmedaille im Slalom.

Mikaela Shiffrin zeigt eindrücklich, dass sie an den Herausforderungen wachsen musste und sich ihre mentale Stärke gerade in der Krise bewies. Sie ist spätestens nach ihrer erfolgreichen Rückkehr ein Vorbild für mentale Resilienz im Spitzensport.

Roger Federer (Tennis) – Stabilität und Gelassenheit als mentale Leistungsfaktoren

Roger Federer zählt zu den größten Tennisspielern der Geschichte mit 20 Grand-Slam-Titeln und einer Karriere, die sich über mehr als zwei Jahrzehnte erstreckte. Federers Fähigkeit, in kritischen Situationen ruhig und konzentriert zu bleiben, wurde im Laufe der Jahre zu seinem Markenzeichen. Seine Gelassenheit auf dem Platz und sein Vertrauen in die eigenen Fähigkeiten ermöglichten es ihm immer wieder, gerade unter Druck Bestleistungen abzurufen. Diese Fähigkeit, die man über seine ganze Karriere hinweg beobachten konnte, machte ihn zu einer überragenden und äußerst erfolgreichen Sportlerpersönlichkeit.

Ein prägendes Beispiel hierfür ist sein Sieg bei den Australian Open 2017 nach einer sechsmonatigen Verletzungspause. Federer war zu diesem Zeitpunkt 35 Jahre alt. Er traf im Finale auf seinen langjährigen, fünf Jahre jüngeren Rivalen Rafael Nadal aus Spanien. Trotz eines Rückstands im fünften Satz behielt er die Nerven, spielte fokussiert und gewann schließlich mit 6:4, 3:6, 6:1, 3:6, 6:3. Nach eigenen Aussagen war dieser Erfolg einer der emotionalsten Momente seiner Karriere.

Ob er wirklich immer so gelassen war, wie man als Beobachter meinen konnte, darf bezweifelt werden. Wer Federers Karriere als junger Spieler verfolgte, erlebte einen Tennisspieler, der auch schon einmal vor Wut seinen Schläger zertrümmerte und auch sonst nur mangelnde Kontrolle über seine Emotionen hatte. Er selbst bestätigte das in späteren Interviews. Roger Federer belegt durch seine eigene Entwicklung als Spitzensportler, dass mentale Stärke kein Persönlichkeitsmerkmal sein muss, das die einen eben haben und die anderen nicht, sondern dass mentale Stärke – ganz im Sinne dieses Buches – trainier- und entwickelbar ist.

Toni Kroos (Fußball) – Übersicht, Ruhe und Entscheidungsstärke

Toni Kroos gilt als einer der stärksten zentralen Mittelfeldspieler seiner Generation. Er beendete 2024 seine überaus erfolgreiche Karriere. Mit Titeln in der Bundesliga, La Liga, der Champions League und der Weltmeisterschaft hat er nahezu alle relevanten Wettbewerbe gewonnen. Als Weltmeister (2014) und sechsfacher Champions-League-Sieger (2013 mit Bayern München sowie zwischen 2016 und 2024 fünfmal mit Real Madrid) ist er der bisher erfolgreichste deutsche Fußballspieler. Eine seiner besonderen Kompetenzen im mentalen Bereich liegt in seiner Gelassenheit und der Fähigkeit, unter Druck ruhig und fokussiert zu agieren.

Das damit einhergehende eher kühl, kalkuliert wirkende Auftreten wurde von Außenstehenden häufig auch kritisch wahrgenommen. Bei genauerer Betrachtung steckt dahinter jedoch seine mentale Resilienz: Egal wie hoch der Druck von außen und wie bedeutsam das Spiel, Toni Kroos war konstant in der Lage, mit seinem Können das Spiel der eigenen Mannschaft auf hohem Niveau zu bereichern.

Besonders brillant agierte er im Champions-League-Finale 2018 zwischen Real Madrid und dem FC Liverpool. Toni Kroos behielt die Kontrolle im Mittelfeld, bestimmte das Tempo des Spiels und trug maßgeblich zum 3:1-Sieg seiner Mannschaft bei. Seine Fähigkeit, das Spiel zu lesen und in kritischen Momenten die richtigen Entscheidungen zu treffen, galten als außergewöhnlich.

Möglicherweise spielen bei dieser Qualität auch seine Lebenseinstellung und Haltung eine wichtige Rolle. Kroos spricht in Interviews an, dass seine Ruhe auf dem Platz nicht zuletzt aus dem Bewusstsein resultiert, dass Fußball nicht das Wichtigste im Leben sei. Diese Haltung ist für ihn die entscheidende Basis, um sich möglichst wenig von äußeren Erwartungen beeinflussen zu lassen. Seine mentale Stärke, gepaart mit technischer Präzision, machte ihn auch zum Ende seiner Karriere als Spieler unentbehrlich. Nach der Saison 2023/24 verabschiedete er sich bei Real Madrid und prägte anschließend noch in seinem letzten Turnier (Europameisterschaft 2024) das Spiel der deutschen Fußball-Nationalmannschaft. Bezeichnend für ihn: Er zog sich vom aktiven Profisport zurück, ohne dass er als Profi fußballerische Qualität eingebüßt hätte.

Dirk Nowitzki (Basketball) – Durchhaltevermögen und unbändige Disziplin

Dirk Nowitzki gilt weltweit als eine Ikone des Basketballs. Er ist bisher der erfolgreichste europäische Spieler in der Geschichte der NBA. Er gewann 2011 mit den Dallas Mavericks die NBA-Meisterschaft und wurde als Finals-MVP ausgezeichnet – wahrscheinlich der größte Erfolg seiner Karriere. Insgesamt erzielte er über 31.000 Punkte und wurde 14-mal in das NBA-All-Star-Team gewählt. Seine Trikotnummer 41 wurde mit einem sogenannten Jersey Retirement 2022 geehrt, bei dieser seltenen Auszeichnung wird die Nummer zukünftig nicht mehr vergeben und bleibt somit dem geehrten Spieler zugeordnet.

Nowitzkis Karriere war von Anfang an geprägt von harter Arbeit und Disziplin, aber auch durch kreative und ungewöhnliche Methoden, die er gemeinsam mit seinem langjährigen Mentor Holger Geschwindner erarbeitet hatte. Seine außergewöhnliche Haltung und Disziplin ermöglichten es ihm, über Jahre hinweg auf höchstem sportlichem Niveau zu agieren.

Nowitzki betonte in Interviews immer wieder, dass er Niederlagen als Teil des Spiels akzeptiert und daraus lernt. Seine mentale Resilienz, gepaart mit Bescheidenheit und Teamgeist, machte ihn nicht nur zu einem herausragenden Spieler, sondern auch zu einem Vorbild für viele Nachwuchstalente. Sein Satz »If you give everything you can't blame yourself« (Wenn Du alles gibst, kannst Du Dir nichts vorwerfen) ist ein vielzitierter Satz auf Motivationsveranstaltungen weltweit.

Ein besonderes Beispiel seiner Haltung lieferte Nowitzki in den NBA-Finals 2011. Nach mehreren gescheiterten Anläufen führte er in der Finalserie 2011 seine Dallas Mavericks gegen die favorisierten Miami Heat zum ersten Titel des Clubs. Trotz Fiebers und einer Fingerverletzung in Spiel 4 der Serie gelang es ihm, fokussiert und willensstark zu bleiben. Er erzielte insbesondere entscheidende Punkte in der Schlussphase. Seine Fähigkeit, sich auf das Wesentliche zu konzentrieren und Rückschläge zu überwinden, waren eine ausschlaggebende Komponente für diesen großen Erfolg – aber auch für seine gesamte Karriere.

Usain Bolt (Leichtathletik) – Lockerheit trifft Fokus

Usain Bolt, der schnellste Mann der Welt, revolutionierte den Sprint mit seinen Weltrekorden und Olympiasiegen. Neben seiner physischen Überlegenheit war es vor allem seine mentale Vorbereitung und seine lockere Ausstrahlung, die ihn von seinen Konkurrenten abhob. Wenn er zu einem Rennen antrat, war ihm die Aufmerksamkeit der Medien und der Zuschauer sicher. Er genoss diese Aufmerksamkeit sichtlich, spielte bewusst mit ihr und offensichtlich war dies für ihn eher ein leistungsfördernder als ein belastender Faktor.

Über Bolt wird berichtet, dass er vor jedem Rennen Techniken wie Visualisierung und positive Selbstgespräche nutzte, um sich mental auf den Wettkampf einzustimmen. Er stellte sich den perfekten Lauf vor und wiederholte motivierende Sätze, um Selbstvertrauen aufzubauen. Diese Methoden halfen ihm, in entscheidenden Momenten ruhig und fokussiert zu bleiben.

Ein markantes Beispiel seiner mentalen Stärke war das 100-Meter-Finale bei den Olympischen Spielen 2008 in Peking. Trotz des enormen Drucks und der hohen Erwartungen lief Bolt ein nahezu perfektes Rennen und stellte mit 9,69 Sekunden einen neuen Weltrekord auf. Und es gelang ihm wenige Monate später, diesen Rekord noch weiter auf 9,57 Sekunden zu steigern. Seine Fähigkeit, sich mental auf den Punkt vorzubereiten, war entscheidend für diesen historischen Erfolg.

Wie selbstbewusst er sich in seiner mentalen und körperlichen Stärke fühlte, zeigte auch, als er – ganz unbescheiden – vor den Olympischen Spielen 2016 in Rio drei Goldmedaillen öffentlich ankündigte und sie auch tatsächlich gewann.

Cristiano Ronaldo (Fußball) – Disziplin und Kampfgeist als Leistungstreiber

Cristiano Ronaldo ist einer der erfolgreichsten Fußballer aller Zeiten, bekannt für seine Torgefährlichkeit, Athletik, unbändigen Ehrgeiz und Disziplin. Mit fünf Ballon-d'Or-Auszeichnungen, zahlreichen Titeln auf Vereins- und Nationalmannschaftsebene sowie unzähligen Torrekorden hat er sich einen festen Platz im Fußball-Olymp gesichert. Sein unerschütterlicher Wille, sich ständig zu verbessern, machte ihn über Jahre hinweg zu einem der besten Spieler der Welt. Es gibt viele Stimmen, die ihn sogar für den besten Spieler aller Zeiten halten. Er selbst betonte mehrfach, dass er nicht glaube, zunächst der talentierteste Spieler gewesen zu sein, er sich die körperliche und mentale Stärke aber erarbeitet habe.

Vielen ist neben der spielerischen Qualität auch sein Auftreten im Finale der Europameisterschaft 2016 in Erinnerung geblieben. Im Endspiel gegen Gastgeber Frankreich musste Ronaldo bereits in der 25. Minute verletzungsbedingt ausgewechselt werden. Er kehrte nach seiner Erstversorgung an die Seitenlinie zurück, um seine Mitspieler aktiv zu coachen und zu motivieren. Er unterstützte Trainer Fernando Santos, gab Anweisungen und feuerte das Team unermüdlich an. Die Mannschaft hielt dem starken Gastgeber stand und Portugal gewann in der Verlängerung den ersten großen Titel der Verbandsgeschichte. Ronaldo betonte nach dem Spiel, dass er stets an den Sieg geglaubt habe und stolz auf die Leistung seiner Mannschaft sei.

Diese Episode verdeutlicht Ronaldos Fähigkeit, Rückschläge zu akzeptieren und kämpferisch zu bleiben. Er fokussierte sich nicht auf vergebene Chancen, sondern auf die verbleibenden Einflussmöglichkeiten. Seine mentale Stärke manifestiert sich nicht nur in seiner individuellen Leistung, sondern auch in seiner Führungsstärke – selbst, wenn er nicht mitspielt.

Kristina Vogel (Bahnrad) – Unbeugsamer Wille und Triumph über das Schicksal

Kristina Vogel gilt als eine der erfolgreichsten und charismatischsten Persönlichkeiten im Bahnradsport. Ihre Karriere begann früh und entwickelte sich rasant: Bereits mit 18 Jahren wurde sie Junioren-Weltmeisterin. 2012 feierte sie – nach einer sehr schweren Verletzung – mit Gold im Teamsprint bei den Olympischen Spielen in London gemeinsam mit Miriam Welte ihren internationalen Durchbruch. Vier Jahre später gewann sie in Rio de Janeiro auch im Einzelsprint Olympia-Gold. Insgesamt sammelte Vogel elf Weltmeistertitel und wurde mehrfach zur »Sportlerin des Jahres« in Deutschland gewählt.

Im Juni 2018 änderte sich das Leben von Kristina Vogel schlagartig. Sie erlitt bei einem Trainingsunfall eine schwere Rückenmarksverletzung, die zu einer Querschnittslähmung führte. Vogel zeigte jedoch auch nach diesem Schicksalsschlag Stärke in einer für viele unglaublichen Dimension. Ihr Statement, »Ich habe schnell erkannt, dass ich nicht mehr laufen werde. Aber ich will das Beste aus der Situation machen«, zeigt, wie Kristina Vogel mental mit diesen lebensverändernden Umständen umging. Sie kämpfe sich in ein aktiv gestaltetes Leben zurück und agiert mittlerweile unter anderem als TV-Expertin für Radsport. Durch ihre Resilienz und mentale Stärke wurde sie zum Vorbild für viele. Sie inspiriert andere und teilt ihre Erfahrung als Keynote-Speakerin.

Vogels unerschütterlicher Wille und ihre positive Einstellung zeigen, dass wahre Größe nicht nur in sportlichen Erfolgen liegt, sondern noch viel mehr im Umgang mit persönlichen – hier sogar dramatischen – Herausforderungen.

Hinter diesem QR-Code verbirgt sich unsere **Literaturliste**, die wir für dieses Buch genutzt haben und die Ihnen zur Vertiefung des Wissens und zur Nachvollziehbarkeit dienen soll.

Abbildungsverzeichnis

Stichwortverzeichnis

I

K

L

M

N

O

P

R

S